从经典到临床

《伤寒论》入门精讲

郑丰杰　汤阳　编著

全国百佳图书出版单位

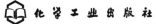化学工业出版社

·北京·

图书在版编目（CIP）数据

《伤寒论》入门精讲／郑丰杰，汤阳编著．—北京：
化学工业出版社，2023.6（2025.4重印）
（从经典到临床）
ISBN 978-7-122-43118-9

Ⅰ.①伤…　Ⅱ.①郑…②汤…　Ⅲ.①《伤寒论》-
研究　Ⅳ.①R222.29

中国国家版本馆 CIP 数据核字（2023）第 045237 号

责任编辑：王新辉
责任校对：边　涛
装帧设计：关　飞

出版发行：化学工业出版社
　　　　　（北京市东城区青年湖南街 13 号　邮政编码 100011）
印　　装：中煤（北京）印务有限公司
710mm×1000mm　1/16　印张 13¾ 字数 258 千字
2025 年 4 月北京第 1 版第 3 次印刷

购书咨询：010-64518888
售后服务：010-64518899
网　　址：http://www.cip.com.cn
凡购买本书，如有缺损质量问题，本社销售中心负责调换。

定　　价：49.80 元　　　　　　　版权所有　违者必究

　　《伤寒论》是现存最早的辨证论治专著，构建了六经辨证论治理论体系，其不仅为外感立法，而且对后世临床各科病证的辨证论治，起着重要的指导作用，被后世誉为"中医四大经典"之一。《伤寒论》成书于东汉末年，言辞古奥，学习者往往觉得比较难懂，读了之后也很难直接应用于临床，有鉴于此，我们立足于临床应用，用比较浅显的文字解析《伤寒论》的重点条文，希望可以帮助大家更好地学习、理解以及临床实践。兹将本书编写中的有关情况说明如下。

　　1. 原文选自"辨太阳病脉证并治第五"至"辨阴阳易差后劳复病脉证并治第十四"，以明代赵开美翻刻宋本《伤寒论》为蓝本，参照刘渡舟、钱超尘等点校《伤寒论校注》。宋本原文为繁体字竖排，为适应现代阅读习惯，本书改为简体横排，故将原文中之"右×味"改为"上×味"。另外，读者在阅读的过程中要注意原文中的中药剂量，与我们现代的剂量并不相同，比如原文中的 1 斤相当于现代的 240 克，1 两相当于 15 克，等等。具体可参照文后附录中的古今剂量折算表。

　　2. "概论"为全书的概括性论述，主要讲述《伤寒论》的流传与内容概要、学术成就、六经与六经辨证、学习方法等，对学习《伤寒论》具有提纲挈领的作用。然后依次精讲"辨太阳病脉证并治第五"至"辨阴阳易差后劳复病脉证并治第十四"八章的重点条文。

　　3. 本书编写以六经分证为主，结合证候分类法。按原文前标注有宋本《伤寒论》条文编号。原文下按【词解】【释义】【临床应用】行文；【释义】包括提要、医理解读和方药配伍分析，博采历代注家之长，突出阐发论述六经病证的病因、病机、辨证要点和方药应用；【临床应用】综合古今应用，强调辨证要点及方药加减等，以利于指导临床实践。

　　4. 本书完整录入《伤寒论》398 条原文，而且标注了重点学习条文，★★为 1 级条文，★为 2 级条文。

　　书稿虽经反复修改，但仍难免有不足或疏漏之处，欢迎读者提出宝贵意见，以便再版时修订完善。

编著者

概 论

《伤寒论》为东汉末年张仲景所著，其不仅为外感立法，兼论内伤杂病、危急重症及其他疾病，创立了六经辨证论治体系，是中医学史上现存最早理法方药完备、理论联系实际的临床医学著作。1800余年来，一直对中医临床起着十分重要的指导作用，被后世医家视为"众法之宗，群方之祖"，奉为圭臬，尊为医经。

一、《伤寒论》的流传与内容概要

《伤寒论》是《伤寒杂病论》中的一部分，约成书于建安七年或八年（公元202年或203年）。这部著作问世不久，由于传抄者众多，加上遭受兵火摧残，致使全书散乱而残缺不全。魏晋太医令王叔和搜集整理并加以撰次，使其得以流传，如唐时仲景著作以《张仲景方》流传于世，但随后不久论伤寒内容就从中离析出来，单独传抄流行；唐·孙思邈将其收录在《千金翼方》中。

北宋仁宗、英宗两朝，政府组织大规模整理医书。林亿等奉朝廷之命校订医书，其中《伤寒论》于治平二年（公元1065年）校定完毕，共10卷22篇刊行于世。北宋元祐三年（公元1088年）又刊刻有小字本《伤寒论》。明万历二十七年（公元1599年），著名藏书家赵开美（1563—1624年）将元祐本《伤寒论》与《金匮要略方论》《注解伤寒论》《伤寒类证》一起刻于《仲景全书》中，底本旋即亡佚。《仲景全书》目前仅存5部，分别收藏于中国中医科学院、上海图书馆、上海中医药大学、沈阳中国医科大学、台湾"故宫博物院"。1984年著名伤寒学家刘渡舟教授领衔主持《伤寒论》的校注工作，以北京国家图书馆善本书室所藏台湾"故宫博物院"版《仲景全书》的缩微胶卷为底本，完成《伤寒论校注》，由人民卫生出版社于 1991 年出版。

《伤寒论》全书共 10 卷 22 篇。前 4 篇分别为辨脉法、平脉法、伤寒例、辨痉湿暍脉证。第 5～14 篇（习称"中十篇"）为辨太阳病、阳明病、少阳病、太阴病、少阴病、厥阴病脉证并治及辨霍乱病、辨阴阳易差后劳复病脉证并治，以上 10 篇内容共 398 条，计 113 方（其中 1 方缺方药组成）。后世所说的六经辨证，主要指此部分内容，也是《伤寒论》的重点与核心。此外，《伤寒论》还有辨不可发汗、可发汗、发汗后、不可吐、可吐、不可下、可下、发汗吐下后病脉证并治，共 8 篇（习称"后八篇"），其内容虽与中十篇重复较多，但有学者提出这些内容保留了王叔和所见散失《伤寒论》的原始面貌，也值得深入研究。

二、《伤寒论》的学术成就

伤寒有广义和狭义之分。《素问·热论》云："今夫热病者，皆伤寒之类也。"指广义的伤寒，是一切外感热病的统称。而狭义的伤寒，则专指感受风寒邪气所引起的"感而即发"的外感病。《伤寒论》以伤寒命名，但也载有中风、温病等外感病证，可以说本书所论为广义伤寒，但重点是狭义伤寒。需要指出的是，《伤寒论》所说的伤寒病虽不同于西医所说的"伤寒"，但现代医学中的斑疹伤寒或伤寒、副伤寒等，甚至 SARS、新型冠状病毒感染等疾病，均可在《伤寒论》理论指导下辨证施治。

《伤寒论》的学术成就，首先是创立了六经辨证论治体系。根据六经所属脏腑经络、气血阴阳、精神津液等生理功能及其运动变化情况，综合考虑人体抗病力的强弱、病势的进退缓急等各方面的因素，对疾病发生发展过程中的各种证候进行分析、归纳、综合，借以判断病变部位、寒热性质、正邪盛衰以及治疗的顺逆宜忌等，确立诊病治疗的方法与体系。其次是继承发扬汉代以前的医药学成就，将"医经"和"经方"有机结合，建立了融理法方药为一体的中医临床思维模式，因证立法，因法设方，法度谨严，书中记载的诸多经典方剂，至今仍广泛应用于临床实践，疗效卓著。不仅如此，所载方药的加减、炮制、煎服及注意事项，强调密切动态观察病情，有针对性地调整治疗措施，重视调摄护理等，形成了天人相应、脏腑相关、整体观念的中医防治调护理论，开创了"医护结合"的临床诊疗模式。此外，对后世温病学派的形成和发展也奠定理论和实践基础。如温病学派的卫气营血辨证、三焦辨证，即是在《伤寒论》基础上补充发展而形成的；《伤寒论》所载的白虎汤、承气汤、炙甘草汤、黄连阿胶汤等经典方剂，经加减化裁，也成为辨治温热病的主要方剂。所以伤寒与温病，存在着源与流、继承与发展的关系。

三、六经与六经辨证

作为《伤寒论》的重要概念，"六经"之说在《伤寒论》中并未提及，其被引用于伤寒学中，一般认为始于宋金时期。如朱肱《类证活人书》云："古人治伤寒有法，非杂病之比，五种不同，六经各异。"成无己注解《伤寒例》之"两感于寒"，谓"三日六经俱病"，以释原文之"三阴三阳、六脏六腑皆受病"，承袭了《黄帝内经》六经的基本内涵，指代人体脏腑及经络。

关于三阴三阳，《素问·天元纪大论》说："阴阳之气各有多少，故曰三阴三阳也。形有盛衰，谓五行之治，各有太过不及也。故其始也，有余而往，不足随之；不足而往，有余从之。知迎知随，气可与期。应天为天符，承岁为岁直，三合为治。"《素问·至真要大论》说："愿闻阴阳之三也何谓？岐伯曰：气有多少，异用也。帝曰：阳明何谓也？岐伯曰：两阳合明也。帝曰：厥阴何也？岐伯曰：两阴交尽也。"可见，《黄帝内经》把一阴分为三阴、把一阳分为三阳的依据是阴阳气的多少及其不同的功能。

六经作为三阳三阴的代称，为历代医家所沿用，并据个人实践体会和对经义理解不同，而赋予不同内涵。如经络说、脏腑说、气化说、部位说、地面说、阶段说、证候群说、综合说等，丰富和发展了六经的实质内涵。然而，也正因为如此，导致六经的内涵难以明确和界定。伤寒大家刘渡舟教授认为《伤寒论》的六经，是继承了《素问·热论》的六经学说，而有其脏腑经络的物质基础；辨证则是对脏腑经络生理、病理认识的客观分析。所以，六经是物，而并不是六个符号。祖国医学的辨证思想是建立在经络脏腑的物质上，而绝不是空洞和抽象的说教。如果离开中医的传统经络学说而去解释六经则是皮之不存，毛将焉附。因为从《黄帝内经》到《伤寒论》的脏腑经络学说，本来是一脉相承的。所以，我们不能离开脏腑经络而去讲辨证论治。具体而言，六经应是脏腑、经络和气化的综合。

《伤寒论》以六经作为辨证论治的纲领。六经辨证就是以六经所系的脏腑经络、气血阴阳、津液精神的生理功能和病理变化为基础，结合人体抗病力的强弱、病因的属性、病势的进退缓急等因素，将外感疾病演变过程中所表现的各种病证进行综合分析，归纳其证候特点、病变部位、损及何脏何腑、寒热趋向、邪正盛衰等，而为诊断治疗提供依据。

四、学习《伤寒论》的方法

对于怎样学好《伤寒论》，古今医学家介绍了许多宝贵的经验，尽管他们处在不同的社会历史环境，学习《伤寒论》的深度、广度与要求有所不同，倡导的学习方法也不尽一致，但在一些基本方面还是具有共性的，可以为我们学习《伤寒论》提供借鉴。

(一)精读全论，熟记原文

学习《伤寒论》，主要是学习它的辨证论治规律与方法，而这些规律与方法，均贯穿于原文之中。所以学习《伤寒论》一定要立足于原著。对《伤寒论》的原文要熟读，重点条文要能够背诵，这不仅对全面系统地理解掌握《伤寒论》理论体系有重要意义，而且对指导临床辨证论治也有极大的作用。"熟能生巧"，书读熟了，就打下了良好的基础，在应用时才能得心应手。原文要熟读，但也不是平均对待，重点的条文更要读熟记牢。什么是重点？从指导临床辨证治疗的需要考虑，应该说凡是辨证治法方药完备的条文都是重点。一部《伤寒论》载方113首，它代表着113个方证，有些方证多次出现在前后条文之中，如麻黄汤证、桂枝汤证、小柴胡汤证、白虎汤证、承气汤证、四逆汤证等，但它们不是简单的重复，而是辨证内容的充实与论治方法的扩展。因此，这些条文都应该在熟读的基础上记牢，最好是能够背诵下来。六经病的辨证提纲，还有其他类似的具有指导性的条文如"病人身大热，反欲得近衣者，热在皮肤，寒在骨髓也；身大寒，反不欲近衣者，寒在皮肤，热在骨髓也"，等等，虽然没有记载治法方药，但因为具有指导全局、提纲挈领的作用，也需要背诵记牢。

(二)学好经典，奠定基础

《伤寒论》是讲辨证论治的，属于辨证医学的专著。但它的学术思想是有继承性的，它继承了汉以前的医学成就，以阴阳五行、脏腑经络、病因病机、诊法治则及方药学等基本理论知识作为它的理论基础。因此，要想学懂、弄通《伤寒论》，就必须首先学习好《黄帝内经》《难经》《神农本草经》等古典医籍。《神农本草经》成书在《伤寒论》之前，是我国现存最早的中药学著作，它所论述的有关药物性味功能的理论，与《伤寒论》的用药特点最接近。所以，学习《神农本草经》对探讨《伤寒论》的用药与治疗，有着十分重要的参考价值。特别值得一提的是，要学好《伤寒论》，还必须结合《金匮要略》。它与《伤寒论》原本是一本书，都是张仲景所著，它们在学术思想、所论病证以及理法方药等各个方面，都是互相联系、互相发明、互相印证、互相补充的，参看并对照《金匮要略》来学习《伤寒论》，无疑会大有帮助。

(三)掌握古文，文义并研

《伤寒论》成书于东汉末年，它的写作无论在语言文字及语法习惯方面，都有时代特点。汉代的一些词句,如"脚挛急""瘈""瞤""更衣""哕""煎""熬"等概念与使用方法同现代用语也不大一样。在写作手法方面,倒装、省笔、插笔、互文见义、假宾定主等在《伤寒论》很多条文中都有涉及,我们也应该有所了解和熟悉。如果不懂得汉代语言文字及语法结构等方面的一些基本知识,无疑会影响对《伤寒论》的理解,有时候甚至会理解错误。为了掌握古汉语基础知识,为进一步学习《伤寒论》及其他古医籍创造条件,应该学好《医古文》这门课程。而在学习《伤寒论》的时候,为了掌握它的医理,也一定要注意研究它的文理。

(四)理法方药,方证相应

六经辨证是《伤寒论》的核心,学习《伤寒论》,探讨它的辨证论治规律,掌握好辨证是关键,而辨证论治落实到治疗上,又离不开方和药。张仲景是神农学派的传人,要想学好《伤寒论》必须从方证的大门而入。经方原指经验之方,目前则专指《伤寒论》和《金匮要略》所载方剂。刘渡舟教授指出:"经方为'证'而设,证之下必须有方,方之上亦必须有证。张仲景神机独运,妙想天开,他很巧妙地在'证'与'方'的接壤之处,嵌入了一个'辨'字,因为有了'辨'字,而使'证'与'方'都有了生命力,也都变成了活棋。"可见,辨方证是临床活用经方的关键,方证相应是经方现代临床应用的主要方法之一。《伤寒论》中很多原文记载有相关方证的辨证要点,这些主症大都反映了疾病的主要矛盾或矛盾的主要方面,针对这些主症进行辨证,有助于抓住病机,明晰方证内涵,实现方证相应,从而扩大经方的现代临床应用。

(五)彼此联系,融会贯通

善于前后互参、对比分析,是学习《伤寒论》的一个重要而且有效的方法。《伤寒论》在编写体例上,虽然以六经病分篇,但每一篇的内容,却又不限于讨论一经之内的病证。各个条文虽有相对独立性,但也不是各自孤立、互不相关的,而是互相联系、互相补充、互相发明的。在学习的时候,只有把前后条文有机地联系起来,才能学得深透,领会得全面,从而把握住六经辨证论治的完整体系。因此,我们学习《伤寒论》,一定要在一条一条学习的基础上,特别注意上下、前后条文之间的联系,着重各类病证之间的反复辨证与相互鉴别,这不仅对揭示六经病证之间的联系与差异很有帮助,而且对系统掌握并运用六经辨证论治规律与方法也大有裨益。

(六)旁参名著,择善而从

《伤寒论》的注家和研究学者很多,称得上"汗牛充栋",蔚为大观。尤其是宋元时期，宋本《伤寒论》的刊行，开启《伤寒论》整理研究方便之门，伤寒学术的研究发展逐渐兴盛，如庞安时撰《伤寒总病论》、朱肱撰《类证活人书》、许叔微撰《伤寒发微论》等为仲景学术发展奠定了基础。金·成无己撰《注解伤寒论》，以经释论，以论证经，辨证明理，鉴别异同，启迪后学，由此整理诠释伤寒者渐成风气。明清时期，百家争鸣，如方有执《伤寒论条辨》、王肯堂《伤寒证治准绳》、喻嘉言《伤寒尚论篇》、柯琴《伤寒来苏集》、钱天来《伤寒溯源集》、尤在泾《伤寒贯珠集》、俞根初《通俗伤寒论》、吴谦等《医宗金鉴·订正仲景全书》等对仲景学术皆有所昌明。以上名家著作对《伤寒论》各有阐发，具有不同的特点，对后世伤寒学派的形成和发展影响很大，学术价值很高。参考历代名家著作，可开拓视野，启迪思路，有助于学习理解《伤寒论》。

（七）结合临床，学以致用

《伤寒论》是临床经典著作，其来源于临床、指导于临床，并在临床中得到最好的诠释。我们今天学习《伤寒论》，探讨它的辨证论治规律，绝不仅仅是为了获得理论上的充实，更重要的是为了让它指导临床实践。多临床，早临床，是学习中医的一条好经验，是毋庸置疑的一条正确途径，学习《伤寒论》也需如此。通过临床实践，可以大大提高学习兴趣，更重要的是学以致用，能真正解决临床实际问题，同时解决"古方治今病"的经典理论与现代临床接轨问题。应将《伤寒论》有方有证的条文，当成临床案例学习，建立临床辨证思维。从古到今，学习或研究《伤寒论》的学者有很多，而真正有所发明、有所作为的，都是那些在临床上探索的医家。参考古今名医医案，注意分析医案之医理及运用经方的思路。作为间接经验，他们的心得体会、医案医话等，都很值得我们学习借鉴。

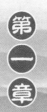

辨太阳病脉证并治

导　读

太阳的生理

太阳，包括足太阳膀胱经、手太阳小肠经及其所属膀胱、小肠，其分别与足少阴肾、手少阴心互为表里。

足太阳经行于背，与督脉并行，其脉连于风府。督脉总督诸阳，为阳脉之海，与太阳经脉相通，所以称为阳经之长，为诸阳主气，其阳气充盛而能卫护体表。太阳之气，行于体表的隶属于卫气。卫气有肥腠理、温分肉、司开合、卫外固表、抵御外邪的作用，是机体的第一道屏障，因此太阳为六经之首，又有"六经藩篱"之称，所以《灵枢·营卫生会篇》说"太阳主外"，指出了太阳主表而卫外的生理功能特点。足太阳经脉，外行于表，内属于膀胱。《素问·灵兰秘典论》说："膀胱者，州都之官，津液藏焉，气化则能出矣。"高度概括了膀胱主藏津液及气化的作用，然而膀胱气化功能的发挥，又赖肾气的资助而完成。所化生之气，也达于表，发挥卫外等功能，正如《灵枢·本脏篇》所说："肾合三焦膀胱，三焦膀胱者，腠理毫毛其应。"说明了经脉、脏腑、肌表之间的关系，指出肾、膀胱、三焦气化功能协同，是营卫之气实现熏肤、充身、泽毛等功能的基础。

手太阳小肠经脉，外行于表，内属于小肠。小肠上接幽门，与胃相通，下端通过阑门与大肠相连，与手少阴心经相互络属而互为表里。小肠主受盛化物和泌别清浊。受盛化物，是指小肠受纳胃腑下传的食糜，并进一步消化，化为精微和糟粕。《素问·灵兰秘典论》说："小肠者，受盛之官，化物出焉。"泌别清浊指小肠在对食糜消化吸收的同时，将食糜分为清、浊。清者，水谷精微和津液，由小肠吸收，经脾转输运化输布全身。浊者，即食物残渣和部分水液，通过阑门下传大肠。小肠同时还吸收大量水分，经代谢后下输膀胱和肾脏，所以又有"小肠主液"之说。

综上，太阳的生理，包括手足二经及其所属的脏腑生理功能，以及与其互为表里关系的少阴心、肾两脏，以上都是太阳的生理内涵，应从经络、脏腑、气化的角度全面理解其生理功能。需要指出的是，《伤寒论》的六经病证，确实也存在着足经病变多而手经病变少的特点，这大概和手足二经的经络循行以及寒邪致病的特点有关。

太阳的病理

太阳病是人体感受外邪，正邪交争于人体肌表或表证不解、循经入腑所导致的病证。风寒外袭，太阳首当其冲。如正邪交争体表，太阳经气不利，营卫失和，则有发热、恶风寒、头痛、脉浮等症，都是太阳的病理反应，所以称太阳病，因病位在表，称太阳表证。因感邪不同、邪有轻重、体质差异、正气盛衰、腠理疏密，而有以下三种证型：①风寒袭表，腠理疏松，营卫不和，形成太阳中风证，治宜解肌祛风、调和营卫；②风寒外束，腠理致密，卫阳被遏，营阴郁滞，形成太阳伤寒证，治宜辛温发汗、祛风散寒；③太阳病日久邪微，汗出不彻，表证羁留不解者，是太阳表郁轻证，治宜辛温小发其汗。太阳病过程中，因患者素体差异或失治误治，病情随之有所改变。如太阳中风证可兼喘、兼项背强几几、兼漏汗不止、兼胸阳不振、兼身疼痛等，太阳伤寒证可兼下利或呕、兼烦躁、兼咳喘等，宜在根据主症选定主方的基础上，根据兼症灵活加减。

太阳表证不解，外邪由表循经入里。如病及膀胱，气化不利，可形成以口渴、小便不利为主症的蓄水证，当然也可因肾气不固、膀胱失约而小便频数，治宜通阳化气行水。如外邪化热入里，与血结于膀胱、下焦，又可形成以如狂、发狂，少腹急结或硬满疼痛为主症的蓄血证，治宜活血化瘀、通下瘀热。如小便泌别清浊功能失常，不仅影响水谷精微的化生和吸收，还可导致清浊不分，水液与糟粕混杂而二便异常，出现便溏、泄泻、小便不利等。太阳病篇，除太阳病表证、里证外，还有变证、类似证等。太阳变证多因误治失治而发生，其证候已脱离太阳病，如热扰胸膈证、心阳虚证、结胸、痞等，将它列入太阳病篇，旨在强调疾病的变化，有着由表及里、由此及彼、阴阳转换等特点。因证候复杂，治法各异，应遵循"观其脉证，知犯何逆，随证治之"的原则，进行辨证论治，这也是中医学临床实践的特点之一。

太阳病表证，治宜发汗解表、调和营卫，如汗之得法，营卫和谐，表解而愈。如太阳表邪不解，除可形成太阳里证外，也可传入少阳、阳明甚或传入三阴，这都属于传经，当据病证而辨证论治。也可因失治误治而形成变证，其中有里热实证，也有虚寒证、阴阳两虚证等，提示医者应当竭力避免误治。

第一节　太阳病纲要

一、太阳病提纲

001 太阳之为病，脉浮，头项强痛^[1]而恶寒^[2]。★★

【词解】

[1]头项强痛：强（jiàng），拘紧不柔和。头项强痛，即头项部拘紧而疼痛。

[2]恶寒：恶（wù），厌恶之义，引申为畏惧。恶寒，即怕冷。

【释义】 论太阳病的辨证提纲。

太阳统摄营卫，主一身之表，为六经之藩篱。风寒外邪，太阳首当其冲。外邪侵袭，正气抗邪于表，气血充盈而浮盛于外，故脉应之而浮，此为表证的主脉，反映了太阳病初起正气奋起抗邪、正邪交争于表的病理特点，故云"浮脉为阳表病居"。《灵枢·本脏》云："经脉者，所以行血气而营阴阳，濡筋骨而利关节者也。"太阳受邪，经气运行不利，会出现头项部拘急而疼痛，活动不能自如。太阳之气通行于体表，发挥着温煦卫外的作用。风寒外袭，卫阳被郁，温煦失职，则出现恶寒。恶寒是外感病初起阶段的重要见证，所以后世常说"有一分恶寒，便有一分表证"，强调了"恶寒"在外感疾病诊断"表证"中的重要意义。

"脉浮，头项强痛而恶寒"，这一组脉症是古人对太阳病表证的规律性总结，反映了太阳病"邪袭太阳，正气奋起抗邪，正邪交争于表，经气不利，营卫失和"的核心病机，对诊断太阳病表证具有普遍的指导意义，因而被后世列为太阳病提纲，以指导临床辨证。太阳为病，卫阳郁遏，正邪交争，临床表现理应见到发热。本条太阳病提纲症没有提及发热，这是因为外邪感人，卫阳被遏在先，所以恶寒会先见于发热。本条没有提到发热，虽然是省文，但也是和下文第 3 条太阳伤寒"或已发热，或未发热"相照应。

二、太阳病分类

002 太阳病，发热，汗出，恶风，脉缓者，名为中风[1]。★★

【词解】

[1]中风：中 (zhòng)，伤也。中风，病证名。指感受风寒之邪，以发热、恶风寒、头痛、汗出、脉浮缓为主要临床表现的一种太阳病证。

【释义】论太阳中风证的脉症特点。

本条承上条太阳病提纲症而言，冠以"太阳病"，也就是说"脉浮，头项强痛而恶寒"这些太阳病的提纲症都具备，同时还有"发热，汗出，恶风，脉缓"等症，这种太阳表证称为"中风"，这和内伤杂病出现突然扑倒、口眼歪斜的中风病不同。"名为中风"，强调虽然是感受风寒外邪，但它是以风邪为主。风属阳邪，其性疏泄，郁遏的作用比寒邪轻，而卫阳与邪气相争出现发热。风性疏泄，卫阳浮盛于外，导致营阴不能内守而外泄，导致汗出。恶风，是指恶风寒，卫气表现为病理性浮盛，同时存在卫外失守，腠理疏松，不胜风寒外袭，所以恶风寒。"脉缓"，不是指脉象怠慢迟缓，而是指脉象松弛、宽缓，这是由汗出肌疏造成的。

"发热，汗出，恶风，脉缓"充分反映了风寒外邪，腠理疏松，卫阳浮盛，营阴外泄的病理特点，是太阳中风证的特征性症状，也是区别于太阳伤寒证的关键，后世习惯称其为表虚证。日·丹波元坚指出"虚者，疏泄之义，非虚乏之虚"，精准概述了"表虚"的要义。

003 太阳病，或已发热，或未发热，必恶寒，体痛，呕逆，脉阴阳俱紧者，名为伤寒。★★

【释义】论太阳伤寒证的脉症特点。

本条上承第1条太阳提纲症，和第2条对举。冠以"太阳病"，也就是"脉浮，头项强痛而恶寒"这些症状都具备，同时还可见"恶寒，体痛，呕逆，脉阴阳俱紧"等症，这种太阳表证称为"伤寒"，是太阳病表证的另一个证型。与太阳中风证相比较而言，"伤寒"强调感受风寒之邪，但以寒邪为主。寒性收引、凝滞，其性肃杀闭敛，易伤阳气。风寒外袭，卫阳闭遏，温煦失司，所以出现恶寒。卫闭营郁，太阳经气不利，导致体痛。肤表闭郁，肺失肃降，影响全身气机升降，如果胃气上逆则出现呕的表现。卫阳郁遏，营阴凝滞，所以寸关尺三部都呈现浮紧之象。因为感邪有轻重、患者体质强弱不同，所以发热出现的时间有差异，所以说"或已发热，或未发热"。"未"字既表明发热暂时未见，又提示之后必然发热。

发热恶寒、体痛、无汗、脉浮紧，这一组脉症充分反映了风寒外袭、卫闭营郁的病理特点，是太阳伤寒证的特征性症状，尤其以汗出与否，脉之缓、紧与太阳中风证相鉴别。相对于太阳中风证，后世习惯称其为表实证。日·丹波元坚云"实者，紧闭之义，非结实之实"，明确了"表实"的要义。

006 太阳病，发热而渴，不恶寒者为温病[1]。若发汗已，身灼热者，名风温[2]。风温为病，脉阴阳俱浮[3]，自汗出，身重，多眠睡，鼻息必鼾，语言难出。若被下者，小便不利，直视失溲[4]。若被火者，微发黄色，剧则如惊痫[5]，时瘛疭[6]，若火熏之[7]。一逆尚引日，再逆促命期。☆☆

【词解】

[1]温病：病证名，属广义伤寒范畴。指外感温热之邪所致的属于温热性质的病证。

[2]风温：病证名。指温病误用辛温发汗剂后的一种变证，与后世温病学中的风温病不同。

[3]脉阴阳俱浮：阴阳，指尺寸。即寸、关、尺三部脉浮盛有力。

[4]溲：大、小便，特指小便。

[5]惊痫：痫证之一，因惊而发，以惊惕、目上视、手足抽搐、身体强直等为特征性表现。

[6]时瘛疭：瘛，指收缩。疭，指松弛。时瘛疭，指四肢阵发性抽搐。

[7]若火熏之："火"指火治法，包括灸法、熏法、熨法等；若火熏之，用于形容肤色暗黄，像被火熏过一般。

【释义】 论太阳温病的脉症特点及误治后的变证。

本条虽然以"太阳病"冠首，但"不恶寒"，看似与第1条太阳病提纲症不符，实际是在强调温病与伤寒的区别，重点在于口渴与否，以及恶寒与发热的轻重差异。温病由温热邪气所致，热邪伤津，所以多出现口渴喜饮。温病初期，肺卫不利，也可症见恶寒，但是一般情况下发热较恶寒明显，且多伴口渴、舌红、脉数等，与感受风寒之邪导致的太阳中风证、伤寒证不同。

温病初起，应当辛凉清解，具体治疗方药，可选用桑菊饮、银翘散等。如果误用了辛温发汗，以热治热，热势愈炽，可形成风温变证。因邪热充斥表里内外，所以身体会出现灼热；热邪鼓动气血，寸、关、尺出现浮数有力；热迫津泄导致自汗出；壮火食气，出现身重；热扰心神，神识不明，进而神昏嗜睡、言语不利。肺开窍于鼻，邪热壅肺，肺窍不利，出现鼻鼾。综合来看，以上症状反映出风温具有热盛津亏的病理特点，治疗应当采用辛寒清热兼以甘寒养阴的方法，方剂可选用白虎汤、白虎加人参汤等。

邪热虽炽，但尚未化燥成实，所以不可攻下。误下会导致津伤水枯、化源不足，出现小便不利；如果下焦肝肾阴精亏虚，不能上注于目则直视而转动不灵，甚或二便失禁。如果误用灸、熏、熨、温针等火法，两阳相熏，轻则皮肤发黄，重则灼津扰神，所以出现筋脉抽搐痉挛，甚或惊痫。以上都是误治所致，如果一误再误，就会病重而危。

本条以举例方式论述了温病误汗、误下、误火之后的变证，其中已具备卫气营血辨治温热病的雏形，对后世温热病辨证论治理论的形成具有重要指导意义；同时也强调了温病与太阳中风证、伤寒证虽然都可症见发热，但因病机、证、治不同，不可误治。不过由于历史的局限性，《伤寒论》中虽有温病相关内容，与太阳伤寒证、中风证相比而言，内容不够丰富，也没有成体系，临床应参后世温病学派所发明，有助于全面掌握外感热病的辨证论治。

三、太阳病传变

004 伤寒一日，太阳受之，脉若静[1]者，为不传。颇欲吐，若躁烦，脉数急[2]者，为传也。

【词解】
[1]脉若静：与"数急"相对而言，即脉象未发生变化。
[2]脉数急：与"脉若静"相对而言，即脉象发生明显变化。
【释义】论凭脉症辨太阳病传与不传。

"伤寒"，指太阳病而言，也包括太阳中风证在内。"一日"，指病初起。外邪侵犯人体，太阳首当其冲，所以称为"伤寒一日，太阳受之"。脉静，是太阳病初起如浮紧或浮缓的脉象没有改变，脉症相符，提示疾病没有发生传变。如果症见明显欲吐、烦躁不安、脉转数急，表明症变脉亦随之而变化，故判断此时已发生传变。关于传入何经？有认为是少阳经，有认为是阳明经，也有说少阴经，从医理上都可以解释，临证时脉症合参，判断是否传经。

005 伤寒二三日，阳明、少阳证不见者，为不传也。

【释义】再论据脉症判断太阳病是否传变。
《素问·热论》中有："伤寒一日，巨阳受之，故头项痛，腰脊强。二日，阳明受之……六日，厥阴受之，厥阴脉循阴器而络于肝，故烦满而囊缩。"依《素问·热论》计日传经的理论，病至二三日，应当传到阳明、少阳。然而既不见身热、自汗出、烦渴引饮等阳明病证，也不见口苦、咽干、目眩、胸胁苦满等少阳病证，所以判断没有发生传变。以上两条一起来看，从具体脉症、病证诊断要点，强调疾病是否传变应当以脉症为凭。

008 太阳病，头痛至七日以上自愈者，以行其经尽[1]故也。若欲作再经[2]者，针足阳明，使经不传则愈。☆☆

【词解】

[1]行其经尽：指太阳经的病程结束。

[2]欲作再经：指病变欲传他经。

【释义】论太阳病经尽自愈及防止传经的针法。

风寒侵袭人体，病在太阳，以发热恶寒、头痛、脉浮等为主症。这条原文仅举"头痛"以概括其余症状，属于省文笔法。《素问·热论》提到："七日巨阳病衰，头痛少愈。"太阳病已经七日以上，如果感邪不重或正气较足，正邪相争，有望实现阴阳平和，则有自愈的可能。如果过经不解，且有欲传他经的征兆，则可以针刺足阳明经穴位，泄其邪气，增强机体抗邪力量，有助于防止传变的发生，这种治法体现了仲景"治未病"的思想。至于针足阳明经时选用什么穴位，历来医家众说纷纭，有冲阳、睛明、足三里等不同说法，后世多认为以足三里穴比较符合实际。其实"针足阳明"，只是举例而已，医者应当举一反三。如发现有传入少阳或他经的苗头，又应该选择针刺少阳或相应经脉的穴位。

269 伤寒六七日，无大热，其人躁烦者，此为阳去入阴故也。

【释义】论伤寒由表传里。

伤寒六七日，病程已经较长，如果疾病没有外解向愈的机转，往往有向内传变的可能。所谓"阳去"，指发热恶寒、头痛、脉浮等表证已不复存在，说明病证已不在太阳之表。"入阴"指表无大热，躁烦不安，提示病变已入里。至于传为哪经病变，应当根据脉症再做鉴别。

270 伤寒三日，三阳为尽，三阴当受邪，其人反能食而不呕，此为三阴不受邪也。

【释义】论伤寒不传三阴之证。

本条仍针对《素问·热论》计日传经的认识，论述判断病证是否传变，应当根据具体脉症表现而定。伤寒三日，按照《素问·热论》，为三阳病程已尽，理应传入三阴。如果饮食如常，还未见到太阴病的"腹满而吐，食不下"、少阴病的"欲吐不吐"、厥阴病的"饥而不欲食，食则吐蛔"等脉症，提示邪气还没有传入三阴。总之，影响疾病发生传变的主要因素有感邪轻重、正气强弱、治疗是否得当，临床上应当精准辨别病邪、病位、病性和病势，针对性遣方用药，辨证治疗，避免太过或不及。

010 风家[1]，表解而不了了[2]者，十二日愈。

【词解】

[1]风家：泛指太阳病表证患者。

[2]不了了：了，结束之意。不了了，指病证缓解但未彻底痊愈，仍觉得轻微不适。

【释义】论太阳病表解至痊愈的大体时间。

太阳病经发汗表邪已解，仍然有不爽快的感觉，这是正气慢慢恢复或者余邪还没有完全除尽，此时不用服药，休息调养一段时间就可以痊愈。"十二日"是约略词，临床要根据病人的具体情况确定，在此过程中，加强调摄十分重要，如注意休息、清淡饮食、避免劳作等。本条还提示，临证之时应该尽可能避免过度医疗。

四、辨病发阴阳

007病有发热恶寒者，发于阳也；无热恶寒者，发于阴也。发于阳，七日愈。发于阴，六日愈。以阳数七、阴数六[1]故也。★★

【词解】

[1]阳数七、阴数六：七为火的成数，属天属阳，故曰"阳数七"；六为水的成数，属地属阴，故曰"阴数六"。

【释义】辨病发阴阳及其预后。

"病"，泛指外感疾病。"发于阳""发于阴"是指六经病的阴阳属性，而"发热恶寒""无热恶寒"为辨阴阳的依据。一般来说，正气充足与邪气相争，则见发热，这时虽然和恶寒同时出现，但病性仍属于阳，如太阳病见发热恶寒、阳明病见发热不恶寒（阳明病初起亦有短时恶寒）、少阳病见往来寒热。反之，如果正气虚衰，无力与邪气相争，一般表现以恶寒为主，是因为阴寒盛实所致，如太阴病脾虚寒湿、少阴病心肾阳虚、厥阴病虚寒厥逆等。

《素问·阴阳应象大论》提到："阴阳者，天地之道也，万物之纲纪。"本条继承《黄帝内经》大要，以阴阳统摄六经而为八纲之总纲，对指导六经辨证及表里、寒热、虚实的辨证有很大的现实意义。《金匮玉函经》将本条放在六经病篇之首，强调了以阴阳统六经及伤寒首辨阴阳之意。对于疾病愈期的预测，即"发于阳，七日愈""发于阴，六日愈"，是依据伏羲氏河图水火生成之数等推演而来的，大意是按照七为火之成数、六为水之成数来预测阴病、阳病的痊愈时间，有待进一步研究。

五、辨寒热真假

011 病人身太[1]热，反欲得衣者，热在皮肤[2]，寒在骨髓[3]也；身大寒，反不欲近衣者，寒在皮肤，热在骨髓也。☆☆

【词解】

[1]太：《注解伤寒论》卷二"太"作"大"。《广雅疏证》卷一上："太亦大也。"

[2]皮肤：代指表浅，在外。

[3]骨髓：代指深层，在内。

【释义】论真寒假热、真热假寒的辨证。

一般而言，若证属真热，理当恶热；真寒者则恶寒。若病人尽管肌肤大热，反而喜欢加衣盖被，这是阴寒内盛而出现的虚阳外浮，属于真寒假热证。如果病人肌肤大寒，却不喜欢覆被加衣以御寒，这是邪热壅盛于里、阳气不能透达于外，属真热假寒证。本条例举了通过患者喜恶来辨寒热真假，提示医者应当抓住疾病本质上的区别，举一反三。此外，由于假象多见于危急重症，临证时应综合患者四诊信息，全面分析，做到透过现象看本质，去伪存真，避免误治。

六、太阳病欲解时

009 太阳病欲解时[1]，从巳至未上[2]。

【词解】

[1]欲解时：指有利于病邪解除的时机。

[2]从巳至未上：指巳、午、未三个时辰，即9时至15时。

【释义】论太阳病欲解的时间。

一天之中，自然界的阳气在巳、午、未三个时辰（上午9时至下午3时）最旺盛。天人相应，人体得天时阳气帮助，在巳至未时，正气盛则有助于驱散表邪而病解。但本条只是说有利于疾病解除，病解与邪正进退、感邪轻重、调护是否得当、正气是否充足等因素有关，临床应灵活看待，不能一概而论。

附：其余五经病欲解时

193 阳明病，欲解时，从申至戌上。

272 少阳病，欲解时，从寅至辰上。

275 太阴病，欲解时，从亥至丑上。

291 少阴病，欲解时，从子至寅上。

328 厥阴病，欲解时，从丑至卯上。

第二节　太阳病本证

一、太阳病表证

（一）太阳中风证

1. 桂枝汤证

012 太阳中风，阳浮而阴弱[1]，阳浮者，热自发，阴弱者，汗自出，啬啬恶寒[2]，淅淅恶风[3]，翕翕发热[4]，鼻鸣干呕者，桂枝汤主之。☆☆

桂枝汤方

桂枝 三两,去皮　　芍药 三两　　甘草 二两,炙　　生姜 三两,切　　大枣 十二枚,擘

上五味，㕮咀三味，以水七升，微火煮取三升，去滓，适寒温，服一升。服已须臾，啜热稀粥一升余，以助药力。温覆令一时许，遍身漐漐[5]微似有汗者益佳，不可令如水流漓，病必不除。若一服汗出病差，停后服，不必尽剂。若不汗，更服依前法。又不汗，后服小促其间，半日许，令三服尽。若病重者，一日一夜服，周时观之。服一剂尽，病证犹在者，更作服。若汗不出，乃服至二、三剂。禁生冷、粘滑、肉面、五辛[6]、酒酪、臭恶等物。

【词解】

[1]阳浮而阴弱：既指脉象，又论病机。从脉象讲，即浮取为阳、沉取为阴，浮取明显、沉取相对不足，谓之阳浮阴弱。从病机讲，阳浮即卫阳浮盛于外，阴弱指营阴不能内守，即营弱卫强之意。

[2]啬啬恶寒：寒冷畏缩的样子。

[3]淅淅恶风：寒风冷雨侵淋肌肤的样子。

[4]翕翕发热：形容发热如羽毛覆盖状。

[5]漐漐（zhé zhé）：形容汗出的状态，触之皮肤有潮润感。

[6]五辛：《本草纲目》以小蒜、大蒜、韭菜、芸薹、胡荽为五辛。此处借指各种辛辣刺激性食物。

【释义】论太阳中风证的病因病机与治疗。

"太阳中风"，就是太阳病中风证，所以本条症状应该包括第1条（第9页）的脉浮、头项强痛而恶寒，以及第2条（第10页）的发热、汗出、恶风、脉缓等。"阳浮而阴弱"，既是说脉浮缓，也提示卫强营弱的病机。太阳统摄营卫，风寒外袭，卫阳抗邪于外，所以脉浮发热如鸟羽覆身；卫阳浮越于外，营阴不能内守，可导致汗自出而营弱。"啬啬恶寒""淅淅恶风"是恶风寒的互词，这是因为卫气失于温煦所致。肺应皮毛而上通于鼻，如果邪客于表，肺气不利则鼻鸣；肺气不利，胃气因而上逆，导致干呕。证属风寒外袭，卫阳浮盛，卫外不固，营阴外泄，所以治疗当选用桂枝汤解肌祛风、调和营卫。

桂枝汤方中，桂枝温通卫阳，配生姜之辛能解卫分之风邪，生姜兼以止呕；芍药味酸能敛阴和营，配大枣之甘，可滋养营阴之弱；炙甘草和中扶虚。以上药物内含辛、酸、甘味，由于辛甘化阳，可助卫阳；酸甘化阴，能以和营；配伍的精义，是在发汗中寓有敛汗之意，调卫中兼有和营之功。

服用桂枝汤，应当注意以下事项：①一剂药分三次服用，喝完药后要大口喝热粥，以助药力，并加衣被温覆使全身微汗出为佳，不能过汗。②一服汗出病解，就可以停后服。③如果没出汗，可适当缩短服药时间间隔，半天左右将一剂药服完。如果仍不汗出，可服至二三剂。④服药期间，禁忌生冷和不易消化、刺激性及腐败性食物。

【临床应用】 现今临床应用桂枝汤治疗感冒、流行性感冒、上呼吸道炎症等呼吸系统疾病，颈肩腰脊劳损、肩关节周围炎、类风湿性关节炎等关节病，失眠，多汗症，荨麻疹、多形性红斑等皮肤瘙痒症，疲劳综合征，过敏性鼻炎等，凡证属风寒外袭，营卫不和，以发热、汗出、恶风、脉浮缓等为主症者。同时应据症加减，如风寒头痛较重者，加川芎、细辛、白芷、藁本等；自主神经功能紊乱导致的自汗、多汗者，加黄芪、防风、煅牡蛎；恶寒身痛者加羌活；足冷者加独活；风寒外袭，兼内热者，加知母、石膏等；过敏性鼻炎、鼻塞流清涕，遇风冷加重者，加苍耳子、辛夷、黄芪、白术、防风等。荨麻疹等皮肤瘙痒症，若营血亏虚可加当归、鸡血藤等；风邪重，加防风、蝉蜕、荆芥穗等。使用本方还要注意方中桂枝、芍药的用药比例是1∶1，但临床又可根据风寒袭卫、营阴亏虚程度的不同，灵活变通比例；同时要遵循桂枝汤方后注的煎服法要求，啜热稀粥、温覆而取遍身染染微似有汗出等。

013 太阳病，头痛，发热，汗出，恶风，桂枝汤主之。★★

【释义】 论桂枝汤证的主要证候。

本条接第12条太阳病中风证，引申出桂枝汤证，拓展了桂枝汤的应用范围。凡是太阳病见头痛、发热、汗出、恶风等症，就能应用桂枝汤治疗，可见桂枝汤主治的病证不只是太阳病中风证。柯琴提出："此条是桂枝本证，辨证为主，合此证即用此汤,不必问其为伤寒、中风、杂病也。"这是非常中肯的说法。

095 太阳病,发热汗出者,此为荣弱卫强,故使汗出,欲救邪风者,宜桂枝汤。☆☆

【释义】论太阳中风证的病因病机和治疗。

生理情况下,营行脉中,卫行脉外,营卫相互协调。如果风寒外袭,卫气浮盛于外,与邪相争而发热,这是卫强。由此可见,"卫强"不是指卫气强盛,而是和第12条"阳浮者,热自发"的含义相同。风寒外袭,卫气受邪,开阖失司,营阴不能内守,外泄为汗,所以营弱。简单来说,营弱主要由于汗出,汗出因为卫气浮越,卫气浮越是由风寒外袭导致。要解决这个问题,必须解肌祛风以调营卫,所以说"欲救邪风",方用桂枝汤。

042 太阳病,外证未解,脉浮弱者,当以汗解,宜桂枝汤。☆☆

【释义】论太阳病脉浮弱者,治宜桂枝汤。

太阳病,外证未解,应当可见头痛、发热、恶风寒等表证,治当解表。《伤寒论》中汗解的方剂,有麻黄汤与桂枝汤两大类,本条应当用桂枝汤,主要是因为脉见缓弱之象。桂枝汤证的典型脉象为浮缓,本条"浮弱"貌似不同,但都是轻按为浮脉、重按略显不足,如此则不应当过汗,所以治宜桂枝汤。

024 太阳病,初服桂枝汤,反烦不解者,先刺风池[1]、风府[2],却与桂枝汤则愈。

【词解】

[1]风池:足少阳经穴。在颈后区,枕骨之下,胸锁乳突肌上端与斜方肌之间的凹陷处。

[2]风府:督脉经穴。在项部,后发际正中上1寸,枕外隆凸直下,两斜方肌之间的凹陷中。

【释义】论太阳中风证初服桂枝汤,反烦不解者,治宜针药并用。

太阳中风证,治用桂枝汤,依法煮取三升,分三次服用,如果第一次服用桂枝汤一升,反而增加烦闷症状,需要确认病证是否发生传变。如果化热入里而烦,应该有发热、口渴、舌红、苔黄等症;如果属里阳虚衰而烦,当出现肢厥、脉微等症;如果以上诸症都没有出现,可以继续用桂枝汤解表,由此推测病仍在表。之所以"反烦不解",原因是表邪偏盛,郁于太阳经表,初服桂枝汤后,正气得药力的相助,尽力驱邪外出而不胜。治疗策略仍应解表,先刺风池、风府,疏通经络以泄外邪,继服桂枝汤以解表邪。针药并用,祛邪之力更强,所以病可得解。风池、风府虽然不是太阳经穴,但均有祛风解表的功效,所以刺之以助药力,而解太阳之邪。

057 伤寒发汗已解，半日许复烦，脉浮数者，可更发汗，宜桂枝汤。

【释义】论伤寒汗后复烦的证治。

伤寒发汗后病证已解，应脉静身凉而病愈。如果汗解不久，再次出现表证，可能是余邪未净，也可能是外感初愈，调护不当，复感风寒。病证既然在表，治疗仍可再次解表。因为先前已经用发汗的方法治疗，出于护阳保阴的考虑，此时不宜再用峻汗的方法，所以用桂枝汤调和营卫、解肌祛风。需要注意的是，脉浮数，说明病邪有化热的可能性，此时需要详细地审查病情，看看是否有口渴、舌红、尿黄的热证，再决定是否服用桂枝汤，如此更加稳妥。

044 太阳病，外证未解，不可下也，下之为逆，欲解外者，宜桂枝汤。

【释义】论太阳表证宜汗忌下的治疗原则。

太阳病表证未解，当先解表，这是固定不易的治疗大法。如果误用下法，易致外邪内陷，引发变证，所以称"下之为逆"。至于解表，考虑到误下后正气不足，不可峻汗，所以用桂枝汤为宜。"欲解外者，宜桂枝汤"是举例而言，具体方法如麻、桂之剂及柴胡桂枝汤等都可斟酌选用。

045 太阳病，先发汗不解，而复下之，脉浮者不愈。浮为在外，而反下之，故令不愈。今脉浮，故在外，当须解外则愈，宜桂枝汤。

【释义】论太阳病汗下后，表证未解，治宜桂枝汤。

太阳病，发汗之后表证仍在，本应调整解表之剂继续运用汗法，而医生却误用下法，病在表反而治里，所以病不愈。"脉浮者不愈"，通过脉象提示病仍在表，《伤寒论》中反复强调脉浮主表，凸显了脉浮在诊断表证中的重要作用。因为曾经汗、下，正气已有所损伤，所以不宜峻汗，而选用桂枝汤缓发其汗，体现了注重阳气、保存津液的精神。需要指出的是，本证汗下之后，据脉浮而断定表证仍在，是因为浮脉主表。然表证之脉浮，必相对有力，且有发热恶寒、头项强痛诸表象兼见；若浮而无力，则可能为阳气虚弱之象，又当据症施治。

015 太阳病，下之后，其气上冲者，可与桂枝汤，方用前法。若不上冲者，不得与之。

【释义】论太阳病误下后，其气上冲的治法。

太阳病表证，法宜汗解。如果先用了泻下之法，属于治疗上的错误。虽然经过误下，如果正气还未有大伤，太阳之气仍可向上抗邪，即"其气上冲者"，此时可因势利导，仍用桂枝汤解外。需要注意的是，毕竟已先行攻下之法，正气当有所损伤，此时发汗宜缓不宜峻，所以用桂枝汤。"可与"二字，寓有斟酌之意，提示遵循桂枝汤大法，同时也应根据患者阴阳气血虚衰程度不同，随症加减。所谓"方用前法"，指用第 12 条（第 16 页）桂枝汤方后所注的煎服法、药后护理及饮食禁忌等。

053 病常自汗出者，此为荣气和，荣气和者，外不谐，以卫气不共荣气谐和故尔。以荣行脉中，卫行脉外，复发其汗，荣卫和则愈，宜桂枝汤。☆☆

【释义】论病常自汗出的证治。

病，泛指一般疾病，所指范围甚广，并非特指太阳中风证，所以无论外感与杂病，只要属于营卫不和者，均可以考虑应用桂枝汤辨证治疗。症见自汗出，这是在外的卫气与荣气（营气）相离，卫气不能固护营阴，使营阴不能内守而汗出，这虽然是荣气本身无病，因卫气不能固密，致使营卫不能协调，即所谓"以卫气不共荣气谐和故尔"。因本病原本汗出，而又用桂枝汤发汗以调和营卫，所以是"复发其汗"，这是发汗以止汗之法。徐灵胎认为："自汗与发汗迥别，自汗乃荣卫相离，发汗使荣卫相合。自汗伤正，发汗祛邪。复发者，因其自汗而更发之，则荣卫和而自汗反止矣。"深得仲景心法。

054 病人藏无他病，时发热自汗出而不愈者，此卫气不和也，先其时发汗则愈，宜桂枝汤。☆☆

【释义】论时发热自汗出的证治。

"病人藏（脏）无他病"，是指脏腑无病，里气尚和。卫气具有卫外的功能。如果卫气运行不畅则时发热；开阖失司，营阴不能内守则汗自出。因脏无病，病不在里而在表，所以说"此卫气不和"。治用桂枝汤调和营卫，并选择在病人发热、汗自出发作之前服药，不仅有利于药物发挥疗效，而且还可避免服药汗出太多而伤正。第 53、第 54 两条，都是论述桂枝汤可治杂病之营卫不和的自汗出证。这类疾患，临床上并不少见，以妇女更年期综合征为多见，用滋阴、清热、敛汗、扶阳等治法难以奏效时，可尝试用桂枝汤加减，常常可取得满意疗效。

2. 桂枝汤禁例

016 太阳病三日，已发汗，若吐、若下、若温针[1]，仍不解者，此为坏病，桂枝[2]不中与之也。观其脉证，知犯何逆，随证治之。桂枝本为解肌，若其人脉浮紧，发热汗不出者，不可与之也。常须识此，勿令误也。☆☆

【词解】

[1]温针：在针柄上缠裹艾绒并点燃加温的一种针刺与艾灸合并使用的方法。

[2]桂枝：此处指桂枝汤。

【释义】论坏病的救治方法及桂枝汤禁例。

太阳病已过数日，已使用汗、吐、下或温针治疗，而病仍没有解。已经因汗、吐、下等法治疗，病情变得错综复杂，称之为坏病。桂枝汤证已不复存在，所以不可再用桂枝汤解肌祛风、调和营卫。"观其脉证"是指通过望闻问切，四诊合参，全面完整地搜集患者脉症，进而准确地辨证分析，判断病机。"知犯何逆"，是在"观其脉证"基础上，运用中医学基本理论和辨证方法，通过分析病位、病性、病势等，判断犯了何种错误的治疗，以便进行有针对性的救逆。"随证治之"是指在正确诊断基础上，针对疾病发展某一阶段的病证特点，确立治法，依法遣方用药。"观其脉证，知犯何逆，随证治之"，实际上就是中医临床诊治疾病的基本法则，即辨证论治原则。这一法则不仅对"坏病"，而且对治疗其他各种疾病均有普遍指导意义。

桂枝汤具有解肌祛风、调和营卫的功效，是治疗太阳中风证的主方。太阳中风证以发热、汗出、恶风、脉浮缓为主要临床表现和辨证依据。如果症见发热、恶寒、无汗、脉浮紧，说明所患之病是太阳伤寒证，理应选用麻黄汤治疗。因为桂枝汤中无麻黄，难以实现开达腠理的功效，同时方中有芍药，又制约桂枝辛散，发汗解表力度不足，以其治疗太阳伤寒表实证，不仅难以实现汗出表解，反而会因不汗出或汗出不彻，变化为"不汗出而烦躁"的大青龙汤证或其他病证。当然，如果太阳中风证而误用麻黄汤发汗，容易导致阳虚漏汗不止等变证。所以仲景谆谆告诫"常须识此，勿令误也"。

017 若酒客[1]病，不可与桂枝汤，得之则呕，以酒客不喜甘故也。☆

【词解】

[1]酒客：嗜酒之人。此处代指湿热内蕴者。

【释义】论湿热内蕴者禁用桂枝汤。

长期饮酒的患者，多湿热内蕴。桂枝汤是辛甘温剂，辛温助热，味甘助湿，因此湿热内蕴之人，虽然有太阳中风证，也不可使用。误用则湿热更盛，壅滞于中，胃失和降，易引起呕吐。所以说"以酒客不喜甘故也"。

019 凡服桂枝汤吐者，其后必吐脓血也。☆

【释义】论里热壅盛者禁用桂枝汤。

桂枝汤证原本可有鼻鸣干呕，服桂枝汤后，风寒外解，肺胃之气得以肃降，呕自止。如果服用桂枝汤后，发生吐脓血的变证，测知患者原本里热壅盛，误用桂枝汤辛温发汗，导致热伤血络而吐脓血。所以，但凡里热亢盛者，应禁用辛温发汗。

3. 桂枝汤兼证

（1）桂枝加葛根汤证

014 太阳病，项背强几几[1]，反汗出恶风者，桂枝加葛根汤主之。☆☆

桂枝加葛根汤方

葛根四两　芍药二两　生姜三两，切　甘草二两，炙　大枣十二枚，擘　桂枝二两，去皮

上六味，以水一斗，先煮葛根，减二升，去上沫，内诸药，煮取三升，去滓。温服一升，覆取微似汗，不须啜粥。余如桂枝法将息[2]及禁忌。

【词解】

[1]几几（jǐnjǐn）：紧张不柔和貌。

[2]将息：指服药后的调护法，详见第12条（第16页）桂枝汤证方后注。

【释义】 论太阳中风兼经脉不利的证治。

太阳病本有头项强痛，如果颈项强急不舒且连及背部，以至于左右俯仰受限，此就是"项背强几几"。足太阳经脉起于目内眦，上额交巅，循头下项，夹脊抵腰。风寒外袭，太阳经脉不利，津液不能输布，经脉失养，所以有此症。相对于"头项强痛"而言，它的病变范围更为广泛，提示感邪较重，一般多见于伤寒无汗表实证，今反汗出、恶风，所以称为"反"。由此测知，这属于太阳中风证的范畴，所以用桂枝汤解肌祛风、调和营卫，再加葛根四两。葛根在本方中具有以下三方面作用：①升散发表，助桂枝汤解肌祛风；②疏经通络，解经脉凝滞；③起阴气、生津液，缓解经脉拘挛。据赵开美复刻宋本《伤寒论》，本方原有麻黄，宋臣林亿等指出本方不应该有麻黄，他们的观点应该是正确的，可以遵从，所以将麻黄删除。

【临床应用】 本方由桂枝汤加葛根而成，因此具有桂枝汤解肌祛风、调和营卫的作用，更兼生津舒经的效果。临床用于治疗感冒、眩晕、面神经麻痹、多发性肌炎、外感腹泻、落枕、肩周炎、半身汗出、颈椎病等，辨证属于营卫不和、经输不利者。体弱气虚者，加黄芪、太子参等；荨麻疹皮肤瘙痒者，加防风、蝉蜕等；落枕、头痛等，加威灵仙、藁本、川芎等。

（2）桂枝加厚朴杏子汤证

018 喘家作桂枝汤，加厚朴杏子佳。☆☆

043 太阳病，下之微喘者，表未解故也，桂枝加厚朴杏子汤主之。☆☆

桂枝加厚朴杏子汤方

桂枝三两，去皮　甘草二两，炙　生姜三两，切　芍药三两　大枣十二枚，擘　厚朴二两，炙，去皮

杏仁五十枚，去皮尖

上七味，以水七升，微火煮取三升，去滓，温服一升，覆取微似汗。

【释义】论太阳中风兼喘的证治。

第18条论病人素有喘病，又新感风寒，患太阳中风之证。肺外合皮毛，风寒之邪引动喘病，致使喘息发作。此时适宜使用桂枝汤解肌祛风、调和营卫，以治新感；加厚朴、杏仁，利肺降气、化痰平喘，所以认为"佳"。这是治卒疾又兼及痼疾的治法，强调灵活性。

第43条论太阳病当汗而反下，下后表证不解，可知仍有发热、恶风寒、脉浮等症。同时又见微喘，这是风寒之邪因误下而内陷，致使肺寒气逆，出现喘息。治用桂枝加厚朴杏子汤，表里兼顾，所以称为"主之"。

【临床应用】桂枝加厚朴杏子汤加减可治疗呼吸系统疾病，如急性支气管炎、慢性支气管炎、支气管肺炎、小儿腺病毒性肺炎、过敏性哮喘、过敏性鼻炎等，或合并心脏系统疾病，如风心病、肺心病等，以咳嗽、喘息、痰多色白、发热、汗出、恶风、舌淡红苔白润、脉浮缓等为辨证要点。痰多可加半夏、白芥子等；恶风寒者，可加紫苏叶、豆豉、防风等；咽痛可加桔梗、甘草、山豆根、射干等。

（3）桂枝加附子汤证

020 太阳病，发汗，遂漏不止，其人恶风，小便难，四肢微急，难以屈伸者，桂枝加附子汤主之。☆☆

桂枝加附子汤方

桂枝三两，去皮　　芍药三两　　甘草三两，炙　　生姜三两，切　　大枣十二枚，擘　　附子一枚，炮，去皮，破八片

上六味，以水七升，煮取三升，去滓，温服一升。本云，桂枝汤今加附子。将息如前法。

【释义】论太阳病过汗伤阳而漏汗不止的证治。

太阳病汗解，当遍身染染微似汗出者益佳，这样能有病邪除而不耗伤正气的作用。如果发汗太过，汗出淋漓不尽，不仅疾病得不到有效解除，反而常常因大汗出而耗伤阴阳。阳虚卫外不固则恶风，汗出耗伤阴津则化源不足，阳气虚弱、气化不利，会出现小便少而不畅。四肢为诸阳之末，阳气精则养神、柔则养筋。如果阳虚津亏，筋脉失去温煦濡养，会导致四肢拘急、难以屈伸。证属卫阳不固，阳虚而液脱。治用桂枝汤调和营卫，加附子温经扶阳、固表止汗。本证既有津伤，但并未新增养阴生津的药物，这是什么原因？著名医家陆渊雷对此做了很好的说明："津伤而阳不亡者，其津自能再生；阳亡而津不伤者，其津亦无后继。是以良工治病，不患津之伤，而患阳之亡……桂枝加附子汤之证，伤津而兼亡阳也，仲

景则回其阳而已，不养其津，学者当深思之。"

【临床应用】桂枝加附子汤具有扶阳解表、调和营卫的功效，主治阳虚漏汗证。现今临床拓展用于阳虚外感、寒痹、多汗、阳虚发热、遗尿、头身疼痛、更年期综合征、慢性鼻炎、病毒性心肌炎、室性早搏、房室传导阻滞等病机相符者。如果气阳两亏，可加黄芪、人参、山茱萸等；汗出不止，可加煅龙骨、煅牡蛎、浮小麦、五倍子等；小便失禁，可加乌药、益智、桑螵蛸等；气虚血瘀加丹参、川芎、当归等养血活血；上肢关节疼痛为主，可酌加羌活、姜黄；下肢关节疼痛为主，可酌加独活、牛膝；腰背疼痛为主，加续断、狗脊、桑寄生等；

（4）桂枝去芍药汤证与桂枝去芍药加附子汤证

021 太阳病，下之后，脉促[1]胸满者，桂枝去芍药汤主之。☆☆

桂枝去芍药汤方

桂枝三两,去皮　甘草二两,炙　生姜三两,切　大枣十二枚,擘

上四味，以水七升，煮取三升，去滓，温服一升。本云，桂枝汤今去芍药。将息如前法。

022 若微寒[2]者，桂枝去芍药加附子汤主之。☆

桂枝去芍药加附子汤方

桂枝三两,去皮　甘草二两,炙　生姜三两,切　大枣十二枚,擘　附子一枚,炮,去皮,破八片

上五味，以水七升，煮取三升，去滓，温服一升。本云，桂枝汤今去芍药加附子。将息如前法。

【词解】

[1]脉促：指脉来急促。

[2]寒：《注解伤寒论》卷二、《金匮玉函经》卷二上均有"恶"。

【释义】论太阳病误下胸阳被遏或胸阳不足的证治。

太阳病应当用汗法不能用攻下法，如果误下可导致表邪内陷。由于阳气升发于胸中，体表又近于胸位，因此误下往往使表邪内陷胸中，影响阳气的升发，导致胸闷。阳气虽因误下受挫，但仍可以与邪气抗争。正邪相搏于胸中，因而胸闷、脉促。正因邪气去表未远，所以用桂枝去芍药汤以鼓舞心胸阳气，驱邪从表外出。去芍药之后，方中桂枝、炙甘草以扶心胸之阳；配以生姜、大枣辛甘发散，使内陷胸间之邪从表解。因芍药酸寒，性阴凝而敛，不利于胸阳的宣通畅达，所以去而不用。

第22条承上条，提到太阳病误下，除脉促、胸闷，又"若微寒者"，此多理解为脉微、恶寒。桂枝去芍药汤证应该已有恶寒，如果将"微寒"理解为"轻微恶

寒"，反而需加附子，与实际不符合。此条提示阳虚较前更重，所以在上方的基础上再加附子治其脉微、恶寒，因此它是温阳消阴之剂。仲景补心阳用桂枝、补肾阳用附子，心肾两虚而胸闷不解则用桂枝去芍药加附子汤。

【临床应用】桂枝去芍药汤及桂枝去芍药加附子汤为保胸阳、宣卫阳之方，除可用于风寒外感外，现代临床多用于冠心病、心绞痛夜晚多发者，证属阴寒邪盛、胸阳不振，症见胸闷气短、心悸、四肢微寒等，用本方助心阳、补肾阳，与瓜蒌薤白半夏汤合方多可获效。如果伴有气血亏虚，可与生脉散合方；如果兼有血脉瘀滞，可酌加丹参、檀香、苏木、红花等。

(5) 桂枝加芍药生姜各一两人参三两新加汤证

062 发汗后，身疼痛，脉沉迟者，桂枝加芍药生姜各一两人参三两新加汤主之。★★

桂枝新加汤方

桂枝 三两,去皮　　芍药 四两　　甘草 二两,炙　　人参 三两　　大枣 十二枚,擘　　生姜 四两

上六味，以水一斗二升，煮取三升，去滓，温服一升。本云桂枝汤，今加芍药、生姜、人参。

【释义】论汗后气血亏虚而身疼痛的证治。

身疼痛是太阳病表证的主要临床表现之一，由风寒侵袭太阳经脉，经气不利所致。经解表发汗后，身疼痛常随着表解而消失。本条太阳病，发汗原本属于正确的治法，但发汗太过，以致气血亏虚，筋脉失养，所以导致疼痛。营血不足，脉道失充，气虚鼓动无力，出现脉沉迟。治用桂枝加芍药生姜各一两人参三两新加汤（桂枝新加汤），重用芍药以滋养营血，重用生姜可宣通阳气，使药力达于体表，加人参补益气血。

【临床应用】本方主治体虚外感，老年气血虚弱，自汗出、脉沉乏力的外感，加秦艽效果更佳。如果产后出现气血两亏所致身疼痛、动辄汗出、发热、头痛，可酌加黄芪、川芎、当归、生地黄、威灵仙、荆芥等补气养血、活血通络之品。

【按语】桂枝汤为群方之冠，既能解肌发汗，又能调和荣卫、调和气血、调和脾胃、调和阴阳，有治病求本、本于阴阳这一含义。《伤寒论》113方中，有桂枝的计41方，以桂枝汤进行加减而成的近30方，在临床中应用的机会颇多。本节所列的桂枝汤兼证六方证（表1-1），既有加味方，亦有减味方，加减的药物既有祛邪利气者，也有扶阳益阴养血者，体现了"病皆与方相应者乃服之"的辨证论治思想。

表 1-1　桂枝汤兼证六方证鉴别

方证名称	主要证候	病因病机	治则治法	方药组成
桂枝加葛根汤证	太阳中风证＋项背拘急不适	营弱卫强，经输不利	解肌祛风，生津舒筋	桂枝汤方＋葛根
桂枝加厚朴杏子汤证	太阳中风证＋气逆咳喘	营弱卫强，肺气上逆	解肌祛风，降气平喘	桂枝汤方＋厚朴、杏仁
桂枝加附子汤证	恶风寒，漏汗不止，四肢拘急，小便难	营卫失调，阳虚不固	解肌祛风，扶阳固表	桂枝汤方＋制附子
桂枝去芍药汤证	太阳中风＋胸闷、脉短促	表虚邪陷，胸阳不振	解肌祛风，去阴通阳	桂枝汤方去芍药
桂枝去芍药加附子汤证	太阳中风＋胸闷、脉微、恶寒较重	表虚邪陷，胸阳不足	解肌祛风，温复胸阳	桂枝汤方去芍药加附子
桂枝新加汤证	太阳中风＋身疼痛、脉沉迟	中风表虚，气营两亏	解肌祛风，益气和营	桂枝汤方＋芍药生姜各一两人参三两

（二）伤寒表实证

1. 麻黄汤证

035 太阳病，头痛发热，身疼腰痛，骨节疼痛，恶风无汗而喘者，麻黄汤主之。★★

麻黄汤方

麻黄三两，去节　　桂枝二两，去皮　　甘草一两，炙　　杏仁七十个，去皮尖

上四味，以水九升，先煮麻黄，减二升，去上沫，内诸药，煮取二升半，去滓，温服八合。覆取微似汗，不须啜粥，余如桂枝法将息。

【释义】论太阳病伤寒表实证的证治。

本条阐述太阳病伤寒表实证的证治，应与第 1 条（第 9 页）、第 3 条（第 10 页）合看。风寒外束，卫阳郁遏，营血凝滞，经脉筋肉拘紧，出现头项强痛、身疼腰痛、骨节疼痛等诸般疼痛。卫气奋起抗邪，正邪交争剧烈，可见发热。寒性收引，毛窍腠理为寒邪闭塞，所以无汗。肺主气，司呼吸，外合皮毛。风寒外袭，肺失宣降而喘。太阳伤寒还应见寸关尺三部都呈现浮紧脉。上述症状都由风寒束

表、卫阳被遏、营阴郁滞导致，所以用麻黄汤辛温发汗解表、宣肺平喘。

麻黄汤中，麻黄辛温发汗，可发散风寒、宣肺平喘；桂枝通阳解肌，助麻黄发散风寒；杏仁苦温利肺，助麻黄宣肺平喘；甘草调和诸药而和中。本方为辛温发汗的峻剂，炙甘草量宜小不宜大，以防有碍于发汗解表。麻黄汤为发汗峻剂，药后温覆就可汗出，不必啜粥，避免汗出太过，其他如发汗要求与禁忌等皆同桂枝汤一样。

【临床应用】《伤寒来苏集》载麻黄汤治冷风哮喘、风寒湿三气成痹等。现今临床用于咳嗽变异性哮喘、流行性感冒、癃闭、痛经、肩凝、鼻渊、肾炎性水肿、寒闭失音、风寒咳嗽、风湿性关节炎、面神经麻痹等，证属卫闭营郁，以身痛、脉浮紧、无汗为审证要点。使用本方应注意先煎麻黄去上沫，恰当掌握方中药物比例，一般麻黄、桂枝、杏仁、甘草用量比例为 3∶2∶2∶1。服用本方，若一服汗出病解，不须再服；如汗出不解，表证仍在，宜再用桂枝汤加减治疗。

051 脉浮者，病在表，可发汗，宜麻黄汤。

【释义】论表证脉浮，可用麻黄汤。

正气抗邪于表，所以脉应之而浮。邪气在表，治当发汗解表，却说"宜麻黄汤"，而不是"麻黄汤主之"，"宜"字已表示此处有斟酌审慎的考虑。本条以脉略症，第 35 条（第 26 页）以症略脉，两条互相参看，才能窥其全貌。

052 脉浮而数者，可发汗，宜麻黄汤。

【释义】论表证脉浮数者，可用麻黄汤。

浮脉主表，数有紧之意。从"可发汗，宜麻黄汤"看，本条所论证属于太阳伤寒，治当发汗解表。第 51、第 52 两条，承接上条并与之对比，指出凡太阳病，只要不是尺脉微、尺脉迟者，就还可以考虑应用汗法治疗。《医宗金鉴》："伤寒脉浮紧者，麻黄汤诚为主剂矣。今脉浮与浮数，似不在发汗之列，然视其病，皆伤寒无汗之表实，则不妨略脉而从证，亦可以用麻黄汤汗之，观其不曰以麻黄汤发之、主之，而皆曰可发汗，则有商量斟酌之意焉。"

037 太阳病，十日以去，脉浮细而嗜卧者，外已解也。设胸满胁痛者，与小柴胡汤。脉但浮者，与麻黄汤。☆

【释义】论太阳病程日久的三种转归及证治。

太阳病已过十日，病程较长，病情可能发生变化，需要仔细辨证。本条列举了太阳病日久不愈的三种转归：若脉浮而细，见嗜卧，而无寒热、头项强痛等症，是表邪已除，正气渐渐来复，所以说"外已解也"。此时虽略有不适，也无须服药，只要静养即可。如果胸满胁痛，是太阳证罢，邪入少阳，枢机不利，所以用小柴胡汤和解少阳，以利枢机。如果病虽十日，仍见浮脉，以脉代证，指明脉症并没有发生改变，属于"脉若静者，为不传"，仍可用麻黄汤发汗解表。但因时间日久，应斟酌谨慎使用，所以不说"主之"，而是"与"，以此区别。

046 太阳病，脉浮紧，无汗，发热，身疼痛，八九日不解，表证仍在，此当发其汗。服药已微除，其人发烦目瞑[1]，剧者必衄，衄乃解。所以然者，阳气重[2]故也。麻黄汤主之。☆

【词解】

[1]目瞑：目视不明，视物昏花。

[2]阳气重：阳气郁闭较甚。

【释义】 论太阳伤寒邪郁日久的证治与转归。本条是倒装文法，"麻黄汤主之"应接在"此当发其汗"之后。

太阳病，症见脉浮紧、无汗、发热、身疼痛，属太阳伤寒。病虽八九日，但表证仍在，所以仍用麻黄汤发汗解表。药后本应该汗出而解，如果"微除"，提示了汗出不彻，病证稍减。同时出现心烦、目瞑，甚者鼻衄等，这是邪郁日久，阳气郁闭较重，药后正邪交争更加剧烈，郁热上扰，内迫营血所致。汗血同源，如果邪不从汗解，也可从衄除，所以说"衄乃解"，这种现象又称"衄以代汗"，或称为"出红汗"。

047 太阳病，脉浮紧，发热，身无汗，自衄者，愈。

【释义】 论太阳伤寒得衄者病愈。

脉浮紧、发热无汗，证属太阳伤寒，应当用麻黄汤发汗解表。如果久病失治，风寒束表，玄府（体表的汗毛孔，又名"气门"）郁闭，不得汗解，邪无出路，郁于经络，重者可损伤阳络而衄血。因为血汗同源，虽然没有服药，也可因邪随衄解而病自愈。表证以汗解是最常见的方式，通过衄解是人体自我驱邪的方法之一。所以需要仔细分辨。如果通过衄解，血量应该不多，畅而自止，且病情随衄血逐渐缓解。如果衄血量多而病不稍减，或许是化热深入营血的征兆，此时应参照后世温病学派提出的卫气营血辨治原则，采用清营凉血或凉血散血等法治疗。

055 伤寒脉浮紧，不发汗，因致衄者，麻黄汤主之。

【释义】 论伤寒表实证失汗致衄，仍需汗解。

伤寒脉浮紧，是太阳伤寒。"不发汗"既是表明病人无汗，又提示着因为失治误治而不得汗出的含义。太阳表邪不解，阳气郁遏更重，损伤鼻窍血络致衄。本条与第46、第47条参看，前者是衄而病解，本条是虽然衄而外邪不去，可能是衄而不畅，好比发汗不彻，所以仍需用麻黄汤发汗，解太阳郁闭之邪，使汗出邪散而鼻衄自止，这属于"汗以代衄"的方法。

036 太阳与阳明合病，喘而胸满者，不可下，宜麻黄汤。☆

【释义】论太阳阳明合病，喘而胸满的证治。

虽然说太阳阳明合病，但证情以喘而胸满为主，腹不满，可知病证侧重在太阳经，所以禁用攻下。更何况表里同病，一般情况下应遵循先表后里的治疗原则，所以说"不可下"。治宜麻黄汤，辛温发汗、宣肺平喘。

【按语】麻黄汤与桂枝汤是辛温解表的代表方剂，麻黄汤重在发汗解表、宣肺平喘，桂枝汤则有解肌祛风、调和营卫之功（表 1-2）。仲景在第 16 条谆谆告诫："桂枝本为解肌，若其人脉浮紧，发热汗不出者，不可与之也。常须识此，勿令误也。"

表 1-2　麻黄汤证与桂枝汤证鉴别

方证名称	主要证候	病因病机	治则治法	方药组成
桂枝汤证	恶寒发热，汗出，脉浮缓，头项强痛，鼻鸣，干呕	外感风寒，营弱卫强	解肌祛风，调和营卫（发汗轻剂）	桂枝三两、芍药三两、生姜三两、炙甘草二两、大枣十二枚
麻黄汤证	恶寒发热或尚未发热，无汗，脉浮紧，头痛、身疼、腰痛、骨节疼痛，喘	外感风寒，卫闭营郁	发汗解表，宣肺平喘	麻黄三两、桂枝二两、杏仁七十个、炙甘草一两

2. 麻黄汤禁例

083 咽喉干燥者，不可发汗。

【释义】以咽喉干燥为例，提示阴液不足者禁汗。

咽喉干燥，一般多因阴津虚少、失于濡养。本条用咽喉干燥提示阴虚津亏之体，即使因外感表邪而有表证，也不可使用单纯的辛温发汗峻剂麻黄汤。一旦误用，或者因汗源不足难以作汗，表邪无从解散；或者表证虽解，更伤阴津，燥热内生。针对这种表证兼阴津不足者，治宜滋阴解表，或者在滋养之中佐以辛散，或者在辛散之际佐以滋养，祛邪而不伤正。

084 淋家不可发汗，发汗必便血。

【释义】 以淋家为例，提示下焦湿热阴伤者禁汗。

淋家，指久患淋证之人。淋证病机多属湿热，病程日久，或者湿热尚盛，而阴津已伤；或者湿热不重，而阴津耗伤严重。类似这种阴亏或下焦蓄热者，可采用育阴清热、利水通淋、兼以解表的治法，切忌直接辛温发汗。如果误用发汗必然导致阴液更亏，内热愈炽，灼伤络脉而血液妄行，进而可发生尿血等变证。

085 疮家，虽身疼痛，不可发汗，汗出则痉[1]。

【词解】

[1]痉："痓"是"痉"字之误。痉，筋脉拘急、项背强直之病证。

【释义】 以疮家为例，示气血不足者禁汗。

疮家，指久患疮疡之人。疮疡早期，多属于热毒壅滞，身痛是由于气血郁滞，治宜清热解毒、活血定痛。日久脓血腐败，气血暗耗而失养，属于气血两虚或虚中夹实，治疗应采用调补气血、清解余毒法。清代医家柯琴明确指出"疮虽偏痛一处，而血气壅遏，亦有遍身疼痛，然与风寒有别"，不能误认为是外感身痛而采用发汗的方式。否则，必然导致营血更虚，筋脉失养，而肢体拘急、项背强直等症旋踵而来。

086 衄家，不可发汗，汗出必额上陷脉[1]急紧，直视不能眴[2]，不得眠。

【词解】

[1]额上陷脉：额两侧凹陷处之动脉。

[2]眴：读 shùn，眼珠转动。

【释义】 以衄家为例，示阴血亏虚者禁汗。

素有衄血之人，阴血日渐耗损，常有阴虚火旺表现，虽然伴有表证，也不可直接用辛温发汗法治疗。这与第50条（第31页）"荣气不足，血少"之禁汗理由是一致的。如果因为误汗而投麻、桂之品，则津液进一步受损，营血益虚，血虚风生，导致筋脉失养而额角两侧陷脉急紧弦劲；血不濡目，可出现眼珠运转不灵而直视；心神失养而心烦不眠。以上症状，都是误汗伤耗阴血所导致的。由此可见，对于阴血不足，辛温峻汗是禁忌方法，应该采用养血滋阴、兼以解表的治法。

087 亡血家，不可发汗，发汗则寒慄而振[1]。

【词解】

[1]寒慄而振：恶寒而振颤，即寒战。

【释义】 以亡血家为例，示气血亏虚者禁汗。

亡血家，是指患呕血、下血、崩漏、产后、金创伤类等容易因失血而导致气血两亏的群体。失血之人，多属阴血亏虚。失血既久，气随血耗，又可形成气血俱虚之证。气血既然已经不足，一般容易感受外邪。这类虚人外感，不能直接用辛温发汗法。这是因为汗法既可损伤阳气，也可耗伤阴津。这类人应当在补益正气的同时，稍微佐以辛散，扶正以祛邪，微散以透邪。如果不明白这个道理，率直行事，那么发汗后气血更显不足，濡养温煦功能失常，因而会出现恶寒、颤栗等变证。

088 汗家，重发汗，必恍惚心乱[1]，小便已阴疼[2]，与禹余粮丸。

【词解】

[1]恍惚心乱：神识昏糊，心中慌乱不安。

[2]阴疼：尿道涩痛。

【释义】以汗家为例，示阳气虚弱者禁汗。

汗家，是指平素多汗之人，多因为阳气不足，卫外不固所导致。汗出时间过长，必然津液外泄，导致阴阳俱虚。阳虚失固，营阴外泄，腠理疏松，最容易遭受外邪侵袭，而患外感病证。这属于虚证兼表，治疗应采用扶正祛邪方法。如果误用辛温发汗法，必然导致阳气更伤，津液益虚，心神失养而浮越，出现神识恍惚、心烦意乱；阴津阳气不能濡养温煦，导致尿后阴中涩痛。救治方法，应当固涩敛阴、重镇安神，以禹余粮丸为其主方，可惜该方已遗失，后世注家所辑录的方剂，可供参考。

089 病人有寒，复发汗，胃中冷，必吐蛔。

【释义】论阳虚有寒者禁用汗法。

平素脾胃虚寒之人，容易感受风寒，治疗当用温中解表，代表方包括桂枝人参汤、小建中汤等，一定不能直接用辛温峻汗法。即使中虚不甚而表证明显，也应该选用桂枝汤一类的方剂，解肌祛风、调和营卫。如太阴病篇第276条（第144页）"太阴病，脉浮者，可发汗，宜桂枝汤"之例。如果误用发汗，容易导致中焦阳气更虚，脾胃升降反常，胃气上逆而发生呕吐，可用理中汤、吴茱萸汤等温中散寒、降逆止呕。如果肠道有蛔虫者，常可因误治而发生吐蛔。《医宗金鉴》提出"宜理中丸送服乌梅丸"，温中安蛔，可供参考。

050 脉浮紧者，法当身疼痛，宜以汗解之。假令尺中迟者，不可发汗。何以知然？以荣气不足，血少故也。

【释义】论营血不足者禁用汗法。

脉浮紧、身疼痛，证属太阳伤寒证，治疗应采用发汗解表的方式，方用麻黄汤。如果尺脉迟滞而无力，属营血虚少，此时虽然伴有表证，也不能恣意发汗。方有执注："尺以候阴，迟为不足。血，阴也，营主血，汗者血之液，尺迟不可发汗者，嫌夺血也。"本条以脉迟提示营血虚少的病机，可以推知，临床应该可见到心悸面白、神疲头晕、肢麻唇萎等营血不足的症状，而不是脉迟一个表现。

049 脉浮数者，法当汗出而愈。若下之，身重心悸者，不可发汗，当自汗出乃解。所以然者，尺中脉微，此里虚，须表里实，津液自和，便自汗出愈。

【释义】论误下致里虚者禁汗。

"脉浮数者，法当汗出而愈"，可认为是第52条（第27页）的简写，应浮数之脉与太阳可汗之症并见，如此可以治以发汗解表。如果将脉浮数误诊为实热在里，盲目应用攻下法治疗，不但表证不解，而且徒伤正气。如下后清阳之气不能充实肢体，加之表证未解，内外困顿，可导致身重；阳虚则心神无所主，出现心悸；尺以候里，阳气虚则脉微。由此可见，里阳虚者，无论表邪是否已解，都不能随意发汗，而应该采用补虚扶正的方法治疗，等到气血充沛，营卫畅运，津液自和，表里充实，汗出后就能病解。所以说"须表里实，津液自和，便自汗出愈"。

3. 麻黄汤兼证

（1）葛根汤证

031 太阳病，项背强几几，无汗恶风，葛根汤主之。★★

葛根汤方

葛根四两　麻黄三两,去节　桂枝二两,去皮　生姜三两,切　甘草二两,炙　芍药二两　大枣十二枚,擘

上七味，以水一斗，先煮麻黄、葛根，减二升，去白沫，内诸药，煮取三升，去滓，温服一升。覆取微似汗，余如桂枝法将息及禁忌。诸汤皆仿此。

【释义】论太阳伤寒兼经脉不利的证治。

太阳病"无汗恶风"，属于太阳伤寒。同时有项背部拘紧不适，活动不能自如，它的机理是风寒外袭，太阳经脉不利。与第14条（第22页）桂枝加葛根汤证相比而言，都有发热、恶风寒、项背强几几，所不同的是在于有汗与无汗，这反映了肌腠的开阖状态不同。

葛根汤由桂枝汤减轻桂枝、芍药用量，加葛根、麻黄而成。方中葛根甘辛微凉，重用至四两而且先煎，既能解肌表邪气，又能生津液、濡养筋脉，以缓解项背拘紧；桂枝汤中减少桂枝、芍药用量而加麻黄，能调和营卫，以利太阳经气运行，同时发汗解表，治无汗、恶风寒之表实。

【临床应用】《类聚方广义》载葛根汤可治麻疹初起或疫痢初起，症见恶寒、发热、头项强痛、无汗、脉浮数或干呕下利。现代临床用其治疗风寒外感型支气管炎、肩凝证、风寒湿痹、过敏性鼻炎、面神经麻痹、坐骨神经痛、三叉神经痛等，以及消化系统的痢疾、肠炎等，证属风寒外闭，玄府不通，太阳经气不利。如果伴有风寒湿凝结疼痛，可加姜黄、海桐皮通络止痛；过敏性鼻炎，加辛夷、苍耳子、川芎等散寒通窍。

032 太阳与阳明合病者，必自下利，葛根汤主之。☆☆

【释义】论太阳与阳明合病下利的证治。

太阳与阳明合病，指既有恶寒发热、头项强痛等太阳经表证，又有满面红赤、额头作痛、目痛鼻干、卧寐不宁等阳明经表证。"必自下利"的"必"字，作假设连词"假如"解。即风寒束表，肺气闭郁，如果内迫大肠，可导致传导功能失常，出现下利，因为这种下利不是误下所致，所以说"自"。既然是风寒外束所导致的下利，临床上多见水粪杂下，而没有臭秽及肛门灼热感。本证虽是太阳与阳明合病，但下利是因为表证不解所引发，治法上应重在解表。用葛根汤辛温发汗，兼升清止利，可实现表解而里和、下利自止的目的。清·喻嘉言所称"逆流挽舟"法，就是承此而来。

（2）葛根加半夏汤证

033 太阳与阳明合病，不下利但呕者，葛根加半夏汤主之。☆☆

葛根加半夏汤方

葛根四两　　麻黄三两,去节　　甘草二两,炙　　芍药二两　　桂枝二两,去皮　　生姜二两,切　　半夏半升,洗　　大枣十二枚,擘

上八味，以水一斗，先煮葛根、麻黄，减二升，去白沫，内诸药，煮取三升，去滓，温服一升。覆取微似汗。

【释义】论太阳与阳明合病呕逆的证治。

上条提到风寒袭表，内迫于肠而下利；本条论述的是风寒之邪，内犯于胃，胃气上逆而呕吐，所以仍用葛根汤发散风寒，加半夏和胃降逆止呕。第31～33条原文，都是探讨葛根汤证治。第31条是太阳病项背强几几，第32条是太阳与阳明合病而下利，本条是太阳与阳明合病而呕。三条的相同点都是无汗恶风、脉紧，是太阳伤寒表证的表现；所不同的是，项强、呕、利，临床的突出表现略有不同，都用葛根汤解散风寒为主，兼呕者，加半夏和胃降逆。

（3）大青龙汤证

038 太阳中风，脉浮紧，发热恶寒，身疼痛，不汗出而烦躁者，大青龙汤主

之。若脉微弱，汗出恶风者，不可服之。服之则厥逆，筋惕肉𥆧[1]，此为逆也。☆☆

大青龙汤方

麻黄 六两，去节　桂枝 二两，去皮　甘草 二两，炙　杏仁 四十枚，去皮尖　生姜 三两，切　大枣 十枚，擘
石膏 如鸡子大，碎

上七味，以水九升，先煮麻黄，减二升，去上沫，内诸药，煮取三升，去滓，温服一升，取微似汗。汗出多者，温粉[2]粉之。一服汗者，停后服。若复服，汗多亡阳遂虚，恶风烦躁，不得眠也。

【词解】

[1]筋惕肉𥆧："惕"，《仲景全书·注解伤寒论》同条作惕（dàng）。惕，通"荡"，动也。筋惕肉𥆧，即筋肉跳动。

[2]温粉：温粉所指不详。《备急千金要方》载用煅牡蛎、生黄芪各三钱，粳米粉一两，共研细末，和匀，以稀疏绢包，缓缓扑于肌肤。可参。

【释义】 论太阳伤寒兼内热烦躁的证治。

本条虽是"太阳中风"，但结合脉浮紧、发热恶寒、身疼痛、不汗出等脉症，应属于太阳伤寒，病机是风寒外束、卫闭营郁。伤寒表实，肌腠闭郁，当汗不汗，卫阳郁而化热，阳热内扰，所以出现烦躁。这里的表寒与内热，是两种不同的病理变化，但两者之间存在因果关系。烦躁是由于不得汗出，阳郁不宣所致，所以说"不汗出而烦躁"，其中"而"表示因果关系。本证是外寒兼内热，治用大青龙汤，外解风寒、内清烦热。

麻黄汤本是峻汗之剂，大青龙汤是在麻黄汤基础上倍用麻黄，减杏仁剂量，加生姜、大枣、生石膏所组成。重用麻黄六两，助以桂枝、生姜，辛温发汗解表；加辛寒的生石膏，配麻黄解肌以开阳气的郁闭，并能清热除烦；杏仁利肺气，助麻黄以宣发；甘草、大枣能和中扶正，在发汗剂中还有资助汗源的作用。

本方是发汗峻剂，体质壮实的可用，体质虚弱的不可用，如患者脉微弱、汗出恶风，属中风表虚证的自然也不能使用。如果误服此方，可因发汗太多，以致发生四肢厥逆、肌肉跳动的亡阳变证。本方分为三服，服1/3药量后，"取微似汗"，可见发汗力度虽然峻猛，但仍要求微汗出，强调汗法不可孟浪，并告诫"一服汗者，停后服"。如果汗出过多，用温粉扑之，防止汗多亡阳。

【临床应用】 大青龙汤解表清里，发汗之力比麻黄汤要强，使用时应当谨慎；《医学衷中参西录》指出本方治温病时，以薄荷代桂枝，更加稳妥。《金匮要略》用大青龙汤治疗溢饮。《济阴纲目》记载大青龙汤加黄芩治寒疫头痛身热、无汗恶风、烦躁者。《类聚方广义》用其治疗麻疹、眼目疼痛等。现代临床用于治疗

感冒、支气管炎、鼻衄、汗腺闭塞症、风湿性关节炎等，证属外有风寒、内有郁热。如果寒重热轻，麻黄、桂枝用量略重；如果里热较重，麻黄用量应酌减，而加大生石膏用量；如果口干、口渴者，加芦根、白茅根、天花粉、知母等清热生津。

039 伤寒，脉浮缓，身不疼但重，乍有轻时，无少阴证者，大青龙汤发之。☆☆

【释义】承上条补述大青龙汤的证治。

本条提到"伤寒"，并用"大青龙汤发之"，说明发热恶寒、不汗出而烦躁仍然是主症，病机与上条也相同。上条提到"太阳中风，脉浮紧"，本条却说"伤寒，脉浮缓"，看似错乱，其实这是互文见义的写作手法，文中"伤寒""中风"应当从病因的角度理解，都是感受风寒之邪，但因感邪轻重、病情缓急、体质强弱、治疗过程等不同，脉象也时常会发生变化，脉"浮紧"是本证的常态之脉，而"浮缓"是变化之脉。关于脉浮缓的机理，后世医家有认为是风寒夹湿，有认为是郁而化热，医理都符合。

身痛是太阳伤寒常见症状，由风寒郁闭太阳经脉导致。"身不疼但重，乍有轻时"，说明正邪相争过程中，阳气有暂时得通的时候。而"无少阴证者"，重在强调"烦躁""身重"应与少阴阳虚阴寒证相鉴别，避免误用大青龙汤峻汗亡阳。

（4）小青龙汤证

040 伤寒表不解，心下有水气，干呕发热而咳，或渴，或利，或噎，或小便不利、少腹满，或喘者，小青龙汤主之。☆☆

小青龙汤方

麻黄去节　芍药　细辛　干姜　甘草炙　桂枝各三两,去皮　五味子半升　半夏半升,洗

上八味，以水一斗，先煮麻黄，减二升，去上沫，内诸药，煮取三升，去滓，温服一升。若渴，去半夏，加栝楼根三两；若微利，去麻黄，加荛花，如一鸡子，熬令赤色；若噎者，去麻黄，加附子一枚，炮；若小便不利，少腹满者，去麻黄，加茯苓四两；若喘，去麻黄，加杏仁半升，去皮尖。且荛花不治利，麻黄主喘，今此语反之，疑非仲景意。

【释义】论太阳伤寒兼水饮内停的证治。

"伤寒表不解"，是说有恶寒、发热、无汗、身疼痛等太阳伤寒表证存在；"心下有水气"，指素有水饮停蓄于心下胃脘部。胃气上逆则作呕；外寒引动内饮，上射于肺，肺失宣降则咳喘。水邪变动不居，可随气机升降影响其他部位导致新的症状产生，所以出现了很多或然症。如果水饮走于肠道则下利；蓄于膀胱，气化

失职，则小便不利、少腹满；水寒壅滞于上，气逆阻塞于咽喉则噎；水饮内停，气不化津，则口渴等。因属寒饮为病，所以脉弦、苔白而滑、咳吐清稀泡沫样痰，也是临床常见证候。治当外解风寒、内散水饮，方用小青龙汤。

小青龙汤中，药用麻黄发散风寒、平喘利水；配桂枝，可增强通阳宣散的功能；干姜、细辛可散寒化饮；半夏祛痰降逆；甘草扶正和中；考虑辛散太过，耗伤正气，所以用五味子酸收，以保肺肾之气，助以芍药酸收微寒，敛营阴而防动血，如此配伍，可使邪去而不伤正。

本方集麻黄、桂枝、细辛、干姜、半夏于一方，辛温通散之力较峻，易动阳耗阴，所以不宜久服，一旦病情转缓，改投苓桂术甘汤更加合适。

【临床应用】小青龙汤以其外散风寒、内蠲水饮，被广泛应用于呼吸系统疾病，如慢性气管炎、肺气肿、肺心病、支气管哮喘、变应性鼻炎等。临床以咳嗽、喘息，痰多呈白色泡沫样或咳吐冷痰、痰色似蛋清样半透明、连绵不断、面青或黧黑、舌苔水滑为主症，常于冬季寒冷时发作或加重；若遇夹热而烦躁者，宜酌加生石膏；虚性咳喘、久病不愈者，宜重用五味子，或加蛤蚧一对；痰盛者加白芥子、紫苏子；喘甚者去麻黄加杏仁、款冬花等。

041 伤寒，心下有水气，咳而微喘，发热不渴。服汤已渴者，此寒去欲解也。小青龙汤主之。☆

【释义】补述太阳伤寒兼水饮内停的证治及服药后的转归。

本条"小青龙汤主之"应接在"发热不渴"之后，这是倒装文法。本条提到"咳而微喘，"上条说"干呕发热而咳"，两条症状相互补充，指出外寒内饮的主症为咳喘。寒饮内伏，大多不渴，服小青龙汤后渴者，是药后寒饮已化，温解之余，津液一时敷布不周，所以说"此寒去欲解也"。待病愈气机调和，水津四布，口渴可自行缓解。当然也可以稍稍饮水，实现胃和则愈。切记不能恣情纵饮，同时也慎用甘寒生津法，以免饮邪复聚而疾病复发。

【按语】从药物组成来看，葛根汤、葛根加半夏汤、小青龙汤三方均含有桂枝、芍药这一桂枝汤中的核心药对，大青龙汤中虽然没有芍药，但加生姜、大枣以和营，因此将以上四方视为桂枝汤加减而成，似乎更为合理（表1-3）。

表1-3 麻黄汤证兼证鉴别

方证名称	主要证候	病因病机	治则治法	方药组成
葛根汤证	太阳伤寒证＋项背拘急不舒或下利	风寒外束，卫闭营郁，兼太阳经气不利	发汗解表，生津润筋	桂枝、芍药、生姜、炙甘草、大枣、麻黄、葛根

方证名称	主要证候	病因病机	治则治法	方药组成
葛根加半夏汤证	太阳伤寒证＋呕	风寒外束，卫闭营郁，兼外邪内迫阳明	发汗解表，降逆止呕	桂枝、芍药、生姜、炙甘草、大枣、麻黄、葛根、半夏
大青龙汤证	太阳伤寒证＋烦躁或身不疼、但重、乍有轻时	风寒外束，卫闭营郁，阳郁化热	辛温解表，清解里热	麻黄、桂枝、甘草、杏仁、生姜、大枣、石膏
小青龙汤证	太阳伤寒证＋心下有水气、干呕、咳、微喘	风寒外束，卫闭营郁，兼水停心下	辛温解表，温化水饮	麻黄、桂枝、芍药、干姜、细辛、半夏、五味子、炙甘草

（三）表郁轻证

1. 桂枝麻黄各半汤证

023 太阳病，得之八九日，如疟状[1]，发热恶寒，热多寒少，其人不呕，清便欲自可[2]，一日二三度发。脉微缓者，为欲愈也；脉微而恶寒者，此阴阳俱虚，不可更发汗、更下、更吐也；面色反有热色[3]者，未欲解也，以其不能得小汗出，身必痒，宜桂枝麻黄各半汤。☆

桂枝麻黄各半汤方

桂枝一两十六铢，去皮　芍药　生姜切　甘草炙　麻黄各一两，去节　大枣四枚，擘　杏仁二十四枚，汤浸，去皮尖及两仁者

上七味，以水五升，先煮麻黄一二沸，去上沫，内诸药，煮取一升八合，去滓，温服六合。本云，桂枝汤三合，麻黄汤三合，并为六合，顿服。将息如上法。

【词解】

[1]如疟状：指发热恶寒呈阵发性，发无定时，似疟非疟。

[2]清便欲自可：清，同圊，厕所的古名，此处作动词用，即排便之意。清便欲自可，指大小便尚属正常。

[3]热色：即红色。

【释义】论太阳病日久不解的三种转归及表郁轻证的证治。

太阳病表证不解，迁延八九日之久，应当考虑有传经入里的可能。但判断是否已传经，则应当以脉症为依据。如果患者不呕，说明未传入少阳；大便正常而

不燥结，也就是"清便欲自可"，说明未内传阳明；发热恶寒同时并见，说明病邪未内传三阴，仍在于表。正邪交争在表，互有胜负进退，所以时寒时热，像发疟疾一样一日发作二三次。如果寒热不等，表现为发热时间多恶寒时间少，也就是"热多寒少"，脉不紧不数而呈微缓脉象，说明正胜邪却，这是疾病自愈的征象。如果患者恶寒时间多发热时间少，脉微而无和缓之象，说明阳气阴血俱虚，正气衰而不能胜邪，此时非但不能发汗，吐、下法也需要禁忌。如果脉不缓不微而见浮象，面色正赤带有发热的表现，提示小邪在表留恋不解，导致阳郁不得宣泄，汗欲出而不能，邪郁肌表不得散，所以皮肤发痒，治用桂枝麻黄各半汤小发其汗。

桂枝麻黄各半汤，是桂枝汤与麻黄汤各1/3剂量的合方。由于本证属小邪在表，稽留日久，又不得小汗出，如用麻黄汤发汗，嫌其峻烈；用桂枝汤发汗，则又嫌其太缓。所以取二方相合而成，用小剂量，意在缓行，成发汗轻剂，与日久邪微、表病不解的病机相符。

2. 桂枝二麻黄一汤证

025 服桂枝汤，大汗出，脉洪大者，与桂枝汤如前法。若形似疟，一日再发者，汗出必解，宜桂枝二麻黄一汤。☆

桂枝二麻黄一汤方

桂枝_{一两十七铢，去皮}　芍药_{一两六铢}　麻黄_{十六铢，去节}　生姜_{一两六铢，切}　杏仁_{十六个，去皮尖}
甘草_{一两二铢，炙}　大枣_{五枚，擘}

上七味，以水五升，先煮麻黄一二沸，去上沫，内诸药，煮取二升，去滓，温服一升，日再服。本云，桂枝汤二分，麻黄汤一分，合为二升，分再服。今合为一方，将息如前法。

【释义】论太阳病服桂枝汤大汗出后的两种转归及证治。

凡服桂枝汤发汗，药后宜啜热粥、温覆以助药力，实现"遍身染染微似有汗者益佳"，如果发汗太多，不仅病不除，而且还会变生他病。如果服桂枝汤后，脉洪大、大汗出、口大渴，则是转属阳明热证。虽脉洪大，但不见烦渴等里热症状，提示邪仍在表，所以可再服桂枝汤发汗解表。之所以见洪大脉，是因卫阳受辛温药力鼓舞，一时浮盛于外。服桂枝汤大汗后，若发热、恶寒，病形如疟，一日发作二三次，说明虽经汗后，但仍有小邪郁于肌表不解，应当发汗以解表。由于已经发过汗，所以不宜发汗太多，可用桂枝二麻黄一汤，取桂枝汤剂量的5/12、麻黄汤剂量的2/9，合而服之，因二者比例近似2：1，所以称为桂枝二麻黄一汤。本方剂量较桂枝麻黄各半汤更小，故发汗之力更微。

3. 桂枝二越婢一汤证

027 太阳病，发热恶寒，热多寒少。脉微弱者，此无阳也，不可发汗。宜桂枝

二越婢一汤。☆

桂枝二越婢一汤方

桂枝_{去皮}　芍药　麻黄　甘草_{各十八铢,炙}　大枣_{四枚,擘}　生姜_{一两二铢,切}　石膏_{二十四铢,碎,绵裹}

上七味，以水五升，煮麻黄一二沸，去上沫，内诸药，煮取二升，去滓，温服一升。本云，当裁为越婢汤、桂枝汤合之，饮一升。今合为一方，桂枝汤二分，越婢汤一分。

【释义】论太阳病表郁化热轻证的治疗与禁忌。

本条"宜桂枝二越婢一汤"应接在"热多寒少"后，这是倒装文法。太阳病表邪不解，正邪斗争，所以发热恶寒；阳气被郁而化热，所以发热多恶寒少，脉由浮紧变为微弱。此证虽然从太阳伤寒而来，但由于证情有变化，再用麻黄汤不是最合适的方案；又因表有小邪，且已经有阳郁化热的趋势，所以用桂枝二越婢一汤小发其汗，以宣解阳郁之邪。

桂枝二越婢一汤由桂枝汤原方剂量的1/4与越婢汤原方剂量的1/8组成，因二者比例2：1，所以称为桂枝二越婢一汤。适用于既需发汗又不能大汗、既要发越郁热又不能过于寒凉的表郁化热轻证。

【临床应用】桂枝麻黄各半汤、桂枝二麻黄一汤是辛温轻剂、小发其汗的方剂，桂枝二越婢一汤更兼清里热，三方都适用于虚人外感发热，如感冒、上呼吸道感染等。若咽痛者，可加牛蒡子、桔梗、锦灯笼等；咳嗽痰多者加桔梗、贝母、紫菀等；用治荨麻疹、湿疹、皮肤瘙痒、风疹等证属风寒束表、营卫不和者，可加防风、蝉蜕、蜂房。

【按语】桂枝麻黄各半汤、桂枝二麻黄一汤和桂枝二越婢一汤都是桂枝汤的演变法，均为发汗小剂，也都是经方与经方的合方（表1-4）。合方目的是为了适合治疗错综复杂病情的需要，不仅可增强疗效，也扩大了其临床应用范围。著名伤寒学家刘渡舟教授据此，撰《古今接轨论》一文，提倡经方接轨时方、时方接轨经方，把经方、时方有机结合，相互补充、互相借鉴，因证制宜，对现代临床应用经方具有重要指导意义。

表 1-4　表郁轻证三方证鉴别

方证名称	主要证候	病因病机	治则治法	方药组成
桂枝麻黄各半汤	太阳病日久,发热恶寒,热多寒少,一日二三次发作,面赤,身痒	表郁日久,邪微证轻	辛温解表,小发其汗	桂枝汤剂量的1/3 + 麻黄汤剂量的1/3

方证名称	主要证候	病因病机	治则治法	方药组成
桂枝二麻黄一汤	发热恶寒如疟状，一日发作两次，或伴身痒、肤红	表郁日久，证微邪微	辛温轻剂，微发其汗	桂枝汤剂量的 5/12 ＋ 麻黄汤剂量的 2/9
桂枝二越婢一汤	发热恶寒如疟状，发热重，恶寒轻，兼见口微渴、心微烦	表郁邪轻，外寒内热	微发其汗，兼清里热	桂枝汤剂量的 1/4 ＋ 越婢汤剂量的 1/8

二、太阳病里证

（一）蓄水证

1. 五苓散证

071 太阳病，发汗后，大汗出，胃中干，烦躁不得眠，欲得饮水者，少少[1]与饮之，令胃气和则愈。若脉浮，小便不利，微热消渴[2]者，五苓散主之。★★

五苓散方

猪苓十八铢,去皮　　泽泻一两六铢　　白术十八铢　　茯苓十八铢　　桂枝半两,去皮

上五味，捣为散，以白饮和服方寸匕[3]，日三服。多饮暖水，汗出愈。如法将息。

072 发汗已，脉浮数，烦渴者，五苓散主之。★

074 中风发热，六七日不解而烦，有表里证，渴欲饮水，水入则吐者，名曰水逆，五苓散主之。★

【词解】

[1]少少："少少"，《脉经》卷七第三、第十五作"稍稍"，孙思邈本作"稍稍"，《金匮玉函经》第三、卷六第十九、卷六第二十八均作"稍稍"。《说文解字》："稍，物出有渐也。"魏晋前"稍"字的意义与现代汉语"逐渐地"相当。"少少与饮之"指让病人逐渐地饮水。

[2]消渴：形容口渴而饮水不得解。

[3]方寸匕：量器。宋《证类本草·序例》："方寸匕者，作匕正方一寸，抄散取不落为度。"考秦汉一寸约为今天的 2.3 厘米，由此推算方寸匕即边长约为 2.3 厘米的方形药匙。

【释义】 论五苓散的证治。

第71条提到太阳病发汗后的两种不同情况，是假宾定主的写作手法，重点论述气化不行、水蓄膀胱的五苓散证。太阳病表证，治宜发汗，但应"遍身絷絷有汗出者益佳"。如果大汗出，不但耗伤阴津，也会损伤阳气。如果属阴津不足的口渴，饮水后理应得到缓解。这种胃津不足的口渴，只宜少量频饮，使津液渐渐恢复，胃气调和，则不药而愈。发汗后，如果脉浮、汗出、身有微热，是太阳表证仍在，口渴而饮水不解，可知不是阴津不足证，而是阳虚气化不利，津液不能上承；同时见小便不利，由此可推断膀胱气化失职。本证外有太阳表邪未解，内有水蓄膀胱，属于表里同病，治用五苓散通阳化气行水、兼以解表。

第72条补充论述了五苓散证的脉症。发汗后，脉浮数，提示太阳表证仍在；"烦"，犹"剧"也。烦渴，就是消渴之意。与上条不同的是，无"小便不利"。提示膀胱气化不利，既可以见到"小便不利"，也可以见到"小便自利"，与临床实际相符合。

第74条论述蓄水重证而水逆的证治。太阳表证，经过六七日不解，所谓"表里不解"，指的是既有脉浮、发热等表证，外邪随经入里，膀胱气化不利，所以出现小便不利、口渴、饮水则吐的里证。与"消渴""烦渴"相比而言，"渴欲饮水，水入则吐"表明水饮停于胃脘的病情更重。本条"水逆"，因其病变根本不在胃腑，而是膀胱气化不利，水饮停聚，水气上逆，胃失和降。所以不用和胃降逆法治疗，仍用五苓散通阳化气行水。

综合以上三条来看，膀胱气化不利，既可以出现水蓄下焦，也可随病情发展，出现上、中、下三焦水停的病变。

五苓散药用猪苓、泽泻淡渗以利水；茯苓、白术助脾气，以使水津四布而不聚；桂枝辛温，既能解肌表之邪，又能通阳化气以行水。五苓散原剂型是用细末状的散剂。"散者，散也"，取其迅速发散的作用。药用米汤和服，多饮热水，可助药力以发汗解表、化气行水，汗出则玄府通畅，利水则气化通行，故云"汗出愈"。

【临床应用】 现代临床用五苓散治疗肾炎性水肿、尿潴留、尿崩症、泌尿系感染、头痛、眩晕等症，以及五官科、眼科疾病，如梅尼埃病、眼睑非炎症性水肿、球结膜淋巴液潴留、青光眼、视网膜水肿等。若水肿尿少者，可加大腹皮、车前子、牛膝等；尿频尿急尿痛者，加萆薢、车前子、竹叶、生甘草、滑石等；下焦虚寒者，可加覆盆子、制附子、乌药等；水寒蒙蔽清阳而眩晕者，可重用泽泻，并加牛膝、益母草、泽兰等。

2. 茯苓甘草汤证

073 伤寒汗出而渴者，五苓散主之；不渴者，茯苓甘草汤主之。☆

茯苓甘草汤方

茯苓_{二两}　桂枝_{二两,去皮}　甘草_{一两,炙}　生姜_{三两,切}

【释义】论表里同病偏表不渴的证治。

第71、第72两条（第40页）论表里同病，病位偏里，膀胱气化不利为主，津液输布障碍，所以"消渴""烦渴"。若"不渴"则表明津液还能上承，说明膀胱气化功能基本正常，与五苓散证相比而言，在里之病证尚轻，而偏在表证未解。茯苓甘草汤方用桂枝、生姜、大枣、炙甘草和营解表，加茯苓与桂枝相伍，通阳利水。

【应用】现今临床上用此方治疗肺胀、心下悸、慢性胃炎、特发性水肿等，证属胃阳损伤、水停中焦者；若便溏酌加炒薏苡仁、炒白扁豆等；心下悸者重用茯苓，加党参、黄芪；脐下悸者加大枣、肉桂等。

127 太阳病，小便利者，以饮水多，必心下悸；小便少者，必苦里急也。

【释义】以小便利否辨水停中焦与水蓄下焦。

"太阳病"提到它的病位，有的在表，有的在里。病在表，腠理闭郁，肺失宣降，通调水道功能失调，可出现小便不利或下利。病在里，膀胱气化不利，一般应出现小便不利。若饮水多、小便通利而心下悸提示膀胱气化功能正常，脾胃传输功能失职，所以饮停心下，治宜茯苓甘草汤。如果饮水多而小便少，就属于膀胱气化失调而水蓄下焦，所以出现小腹部胀满急迫不舒。

（二）蓄血证

1. 桃核承气汤证

106 太阳病不解，热结膀胱[1]，其人如狂，血自下，下者愈。其外不解者，尚未可攻，当先解其外；外解已，但少腹急结者，乃可攻之，宜桃核承气汤。☆☆

桃核承气汤方

桃仁_{五十个,去皮尖}　大黄_{四两}　桂枝_{二两,去皮}　甘草_{二两,炙}　芒硝_{二两}

上五味，以水七升，煮取二升半，去滓，内芒硝，更上火，微沸下火，先食温服五合，日三服，当微利。

【词解】

[1]热结膀胱：膀胱代指下焦，包括膀胱、小肠、胞宫等。热结膀胱，是指邪热与血结于下焦。

【释义】 论太阳病不解热结膀胱的蓄血证治。

太阳病不解，表邪郁而化热，循经深入下焦，与血结于少腹，形成太阳蓄血证。热在血分，邪热上扰心神，所以出现神志异常，躁动不安，如狂非狂。血热初结，病证尚浅，若蓄血有自下的可能，则邪热随瘀血而除，病证可自愈。若邪热与瘀血相结较甚，血不能自下，蓄血结于下焦，所以症见小腹拘急或结硬。治疗时要注意辨表里缓急，若表证不解者，当先解除表证，以防外邪继续内陷而加重蓄血；等表证已解，才可用桃核承气汤清泄邪热，兼以活血化瘀。

桃核承气汤由调胃承气汤减芒硝之量加桂枝、桃仁而成。方中桃仁辛润以活血化瘀；桂枝辛温，助桃仁通经活血；大黄苦寒，荡涤实热，兼以祛瘀生新；芒硝咸寒，润燥清热、软坚去实；佐以炙甘草调和诸药，且顾护正气；全方共成泻热逐瘀之轻剂，用于治疗蓄血轻证。

应用本方应注意以下煎服法：①先煎桃仁、桂枝、大黄、炙甘草，去滓取汁，后入芒硝微煮；②因本证病位在下焦，应饭前空腹之时服药，有利于药达病所。方中芒硝用量仅为调胃承气汤的1/4，泻下的力量较轻，所以方后注说"当微利"。

【临床应用】《伤寒总病论》《儒门事亲》《妇人大全良方》等医籍记载本方可治产后恶露不下，妇人月事沉滞、数月不行，血淋等。现今临床用于头晕、腹痛便秘；痛经、闭经、产后恶露不尽、急性盆腔炎、子宫肌瘤、胎死腹中等妇科疾患；用于精神分裂症、脑外伤后遗症、糖尿病微血管病变等也有很好疗效，证属瘀热互结于下焦，以少腹急结、神识异常、小便自利、脉沉涩为辨证要点；常加当归、川芎、红花、香附等理气活血之品，元胡、白芷、川芎等活血定痛，牡丹皮、冬瓜仁、薏苡仁等凉血消痈。

2. 抵当汤证

124 太阳病六七日，表证仍在，脉微而沉，反不结胸[1]，其人发狂者，以热在下焦，少腹当硬满，小便自利者，下血乃愈。所以然者，以太阳随经，瘀热在里故也，抵当汤主之。☆

抵当汤方

水蛭熬　虻虫各三十个，去翅足，熬　桃仁二十个，去皮尖　大黄三两，酒洗

上四味，以水五升，煮取三升，去滓，温服一升。不下更服。

【词解】

[1]结胸：病证名。指有形之实邪结于胸膈，以硬满疼痛为主要临床特征的病证。

【释义】论抵当汤治疗蓄血重证。

本条"抵当汤主之"，应当移到"下血乃愈"后，这是倒装文法。"所以然者，以太阳随经，瘀热在里故也"，是仲景对上述症状的解析。

太阳病六七日，表证仍在，应当出现浮脉，如果脉微而沉，提示病情已经不是单纯的表证。沉脉主病位在里；微脉不是虚证微弱的脉象，而是相对于表证的"脉浮"，有沉滞不起的特点；"脉微而沉"，主气血壅滞，表明血蓄于里，气血受阻。"反不结胸"说明以下两点：①病性属实，表示有形实邪内结；②它的病位不在"胸膈"，也就是不在中、上二焦，可能在下焦。"其人发狂"，表明邪热在血分，上扰心神所导致；邪热与血互结下焦，所以少腹硬满。病证属于下焦瘀血，而不是蓄水，所以小便自利，提示膀胱气化功能正常。治疗用抵当汤破瘀泻热。药用水蛭、虻虫，直入血络，药性峻猛，善破瘀积恶血；佐桃仁活血化瘀；大黄荡涤瘀热、因势利导、推陈致新，使瘀血与邪热从下而出。

第106条（第42页）桃核承气汤证与本条都是外有太阳表邪未尽，血热蓄于下焦，证属表里同病。前者蓄血尚轻，有血自下而病愈的可能，所以治疗是先表后里。本条是蓄血重证，所以直接用破血逐瘀法，先治其里，这是表里同病治疗的权变法，就是里急者先治其里。

【临床应用】《类聚方广义》用本方治疗坠扑折伤瘀血凝滞者、心腹胀满、二便不通、经闭少腹硬满，或眼目赤痛、经水闭滞者等。现代临床主要用于脑血栓形成、中风后遗症、子宫肌瘤、经闭、痛经、癫痫、瘀血发狂等。注意年老体弱者、孕妇及溃疡病患者等慎用。

125 太阳病身黄，脉沉结，少腹硬，小便不利者，为无血也。小便自利，其人如狂者，血证谛也，抵当汤主之。☆

【释义】论蓄血重证可出现发黄，并与湿热发黄相鉴别。

"太阳病"，是说明其发病的来路。脉沉主病在里。结是脉缓时而有歇止，表明气血凝滞不利。少腹硬、其人如狂与上条少腹硬满、其人发狂都是邪热与瘀血结于下焦，上扰心神的表现，只不过病情轻重程度不同。瘀血停滞，营血不能敷布，可导致发黄，仅是蓄血重证的或然证，以肤色暗黄、目珠及小便不黄为特征。如果小便不利，提示膀胱气化不利，水湿内停，湿热蕴结，也可导致发黄，以身、目、小便俱黄为特征，一般无情志异常。湿热与蓄血都可导致发黄，小便是否通利、情志是否正常是它们的鉴别要点，钱天来认为"此又以小便之利与不利以别血证之是与非是也"。

3. 抵当丸证

126 伤寒有热，少腹满，应小便不利。今反利者，为有血也。当下之，不可余药，宜抵当丸。

抵当丸方

水蛭_{二十个,熬}　虻虫_{二十个,去翅足,熬}　桃仁_{二十五个,去皮尖}　大黄_{三两}

上四味，捣分四丸，以水一升，煮一丸，取七合服之，晬时当下血，若不下者更服。

【释义】 论蓄水与蓄血的鉴别，以及蓄血证的缓治法。

伤寒不解，身有热而少腹满，说明太阳表证未解，病邪已深入下焦。病入下焦有蓄水与蓄血之分。如果少腹满而见小便不利，则属蓄水；如果少腹满，小便"反利"，说明是血瘀下焦，所以说"为有血也"。抵当丸与抵当汤的药味组成相同，但水蛭、虻虫的用量减少1/3，并加重桃仁用量，改汤剂为丸剂，又一剂分做四丸，每次只服一丸，用量很少，它的攻逐力也就更缓。以汤改丸，可连渣服，它的药力作用时间绵长，从而实现祛除瘀结而不伤正的目的。以方测证，可知抵当丸证，除少腹满、小便利外，还应该有如狂或发狂等神志异常，只是病势较缓。

【按语】 蓄水是水与邪结，气化失职，病在气分，故症见口渴、小便不利。蓄血是血热互结，病在血分，故症见如狂或发狂，但小便自利。因热邪与血互结的程度不同，蓄血证分轻证和重证，分别治以桃核承气汤、抵当汤，至于抵当丸证，则属于血结虽重，但病势较缓（表1-5）。

表1-5　蓄血证三方鉴别

方证名称	主要证候	病因病机	治则治法	方药组成
桃核承气汤证	少腹急结,小便自利,其人如狂,或发热,午后或夜间为甚,舌红苔黄或有瘀斑,脉沉涩	血热初结,蓄于下焦（蓄血轻证）	泻热逐瘀	桃仁、桂枝、大黄、芒硝、炙甘草
抵当汤证	少腹硬满,其人如狂,小便自利,舌质紫或有瘀斑,脉沉涩或沉结	瘀热互结,病在下焦（蓄血重证）	破瘀泻热	水蛭、虻虫、大黄、桃仁
抵当丸证	少腹满,小便自利,或有发热,舌紫暗,脉沉涩或沉结	瘀热互结,病势较缓（蓄血重证,病势为缓）	攻逐瘀热峻药缓攻	水蛭、虻虫、大黄、桃仁

第三节　太阳病变证

一、变证辨治原则

（一）辨寒热真假

120 太阳病，当恶寒发热，今自汗出，反不恶寒发热，关上脉细数者，以医吐之过也。一二日吐之者，腹中饥，口不能食；三四日吐之者，不喜糜粥，欲食冷食，朝食暮吐。以医吐之所致也，此为小逆。

【释义】论太阳病误吐伤中导致胃气虚寒的变证。

太阳表证，本应恶寒发热，治宜解表。当前病人症见自汗出，且无发热恶寒，脉见关上细数，这是为什么呢？关脉候中焦脾胃，细主阴虚，数主气虚，提示脾胃气阴两虚，这是因为误用吐法伤中所致。若发病一二日病证尚较轻浅的时候，误用吐法，脾胃损伤不重，则表现为腹中虽然感觉到饥饿，但不能多食。如果发病三四日误吐，导致病人连糜粥都不愿进食，这属于误吐损伤胃阳，胃阳虚燥，反而想进冷食，但这种现象属于假热，本质上仍是胃气虚寒，冷食入胃，虚冷更甚，不能消谷而停滞胃中，必逆而吐出，所以导致朝食暮吐。

122 病人脉数，数为热，当消谷引食[1]，而反吐者，此以发汗，令阳气微，膈气虚，脉乃数也。数为客热[2]，不能消谷，以胃中虚冷，故吐也。

【词解】

[1]消谷引食：消谷，指消化谷物；引食，指能食。消谷引食，即多食易饥。

[2]客热：假热、虚热。

【释义】论汗后胃中虚冷的脉症。

脉数主热，但有真假的区别。阳盛而热者，脉当数而有力，消谷能食。虚阳浮动而见数脉，属于假热，也就是文中所云"数为客热"，必按之无力。阳虚则不能腐熟消化水谷，因此不能食，或食后谷不化，胃气上逆而作吐。究其原因，是胸膈胃脘阳气素虚的人，再发汗则阳愈虚，阳虚浮动，所以脉来反数。本证《伤寒论》没有提出治疗的方剂。根据其"胃中虚冷"而见吐逆的病变特点，可考虑用理中汤加丁香、吴茱萸，以温中补虚、降逆止呕。

（二）辨虚证实证

070 发汗后恶寒者，虚故也。不恶寒，但热者，实也，当和胃气，与调胃承气汤。

【释义】 论汗后虚实不同的辨证。

太阳表证，按理应当发汗，如果汗不得法，则有耗伤阴阳的弊端，具体又常常与患者体质因素有关。如果素体阳虚，过汗则容易导致阳气更虚，因温煦不足而恶寒。如果阳旺的人，汗出太过容易化燥伤津，出现不恶寒但发热，如果邪热入里成实，里实初结胃肠，可用调胃承气汤泻热和胃。

060 下之后，复发汗，必振寒[1]，脉微细。所以然者，以内外俱虚[2]故也。☆

【词解】

[1] 振寒：战栗恶寒。

[2] 内外俱虚：指表里阴阳俱不足。

【释义】 论汗下后致阴阳两虚之变证。

发汗、攻下治法都是为攻邪而设，用之得当祛邪治病，用之不当也能损伤正气。如果攻下、发汗，迭经误治，出现恶寒、身体战栗颤抖、脉微细，说明表里阴阳俱虚。亡阳而阴液不继的阴阳俱虚证，治疗应当阴阳双补，但应该辨别阴阳之损伤的轻重差异，而有所侧重。如果阳虚较重，则主以救阳之法，兼顾阴液；如果阴虚较重，则主以救阴之法，兼顾阳气；如果两者都虚，相对均衡时，则以甘温和养更合适。

075 未持脉时，病人手叉自冒心，师因教试令咳，而不咳者，此必两耳聋无闻也。所以然者，以重发汗，虚故如此。发汗后，饮水多必喘，以水灌之亦喘。

【释义】 论重发汗，心肾阳虚则心悸耳聋，调护不当可作喘。

发汗过多，损伤心阳，则"病人叉手自冒心，心下悸，欲得按"，属桂枝甘草汤证。如果"重发汗"，不仅心阳愈虚，且必伤及肾阳。肾为先天之本，肾中元阳为一身阳气之根，诸脏阳虚，穷必及肾。肾开窍于耳，肾虚则"必两耳聋无所闻也"。许叔微说："伤寒耳聋，发汗过多者，正气虚也。"本证在心阳虚的基础上更见肾虚耳聋，则不是桂枝甘草汤所能治的，而应考虑用桂枝甘草汤加参附以补心肾的阳气。汗后阳虚不能行水，津液不能上承于口则口渴。此时如果因为口渴而暴饮，则容易出现水饮停聚于心下胃脘。手太阴肺脉起于中焦，下络大肠，还循胃口，上膈属于肺。胃中停饮循经上迫于肺，肺失宣降故喘。肺合皮毛，汗后冷水沐浴，肤表受寒，内舍于肺，肺失宣降，亦可致喘。这就是《黄帝内经》所说的"形寒饮冷则伤肺"。

（三）辨汗下先后

090 本发汗，而复下之，此为逆也；若先发汗，治不为逆。本先下之，而反汗之，为逆；若先下之，治不为逆。

【释义】论表里先后的治法。

表证当汗，里实可下，这是常法。病在表应当用汗法，反用下法，此是误治。如先发汗解表，则不是误治。病在里应当泻下，而反用汗法，这也是误治，如果先泻下也就不是误治了。此说明病在表在里时治法的常与逆。此外，如果表里同病，里实者，一般应先发汗以解表，表解再行攻里。如果先用攻下，会使表邪内陷，此称之为"逆"。如果里实急于表证，则又应该先行攻下，这又是活法。仲景在此反复告诫医者，一定要遵循汗下先后之常理，否则，将导致变证丛生。

056 伤寒不大便六七日，头痛有热者，与承气汤。其小便清者，知不在里，仍在表也，当须发汗。若头痛者，必衄，宜桂枝汤。☆

【释义】以小便清否来辨寒热表里。

本条属于倒装文法，"宜桂枝汤"应在"若头痛者，必衄"之前。伤寒不大便六七日，症见头痛、发热，如果因阳明腑实所导致，自然应当用承气汤攻下治疗。但阳明里热实证，当伴有小便黄赤，如果小便色白，可推断里无燥热，苦寒攻下法自然也不可以应用。提示此时疾病仍在表，治用桂枝汤以解外。如果太阳经邪不解，头痛日久，阳郁较重者，也可因热伤阳络而衄血。

（四）辨标本缓急

091 伤寒，医下之，续得下利清谷[1]不止，身疼痛者，急当救里；后身疼痛，清便自调[2]者，急当救表。救里宜四逆汤，救表宜桂枝汤。☆☆

【词解】

[1]清谷：清，同"圊"，即厕所。此名词引申为动词，即入厕。清谷即泻下不消化的食物。

[2]清便自调：指大便恢复正常。

【释义】论伤寒误下后表里先后缓急的治法。

伤寒当先解表，误用下法，伤及脾肾阳气，导致下利，甚至清谷不止。此时表邪还未解，里阳已衰，属表里同病。虽有表证，但不能强行发汗解表，以免伤阳耗阴，造成虚脱之变证。按急则先治的原则，应先用四逆汤温补脾肾、回阳救逆，等到大便恢复正常之后，仍有身疼痛，是表证未除。但此时不能用麻黄汤峻汗，只适合桂枝汤调和营卫、解肌祛风。

092 病发热头痛，脉反沉，若不差，身体疼痛，当救其里，宜四逆汤。☆

【释义】论表里同病，先里后表的治法。

发热头痛，是太阳表证，脉象应当是浮脉，沉以候里，脉症不符，所以说"反"。从它所用四逆汤分析，此处的脉应当沉细而无力，以提示患者兼有少阴阳虚。治属太阳少阴两感，表里同病。治宜麻黄细辛附子汤或麻黄附子甘草汤温经发汗。药后如果病仍不除，身体疼痛仍在，是表证未解，甚至还可出现下利清谷等里证，此时以里虚为急，所以先用四逆汤温阳固本，等待阳气恢复，再重用桂枝汤加减治疗。

二、辨治示例

（一）热证

1. 栀子豉汤类证

（1）栀子豉汤证、栀子甘草豉汤证、栀子生姜豉汤证

076 发汗后，水药不得入口为逆，若更发汗，必吐下不止。发汗吐下后，虚烦[1]不得眠，若剧者，必反复颠倒，心中懊憹[2]，栀子豉汤主之；若少气者，栀子甘草豉汤主之；若呕者，栀子生姜豉汤主之。☆☆

栀子豉汤方

栀子 十四个，擘　　香豉 四合，绵裹

上二味，以水四升，先煮栀子，得二升半，内豉，煮取一升半，去滓，分为二服，温进一服。得吐者，止后服。

栀子甘草豉汤方

栀子 十四个，擘　　甘草 二两，炙　　香豉 四合，绵裹

上三味，以水四升，先煮栀子、甘草，取二升半，内豉，煮取一升半，去滓，分二服，温进一服。得吐者，止后服。

栀子生姜豉汤方

栀子 十四个，擘　　生姜 五两　　香豉 四合，绵裹

上三味，以水四升，先煮栀子、生姜，取二升半，内豉，煮取一升半，去滓，分二服，温进一服，得吐者，止后服。

【词解】

[1]虚烦：虚，非正气虚，指邪热处于无形状态。虚烦，指吐下后无形邪热导致的烦躁。

[2]懊憹：烦闷殊甚，难以名状。

【释义】论火郁胸膈的栀子豉汤证、栀子甘草豉汤证和栀子生姜豉汤证。

第76条可分两段理解："发汗后……必吐下不止"，论发汗后阳虚水停之证。如果胃阳素虚，汗后胃气大虚，导致水药不得入口，入口则吐，此是误治。如果误作伤寒呕逆，再次发汗，势必更伤中阳，如此则脾胃升降失常而吐利不止。"发汗吐下后……栀子生姜豉汤主之"，论汗吐下后热郁胸膈的证治。汗吐下后，如果邪热乘虚内扰胸膈，以致烦扰不宁，严重的可出现心中极其烦乱，辗转反侧，莫可名状。这是因为无形热邪郁闭胸膈不得外越所致，称为"虚烦"。火郁当清之、发之，所以用栀子豉汤清宣胸膈郁热。方中栀子苦寒，清透郁热，解郁除烦，导热下行；豆豉气味俱轻，既能宣透表邪，又可和降胃气；豆豉用量大于栀子，可载栀子在上焦发挥清宣郁热的作用。如果兼有气少不足以息，是内郁的热邪损伤中气，可加甘草益气，即栀子甘草豉汤；如果兼有呕吐，是胸膈郁热下犯胃脘，胃气上逆，所以加生姜以和胃止呕，即栀子生姜豉汤。

077 发汗，若下之，而烦热胸中窒[1]者，栀子豉汤主之。☆

【词解】

[1]胸中窒：胸中窒塞憋闷。

【释义】 论汗下后烦热而胸中窒的证治。

发汗或泻下后，余热未尽，内扰胸膈，气机阻滞，因而出现心中烦闷而热、胸中闭塞不舒等症，伴有堵塞憋闷之感。以上症状，都是因发汗或攻下，导致邪热乘虚内陷，热扰胸膈形成的，所以仍用栀子豉汤清宣郁热。

078 伤寒五六日，大下之后，身热不去，心中结痛[1]者，未欲解也，栀子豉汤主之。☆

【词解】

[1]心中结痛：胸中如有物支撑，结塞不通而疼痛。

【释义】 论热郁胸膈而心中结痛的证治。

伤寒五六日，大下之后，身热不去，而不恶寒，说明邪已化热，且可因误用大下而使邪热客于胸膈，所以它的症状当有心中懊憹、反复颠倒等。火热内郁，不仅使胸中气机不利，而且能进一步影响血脉通畅，不通则痛，所以出现"心中结痛"。此条"心中结痛"相对于前两条提到的"虚烦不得眠""反复颠倒，心中懊憹""胸中窒"病情更加深重，但因为它的病因仍是火热内郁，所以仍用栀子豉汤清宣郁热。

【临床应用】《小儿药证直诀》载用本方治小儿虚热在中，身热狂躁，昏迷不食。《临证指南医案》用栀子豉汤治凡上、中、下三焦气分郁热，甚至郁热弥漫三焦，以心烦、失眠、发热、纳呆、舌红、苔薄黄等为主症，或者出现胸中痞闷、心中结痛等，都可化裁应用。如风温犯肺，加桔梗、桑叶、瓜蒌皮等；胃火犯肺，加生石膏、瓜蒌皮、郁金等；肝火犯胃，加黄连、郁金；痰火眩晕，加连翘、制半夏、南星、瓜蒌等；阴虚火旺者，加百合、生地黄、麦冬、远志等。

（2）栀子厚朴汤证

079 伤寒下后，心烦腹满，卧起不安者，栀子厚朴汤主之。☆

栀子厚朴汤方

栀子十四个，擘　　厚朴四两，炙，去皮　　枳实四枚，水浸，炙令黄

上三味，以水三升半，煮取一升半，去滓，分二服，温进一服，得吐者，止后服。

【释义】论热郁胸膈兼腹满的证治。

伤寒邪气在表，当用汗法。如误用下法，邪气内陷，郁而化热，热郁胸膈，内扰心神而心烦；热壅气滞，累及脘腹，则腹部胀满、卧起不安。因无腹痛拒按、大便不通等腑实症状，提示不是有形实邪阻滞导致。证属邪热蕴郁胸腹，治用栀子厚朴汤，清热除烦、宽中消满。

栀子厚朴汤即小承气汤去大黄加栀子而成，也可视为栀子豉汤与小承气汤合方化裁而成。因其腹满属于气滞而不是实结，所以不用大黄泻下；又因为表邪已化热入里，累及脘腹，所以不用豆豉宣透，加厚朴、枳实行气除满。因栀子厚朴汤所治的病证比小承气汤证轻，柯琴称它为"小承气汤之先着"。

【临床应用】《伤寒大白》称栀子厚朴汤为清气汤，小便不利加木通，大便结、有可下症加大黄。现今临床多用于食积化热、急性胃肠炎、消化不利、肝胆疾患等，凡栀子豉汤下所列诸证，病位偏下，界于脘腹之间者，可辨证选用。如胃脘、心烦腹胀有灼热感，反酸者，加煅瓦楞子、元胡等；如泛泛欲呕，加枳实、竹茹、黄连、紫苏叶等；纳呆，加鸡内金、山楂、黄连等。

（3）栀子干姜汤证

080 伤寒，医以丸药大下之，身热不去，微烦者，栀子干姜汤主之。☆

栀子干姜汤方

栀子十四枚，擘　　干姜二两

上二味，以水三升半，煮取一升半，去滓，分二服，温进一服，得吐者，止后服。

【释义】论热郁胸膈兼中焦有寒的证治。

太阳伤寒，其病在表，当以汗解，然而医者却误用丸药大下，治不得法，徒伤中气，脾阳受损，运化失司，应当有下利等症状。攻下之后，外邪乘虚内陷，郁而化热，郁于胸膈，形成胸膈有热、中焦脾胃虚寒的证候，治疗当清上热、温

中寒，用栀子干姜汤。

方中栀子苦寒，清热除烦，以解上焦胸膈之热；干姜辛热，温中散寒；两药辛开苦泄，清上温中，寒热并用，药性虽异，而各奏其功。

【临床应用】本方可与泻心汤合用，治寒热错杂的胃脘痛，如慢性胃炎、慢性胆囊炎、肝炎等，可酌加瓜蒌、香附、薄荷、梅花等理气解郁之品。细菌性痢疾、急慢性胃肠炎而有身热心烦、下利腹痛，证属心胸郁热、胃肠虚寒者也可用本方治疗。

【按语】栀子豉汤为清宣法的代表方剂，主治无形邪热郁于胸膈证（表1-6）。原方中淡豆豉与栀子的比例为4∶1，可以说是重用气味轻薄的豆豉，不仅解表散邪于外，而且载栀子上行、清胸膈之郁热，同时又可和降胃气。先煎栀子取其味，后纳豆豉取其气，从而发挥栀子、豆豉一清一宣的治疗作用。

表 1-6　栀子豉汤证及其类方证治鉴别

方证名称	主要证候	病因病机	治则治法	方药组成
栀子豉汤	轻者虚烦不得眠，剧则反复颠倒，心中懊恼，或胸中窒，或心中结痛	热郁胸膈，气机不畅	清宣郁热，解郁除烦	栀子十四个、淡豆豉四合
栀子甘草豉汤	栀子豉汤证＋少气	热郁胸膈，中气亏虚	清宣郁热，益气和中	栀子十四个、淡豆豉四合、炙甘草二两
栀子生姜豉汤	栀子豉汤证＋呕	热郁胸膈，胃气不和	清宣郁热，降逆止呕	栀子十四个、淡豆豉四合、生姜五两
栀子厚朴汤	栀子豉汤证＋腹满、卧起不安	热郁胸膈，气滞于腹	清热除烦，宽中消满	栀子十四个、厚朴四两、枳实四枚
栀子干姜汤	栀子豉汤证＋食少便溏、腹满	热郁胸膈，中焦有寒	清热除烦，温中散寒	栀子十四个、干姜二两

（4）栀子剂禁例

081 凡用栀子汤，病人旧微溏者，不可与服之。☆

【释义】论栀子剂禁例。

"凡用栀子汤"概括了第76～80条的栀子豉汤、栀子甘草豉汤、栀子生姜豉汤、栀子厚朴汤等都含有栀子的一类方药，简称栀子剂。"旧微溏"，指病人平素大便稀溏，提示其脾胃阳虚或脾肾阳虚的体质特点。

栀子是苦寒清热要药，但也容易伤阳气。平素阳虚之人，患有热郁胸膈的虚烦，应慎用栀子剂。"不可与服之"，不是说禁止使用，而是指不能单用栀子剂。第80条上焦有热、中焦虚寒，治用栀子干姜汤，已经作出范例，可佐以辛温之品，温补与苦寒清热并行不悖。

2. 麻黄杏仁甘草石膏汤证

063 发汗后，不可更行桂枝汤，汗出而喘，无大热者，可与麻黄杏仁甘草石膏汤。★★

麻黄杏仁甘草石膏汤方

麻黄 四两,去节　杏仁 五十个,去皮尖　甘草 二两,炙　石膏 半斤,碎,绵裹

上四味，以水七升，煮麻黄，减二升，去上沫，内诸药，煮取二升，去滓，温服一升。

162 下后，不可更行桂枝汤，若汗出而喘，无大热者，可与麻黄杏子甘草石膏汤。

【释义】论邪热壅肺作喘的证治。

太阳病或汗或下，治不得法，表邪不解，可再用桂枝汤，如第15条（第19页）、第57条（第19页）。但是麻黄杏仁甘草石膏汤证的两条原文都明确指出"不可更行桂枝汤"，提示病变已不在表，而在里。"汗出而喘，无大热"，这句突出表达以下三点：①汗出，但不属于营卫不和证；②喘，提示病位在肺，肺失宣降；③属热证，病位在里。综合以上三点，可以判断病位在里在肺、病性属实属热，又以"喘"为主症，其病机属于肺热壅盛，就顺理成章了。肺热蒸腾，迫津外泄，所以出现汗出；邪热壅肺，肺失宣降，出现喘。"无大热"，因热壅于里，不得宣泄所致，并不是热势不重。治用麻黄杏仁甘草石膏汤（麻杏甘石汤）清宣肺热。

方中生石膏辛甘寒，麻黄辛温，石膏用量倍于麻黄，用辛寒之性制麻黄之辛温，而使麻黄专于辛散透热、利肺平喘。杏仁佐麻黄宣降肺气、止咳平喘。炙甘草和中缓急、调和诸药。

【临床应用】《幼科发挥》载五虎汤（即本方加细茶），治因寒邪客于肺俞，郁而化热，肺热壅盛，而见胸高气促、肺胀喘满、两胁扇动、鼻窍扇张、神气闷乱之证。现今临床用此方治气管炎、肺炎、支气管炎、哮喘等证属肺热壅盛者，以咳嗽、喘促、身热、口渴、痰黄、舌尖或边尖红、苔薄黄乏津、脉数等为辨证要点。方中麻黄、生石膏的用量比例为1∶2，临床多根据肺热轻重而酌定生石膏的

用量，掌握在（1：10）～（1：5）之间，并酌加桑白皮、黄芩、葶苈子、贝母、桔梗、鱼腥草、金荞麦、前胡、射干、牛蒡子等清肺热、化痰浊、利咽喉之品。

3. 葛根黄芩黄连汤证

034 太阳病，桂枝证[1]，医反下之，利遂不止，脉促[2]者，表未解也；喘而汗出者，葛根黄芩黄连汤主之。☆☆

葛根黄芩黄连汤方

葛根半斤　甘草二两,炙　黄芩三两　黄连三两

上四味，以水八升，先煮葛根，减二升，内诸药，煮取二升，去滓，分温再服。

【词解】

[1]桂枝证：即桂枝汤证。

[2]脉促：指脉来急促。

【释义】论太阳病误下，协热下利的证治。

"太阳病，桂枝证，医反下之"，言外之意，除太阳中风症状外，还有腹满、不大便等可用攻下法的症状，提示存在从风寒袭表、营卫不和到肺失宣降、气机不利，继而殃及大肠，导致其传导功能失常的机制；病位虽然已经涉及皮毛、肺与大肠，但重点在皮毛（表），治疗时应当发汗解表。如果误用攻下法治疗，则下利不止，这样一来，一是反证了原发病并不是实热结于大肠，二是说明表邪已然内陷、下迫大肠，所以用自注句"脉促者，表未解也"重申表邪尚未都陷于里，正气趋表抗邪。"喘"则说明病位在肺，原因是表邪外束、肠热上迫，致使肺气不利；太阳病桂枝汤证，营卫不和而"汗出"，当前误下后又出现"汗出"者，一是强调"汗出"明显，二是提示内陷里热来不及从肠、肺外泄，进而迫津外越的病势。

合而观之，"下利""脉促""喘而汗出"共同组成了完整的证据链，不仅反映了里（肠、肺）热夹表邪致病的特点，而且以主症"下利"强调邪热重点在"肠"，以兼症"喘而汗出"提示邪热在"肺""皮毛"之间攻窜；因此用葛根芩连汤治疗，可表里双解，给邪气找出路。

葛根芩连汤重用辛凉葛根至半斤，既可解肌热，又可清肠热，还可生津；黄芩、黄连苦寒，专清里热止利；加甘草扶正，调补下利之虚。四药共奏两解表里、清热止利之功。

【临床应用】葛根芩连汤虽是表里双解之剂，但侧重于清里热、止热利。临床可用于急性肠炎、菌痢、小儿腹泻、慢性结肠炎等，症见下利灼热臭秽、口渴、苔黄腻、脉数等，证属湿热阻滞者。如伴有热毒炽盛，酌加金银花、马齿苋、白

头翁等；伴食积者，可佐鸡内金、麦芽、山楂、神曲等消食导滞之品；如伴有腹痛者，加白芍、木香缓急止痛；兼呕吐者，加半夏、竹茹、陈皮等；如喘，加桑白皮、桔梗、贝母等。

4. 黄芩汤证与黄芩加半夏生姜汤证

172 太阳与少阳合病，自下利者，与黄芩汤；若呕者，黄芩加半夏生姜汤主之。☆☆

黄芩汤方

黄芩三两　芍药二两　甘草二两,炙　大枣十二枚,擘

上四味，以水一斗，煮取三升，去滓，温服一升，日再夜一服。

黄芩加半夏生姜汤方

黄芩三两　芍药二两　甘草二两,炙　大枣十二枚,擘　半夏半升,洗　生姜一两半,一方三两,切

上六味，以水一斗，煮取三升，去滓，温服一升，日再夜一服。

【释义】论少阳郁火下迫阳明下利或呕的证治。

太阳少阳合病，指两经同时受邪，相合为病。本条虽然说"太阳与少阳合病"，但原文无太阳病相关证候，治疗所用方剂，也没有太阳之药，以方测证，应当是以少阳火郁为主。少阳郁火，下迫阳明，大肠传导失常则下利，气机上逆则呕吐；结合临床，常常伴见发热、腹痛、里急后重、肛门灼热、口苦、舌红少津、脉弦数等。其病主要在少阳，汗、下都不是所适宜治法，可用黄芩汤清泄少阳邪热以止利。方中黄芩苦寒，清泄少阳郁火；芍药酸苦微寒，调血和肝而敛阴；二者合用，抑木火之横逆，则肠道无煎迫之忧虑。芍药、炙甘草酸甘化阴、缓急止痛；大枣合炙甘草，补中益气。本方治热痢有很好的疗效，后世许多治痢疾的方子多由此化裁而来，所以被誉为"治痢祖方"。如呕者，可用黄芩加半夏生姜汤，清泄少阳、降逆和胃以止呕。

【临床应用】《伤寒论》中所论下利，包括后世泄泻、痢疾。黄芩汤不但能治疗泄泻，还能治疗痢疾。金·张洁古据"行血则便脓自愈，调气则后重自除"理论，以黄芩汤去大枣，加槟榔、木香、肉桂、当归、黄连、大黄等，更名芍药汤，后世用其治疗急慢性胃炎、菌痢、胆囊炎等，疗效满意。

（二）心阳虚证

1. 桂枝甘草汤证

064 发汗过多，其人叉手自冒心，心下悸，欲得按者，桂枝甘草汤主之。☆☆

桂枝甘草汤方

桂枝四两,去皮　甘草二两,炙

上二味，以水三升，煮取一升，去滓，顿服。

【释义】论心阳虚心悸的证治。

太阳病本应发汗，但贵在适度。如发汗不彻，病重药轻，则病邪不解。汗为心之液，是阳气蒸化津液而成。如汗出过多则心阳随之而耗，心脏失去阳气的庇护，空虚无主，症见悸动不宁。虚则喜按，所以患者常以双手捂住心胸部，以求稍安。心阳虚所致心悸，还可见到胸闷、气短、乏力等。治用桂枝甘草汤，温通心阳。

方中以桂枝辛甘性温，入心助阳，补心阳之虚；炙甘草甘温，益气和中而滋血脉。两药相伍，辛甘合化为阳，补心阳而不燥，滋血脉而不寒，药少力专，是补心阳的基本方。本方药味虽少，但桂枝用量至四两，且一次顿服，所以温通心阳的力量显著。

【临床应用】桂枝甘草汤具有温通心阳的功效，是主治心阳虚证的基础方，如冠心病、风心病、自主神经功能紊乱导致的心慌、心悸等证属心阳不足者。如兼水气凌心，加茯苓、白术、红花、茜草；如气虚者，加党参、黄芪；心神不宁者，加茯神、龙骨、牡蛎；心气血不足者，与生脉饮合用。

2. 桂枝甘草龙骨牡蛎汤证

118 火逆下之，因烧针烦躁者，桂枝甘草龙骨牡蛎汤主之。☆

桂枝甘草龙骨牡蛎汤方

桂枝 一两,去皮　　甘草 二两,炙　　牡蛎 二两,熬　　龙骨 二两

上四味，以水五升，煮取二升半，去滓，温服八合，日三服。

【释义】论心阳虚烦躁的证治。

"火劫"是指用烧针、温针、熏、熨、灸等火攻的方法，强行胁迫发汗。凡误用火攻所引起的变证，称为"火逆"。这里所介绍的火逆是指用烧针（把针体烧热再行针刺的方法）以劫汗。太阳病不用麻、桂发汗，而以火劫发汗，后又用攻下的方法，是一误再误，以致心阳受损。《素问·生气通天论》说："阳气者，精则养神。"心主藏神，今心阳虚，神失所养，所以见心悸欲按而烦躁不宁。治疗用桂枝甘草龙骨牡蛎汤，温补心阳、潜镇安神。药用桂枝、甘草以复心阳之虚，龙骨、牡蛎潜阳镇逆、收敛心气以安神定悸。

【临床应用】桂枝甘草龙骨牡蛎汤临床主治心悸、怔忡、易惊、胆怯多汗，证属心阳虚者，多见于风心病、冠心病、肺心病等，可酌加人参或党参、远志、茯神等。用于治疗失眠，常加炒酸枣仁、人参、菖蒲、远志、浮小麦、茯神等。

3. 桂枝去芍药加蜀漆牡蛎龙骨救逆汤证

112 伤寒脉浮，医以火迫劫之，亡阳必惊狂，卧起不安者，桂枝去芍药加蜀漆

牡蛎龙骨救逆汤主之。☆

桂枝去芍药加蜀漆牡蛎龙骨救逆汤方

桂枝三两,去皮　甘草二两,炙　生姜三两,切　大枣十二枚,擘　牡蛎五两,熬　蜀漆三两,洗去腥

龙骨四两

上七味，以水一斗二升，先煮蜀漆，减二升，内诸药，煮取三升，去滓，温服一升。

【释义】论心阳虚而发惊狂的证治。

"伤寒脉浮"，是病在表，应当发汗。如误"以火迫劫之"，即用火攻的方法强行发汗，则必致汗出过多而伤亡心阳，轻则见心悸、烦躁，重则心气散乱，心神浮躁而见惊悸、狂躁、卧起不安等。此外，心胸阳气不足则水津不化，内生水饮痰浊，又乘心阳之虚而上扰，也是导致神志不宁，出现精神症状的重要原因之一。治用桂枝去芍药加蜀漆牡蛎龙骨救逆汤，温通心阳、镇惊安神、兼祛痰浊。

方中桂枝、甘草相配伍，以扶心阳之虚；生姜、大枣以调营卫之气；涤痰逐饮须加蜀漆；牡蛎、龙骨重镇潜敛、安定心神。诸药合用，有温通心阳、镇惊安神、兼祛痰浊之功。

【临床应用】《类证活人书》载本方治火邪发惊狂者，医以火于卧床下，或周身用火迫劫汗出，或熨而成火邪，其人亡阳，烦躁惊狂，卧起不安者。现代临床用于自主神经功能紊乱所致的忽冷忽热、心神不宁、口干心悸，以及癔症、神经官能症、更年期综合征等，证属心阳虚、痰浊扰心者，酌加茯苓、半夏、陈皮、南星、枳实等。也可用于阳痿不举或举而不坚、胆怯多疑、心悸易惊、面色少华者，酌加淫羊藿、菟丝子、蛇床子等温补肾阳之品。

4. 桂枝加桂汤证

117烧针令其汗，针处被寒，核起而赤者，必发奔豚[1]。气从少腹上冲心者，灸其核上各一壮，与桂枝加桂汤更加桂二两也。☆

桂枝加桂汤方

桂枝五两,去皮　芍药三两　生姜三两,切　甘草二两,炙　大枣十二枚,擘

上五味，以水七升，煮取三升，去滓，温服一升。本云，桂枝汤今加桂满五两。所以加桂者，以能泄奔豚气也。

【词解】

[1]奔豚：病证名。豚，小猪。奔豚，以小猪的奔跑冲突状态，形容患者自觉有气从少腹上冲心胸的病证。本证时发时止，发作时痛苦异常。

【释义】论烧针引发奔豚的证治。

如用烧针强行发汗，即"令其汗"，必损心阳；阳虚卫外不固，针处又被寒邪

所乘，寒闭阳郁，所以局部红肿如核状。阳虚感寒，心火上衰则肾水无制，下焦寒气乘虚上逆，所以易发奔豚，患者感觉有"气从少腹上冲心"，甚至上冲至咽喉，发作欲死。治疗方法，可先用艾炷灸针刺部位各一壮，助卫阳以散寒邪；再服桂枝加桂汤，扶助心阳，平冲降逆。

桂枝加桂汤为桂枝汤再加桂枝二两而成。本方重用桂枝，旨在加强补心、通阳、下气力量，配以炙甘草，佐以姜、枣，辛甘合化，温通心阳，平冲降逆。对于本方的"加桂"，使用桂枝还是肉桂，历代医家认识不一。根据原文"更加桂二两"而论，应当指加桂枝。但《伤寒论》中的"桂枝"，据考证当属肉桂。临床可根据病证需要，灵活选用桂枝或肉桂。

【临床应用】现代临床用桂枝加桂汤治疗外感病、头痛、眩晕、胃炎、神经官能症等，症见心胸不适、气上冲感者；心脏病，自觉气上冲胸，由此而早搏、心律不齐、心悸憋闷等，也可辨症加减选用。

【按语】心阳虚证由心阳虚衰、鼓动无力、阴寒内盛所致，以心悸怔忡、胸闷乏力、畏寒肢冷、面色苍白等为主症，严重者可见心阳虚脱之危候。桂枝与甘草组合形成的桂枝甘草汤是温复心阳的基本药物，桂枝甘草龙骨牡蛎汤、桂枝去芍药加蜀漆牡蛎龙骨救逆汤、桂枝加桂汤为辨治心阳虚证的主要方剂，以上四个方证的鉴别如表 1-7 所示。

表 1-7　心阳虚证四方证鉴别

方证名称	主要证候	病因病机	治则治法	方药组成
桂枝甘草汤证	心下悸，欲得按	心阳不足	温通心阳	桂枝四两、炙甘草二两
桂枝甘草龙骨牡蛎汤证	烦躁，心悸，欲得按，怵惕不寐	心阳虚损，心神浮越	温补心阳，潜镇安神	桂枝一两、炙甘草二两、牡蛎二两、龙骨二两
桂枝去芍药加蜀漆牡蛎龙骨救逆汤证	惊狂，卧起不安，心悸，乏力	心阳重伤，心神浮越，痰浊内扰	温通心阳，镇惊安神，兼祛痰浊	桂枝三两、炙甘草二两、生姜三两、大枣十二枚、牡蛎五两、蜀漆三两、龙骨四两
桂枝加桂汤证	发作性气从少腹上冲心胸，伴心悸等	心阳不足，水寒上逆	温通心阳，平冲降逆	桂枝五两、芍药三两、炙甘草二两、生姜三两、大枣十二枚

（三）水气证

1. 茯苓桂枝甘草大枣汤证

065 发汗后，其人脐下悸者，欲作奔豚，茯苓桂枝甘草大枣汤主之。★★

茯苓桂枝甘草大枣汤方

茯苓半斤　　桂枝四两,去皮　甘草二两,炙　　大枣十五枚,擘

上四味，以甘澜水一斗，先煮茯苓，减二升，内诸药，煮取三升，去滓，温服一升，日三服。作甘澜水法：取水二斗，置大盆内，以杓扬之，水上有珠子五六千颗相逐，取用之。

【释义】论心阳虚欲作奔豚的证治。

心主火，肾主水。生理情况下，心火下温肾水使其不寒，肾水上济于心而使心阳不亢。汗为心之液，发汗太过，心阳受损，心火不能下温于肾，寒水不能蒸化而停蓄于下，并欲乘心阳之虚而上逆。水气欲动，犹如奔豚之状，所以可见脐下筑筑然跳动不安。如此，可用茯苓桂枝甘草大枣汤，温通心阳、化气利水。

茯苓桂枝甘草大枣汤重用茯苓以伐水；桂枝助心阳而降冲逆；甘草、大枣益气健脾，培土（脾）以制水（肾）。本方要求用甘澜水煮药，《伤寒论》中介绍了甘澜水做法："取水二斗，置大盆内，以杓扬之，水上有珠子五六千颗相逐，取用之。"其意将水扬多遍，可缓其水寒之性而不助水邪。

【临床应用】《证治摘要》用茯苓桂枝甘草大枣汤治脐下悸，欲作奔豚，按之腹痛冲胸者，屡用屡验。现代临床用其治疗神经官能症而自觉脐下跳动，有上冲之势者；神经性心悸、假性癫痫、耳源性眩晕等属心脾阳虚，不能制水，水气上冲者。

2. 茯苓桂枝白术甘草汤证

067 伤寒若吐、若下后，心下逆满，气上冲胸，起则头眩，脉沉紧，发汗则动经，身为振振摇者，茯苓桂枝白术甘草汤主之。★★

茯苓桂枝白术甘草汤方

茯苓四两　桂枝三两,去皮　白术　甘草各二两,炙

上四味，以水六升，煮取三升，去滓，分温三服。

【释义】论脾虚水气上冲的证治。

本条"茯苓桂枝白术甘草汤主之"应接在"脉沉紧"后，属于倒装文法。太阳病或吐或下，外邪虽解，但心阳受伤，中气受挫，水饮无制，上冲而为病，所

以可见"心下逆满，气上冲胸"；胸阳不振，水气凌心，可见心悸；水气阴浊上蒙清阳，加上脾转运之清阳为水饮阻碍，不能上升于头目，导致头目眩晕；脉沉主水，紧则为寒，脉沉紧是水寒为病。治当温阳化水，宜茯苓桂枝白术甘草汤（苓桂术甘汤）。以茯苓淡渗利水，桂枝温阳降冲，白术、甘草健脾补中、筑堤以制水泛。本方温能化气，甘能补脾，燥能胜湿，淡能利水，共奏温阳健脾、利水降冲之功。针对脾虚水气上冲之证，如医者不知温阳健脾利水，反因脉沉紧误以为寒邪束表，而再次发汗。如更发汗，则阳气更伤。阳虚不能柔养筋脉，更因发汗而动水，水渍筋脉，所以出现肢体震颤摇动。此时病证以由脾而损及于肾，可参考第82条（第65页），治用真武汤。

【临床应用】本方在《金匮要略》中用治痰饮："心下有痰饮，胸胁支满，目眩，苓桂术甘汤主之""夫短气有微饮，当从小便去之，苓桂术甘汤主之。"如痰涎壅盛，可加半夏、陈皮、紫菀等；如头目眩晕重而因于水饮，可加泽泻；如兼见血压偏高，可酌加化瘀之药，如红花、茜草、牛膝等；如兼脉结代，加五味子；兼面热、心烦，为阳气与水气相持的虚热表现，可加白薇。

【按语】苓桂术甘汤、苓桂枣甘汤、五苓散、茯苓甘草汤均属于苓桂剂群（表1-8）。所谓苓桂剂群，是以茯苓、桂枝为主要药物组成，主要具有通阳化气行水功效的一类方剂。以上四方，五苓散证和苓桂枣甘汤证，水饮内停主要在下焦膀胱，故而重在淡渗；苓桂术甘汤证，为水停心下，兼有脾虚，故用白术健脾运水；茯苓甘草汤（即苓桂姜甘汤）证，为水停胃脘，且病位偏表，故用生姜和胃化饮，兼有和营卫的功效。

表1-8 苓桂剂群四方证鉴别

方证名称	主要证候	病因病机	治则治法	方药组成
五苓散证	小便不利，小腹硬满或胀满，渴欲饮水但饮后不解，或兼发热，苔白滑，脉浮或浮数	气化不利，水饮内停，兼表证未除	通阳化气利水，外散风寒	猪苓十八铢、泽泻一两六铢、白术十八铢、茯苓十八铢、桂枝半两
茯苓甘草汤（苓桂姜甘汤）证	心下胃脘部悸动不宁，推按之则水声漉漉，或兼发热，口不渴，小便利，脉弦而舌苔白滑	胃阳不足，水停中焦，兼表证未除	温胃化饮，通阳利水，兼以和营	茯苓二两、桂枝二两、炙甘草一两、生姜三两

方证名称	主要证候	病因病机	治则治法	方药组成
茯苓桂枝甘草大枣汤(苓桂枣甘汤)证	脐下悸,筑筑然跳动不安,舌淡苔白	心阳不足,下焦水饮欲动	温通心阳,化气利水	茯苓半斤、桂枝四两、炙甘草二两、大枣十五枚(注:重用茯苓、桂枝通阳化气行水,大枣培补制水、兼以缓急)
茯苓桂枝白术甘草汤(苓桂术甘汤)证	心下逆满,气上冲胸,起则头眩,脉沉紧	脾失健运,水饮内停	温阳健脾,利水降冲	茯苓四两、桂枝三两、炙甘草二两、白术二两(用白术,重在健脾)

3. 桂枝去桂加茯苓白术汤证

028 服桂枝汤,或下之,仍头项强痛,翕翕发热,无汗,心下满微痛,小便不利者,桂枝去桂加茯苓白术汤主之。☆☆

桂枝去桂加茯苓白术汤方

芍药三两　甘草二两,炙　生姜切　白术　茯苓各三两　大枣十二枚,擘

上六味,以水八升,煮取三升,去滓,温服一升,小便利则愈。

【释义】论水遏太阳经腑的证治。

"服桂枝汤,或下之",而"头项强痛,翕翕发热,无汗,心下满微痛"等症"仍"在,可知上述症状在汗、下之前就已存在。因"头项强痛,翕翕发热"与太阳中风证非常相似,"心下满微痛"又与腑实证有类似之处,所以前医投以桂枝汤或攻下法治疗。然而治疗以后,病证未除且尚未生变端,此时经细心诊查发现尚有"小便不利"。"小便不利"反映了膀胱气化不利,水饮内停之机,所以这是本条的辨证关键。水邪为患,变动不居。如水饮壅滞太阳经表,经脉不畅导致头项强痛、翕翕发热;水饮内停,气血不利则心下满微痛。证属水气内停、太阳经腑不利,治宜和阴利水,方用桂枝汤去桂加茯苓白术汤。因为表无邪,所以去桂枝;水饮内停,小便不利,所以加茯苓、白术;方中用生姜,可健胃以散心下之饮;用芍药助疏泄以解心下之痛;甘草、大枣有培土制水的功效。因本方所治之证,属太阳之里影响于太阳之表,并无太阳表证存在,所以不需汗出而解,只要"小便利则愈"。

【临床应用】本方主治水气内停导致太阳经腑不利之证,其辨证的关键是小便不利,心下满微痛或心下悸,或心下痞,头项强痛,翕翕发热,舌淡嫩苔薄白多

津，脉沉紧。经方大家陈慎吾先生曾用本方治一数年低热患者，而有翕翕发热、小便不利等症，药用两三剂，便热退病愈。也有报道用其治疗流感、癫痫、水痘等。

（四）脾虚证

1. 厚朴生姜半夏甘草人参汤证

066 发汗后，腹胀满者，厚朴生姜半夏甘草人参汤主之。☆☆

厚朴生姜半夏甘草人参汤方

厚朴_{半斤,炙,去皮}　生姜_{半斤,切}　半夏_{半升,洗}　甘草_{二两,炙}　人参_{一两}

上五味，以水一斗，煮取三升，去滓，温服一升，日三服。

【释义】论脾虚气滞痰阻而腹胀的证治。

腹胀满有虚实差别，《金匮要略》载"按之不痛为虚，痛者为实""腹满时减，复如故，此为寒，当与温药"。概要指出腹胀满的虚实辨证和虚寒腹胀的治疗原则。本条所论腹胀满，源于发汗后，治用厚朴生姜半夏甘草人参汤。方中厚朴半斤，苦温行气、宽中除满；生姜半斤，辛开理气；半夏半升，开结燥湿；人参一两、甘草二两，健脾培土以助运化。以方测证，其所治疗的腹胀满，具有气滞于腹、痰湿阻滞、脾虚不运三方面的因素，虽然是虚实夹杂，但以邪实（气滞、痰阻）为主。究其病因，应当是发汗后伤及脾气，运化失司，痰湿中阻，气机郁滞。此证不能徒补，补之则气愈滞；也不可径攻，攻之则脾气更虚。所以用厚朴生姜半夏甘草人参汤健脾祛湿、消痰利气。

【临床应用】《张氏医通》用本方治疗胃虚呕逆、痞满不食；《类聚方广义》以本方治霍乱吐泻后，腹满痛有呕气者，所谓腹满者非实满也。现代临床用此方治疗吐泻后腹胀满、慢性胃肠炎、胃肠功能紊乱等属脾虚气滞痰阻者。据仲景原文，方中人参、甘草等补气药的量不宜大，而厚朴、半夏、生姜等行气散结药的用量不宜小，即掌握三补七消的比例，才能取得较好疗效。但临床应据虚实比例的不同而灵活调整方中健脾益气、行气化痰药物的剂量比例，如脾虚明显，可加白术、茯苓；夹湿者，可加苍术、陈皮、砂仁、豆蔻等；胃虚呃逆，可加旋覆花、炒麦芽、神曲等。

2. 小建中汤证

102 伤寒二三日，心中悸而烦者，小建中汤主之。☆☆

小建中汤方

桂枝_{三两,去皮}　甘草_{二两,炙}　大枣_{十二枚,擘}　芍药_{六两}　生姜_{三两,切}　胶饴_{一升}

上六味，以水七升，煮取三升，去滓，内饴，更上微火消解。温服一升，日三服。呕家不可用建中汤，以甜故也。

【释义】论里虚伤寒，心悸而烦的证治。

太阳病仅二三日，没有经过误治而出现心中动悸、心烦不宁，究其原因，必是里气本虚，又被邪气扰动。脾胃为后天之本，气血荣卫化生之源。脾胃虚弱，气血化生不足，心失所养，导致"心中悸而烦"；荣卫不足，抗邪无力，所以外证也难以速解。证属脾胃气血不足为本、外邪袭扰为标。治用扶正祛邪、安内攘外之法，以小建中汤补脾建中，益气血生化之源，扶正以驱邪。

小建中汤即桂枝汤倍用芍药，再加饴糖而成。方中以桂枝调和营（荣）卫；倍用芍药，以滋荣血而利血脉；重用甘温之饴糖，补中扶虚缓急。如此化裁，则将调和营卫之方变为温补心脾之剂。所谓建中，是建立中气的意思。

【临床应用】《伤寒杂病论》载小建中汤主治土虚木乘而致腹痛、气血两亏之心悸而烦、营卫不和之虚黄、虚劳发热、妇人里急腹痛等病证。《伤寒蕴要全书》提到："凡阳虚自汗加黄芪二钱，名黄芪建中汤；如脉沉，腹痛，足冷者，加熟附子二钱，名附子建中汤；如血虚腹痛加当归身二钱，名当归建中汤。"

现今临床应用本方治疗虚性胃脘痛（胃炎、消化性溃疡、胃下垂）、虚性腹痛、喜温喜按、得热则缓者。寒甚者加干姜、高良姜；疼痛者加元胡、香附；气血亏虚者加黄芪、党参；反酸者加煅瓦楞子、黄连、吴茱萸、浙贝母、海螵蛸等；盗汗者加浮小麦、麻黄根、煅牡蛎等；惊悸而烦者加龙骨、牡蛎、茯神等；胃酸少者加乌梅、五味子等；便溏腹泻者加炒白术、茯苓、补骨脂等。

3. 桂枝人参汤证

163 太阳病，外证未除，而数下之，遂协热而利[1]，利下不止，心下痞硬，表里不解者，桂枝人参汤主之。☆☆

桂枝人参汤方

桂枝 四两,别切　甘草 四两,炙　白术 三两　人参 三两　干姜 三两

上五味，以水九升，先煮四味，取五升，内桂，更煮取三升，去滓。温服一升，日再夜一服。

【词解】

[1]协热而利：协，合也。热，指表证发热。协热而利，此指里虚寒下利兼表证发热。

【释义】论脾气虚寒兼表邪不解的证治。

太阳病，表证不解，本当依法汗解，医者误治，多次用攻下之法，致使表邪未解而里气先伤。表邪不解，所以身热仍在；脾气虚寒，运化失常，寒湿不化，导致下利不止；升降紊乱，气机痞塞，出现心下痞硬。所谓"协热利"者，不是

指下利的性质，而是指下利并见太阳表证的发热，所以说"表里不解"，治用桂枝人参汤温中解表。

桂枝人参汤即理中汤（又名人参汤）加桂枝。理中汤先煎，有利于发挥温阳健脾、散寒除湿之功，治其里虚；桂枝后下，气薄则发散，能先越出表邪，以解表邪。服用方法为白天两次，夜间加服一次，以顺应脾主时之气，有利于疾病痊愈。

【临床应用】用于风寒外感兼太阴虚寒者，症见发热恶寒、头痛恶风、腹痛泄泻、脉浮而弱，可加紫苏叶、葛根等；慢性浅表性胃炎、萎缩性胃炎、胃及十二指肠溃疡、慢性结肠炎等属脾胃虚寒、湿浊内阻者，宜本方加茯苓、山药、白扁豆、炒白术等。

（五）肾虚证

1. 干姜附子汤证

061 下之后，复发汗，昼日烦躁不得眠，夜而安静，不呕，不渴，无表证，脉沉微，身无大热者，干姜附子汤主之。★★

干姜附子汤方

干姜—两　　附子—枚，生用，去皮，切八片

上二味，以水三升，煮取一升，去滓，顿服。

【释义】论肾阳虚烦躁的证治。

"下之后，复发汗"，在治法上是一误再误。误下伤里阳，下后复汗则表阳也受伤损。阳主昼，阴主夜，也就是白天阳气旺盛，夜晚阴气旺盛。汗下后阳虚之体在白昼阳旺之时得天阳相助，勉强与阴寒之邪抗争，因此"昼日烦躁不得眠"；入夜阳气衰、阴气盛，弱阳无力与阴寒交争，所以"夜而安静"。但这种安静是与烦躁相对而言，是精神衰惫之极，呈现似睡非睡的委顿状态，就病证而言，实际是更加危重，并非减轻。阳虚阴盛，病入三阴，所以不见少阳病的喜呕、阳明病的口渴，以及太阳病的头痛、脉浮等表证。脉沉主里，微主阳虚。"脉沉微，身无大热"而见微热，说明阳气暴虚。证情危重，治法应当急救回阳，方用干姜附子汤。

方中以干姜、附子大辛大热，以复脾肾之阳。附子生用，其力更猛。与四逆汤比较，本方不用甘缓的炙甘草，有利于迅速发挥姜、附消阴回阳的作用。一次顿服，使药力集中，收效更快。

【临床应用】干姜附子汤具有回阳救逆的功效，在古代医籍中用于阴证伤寒、中寒等，如《三因极一病证方论》提到本方治疗中寒猝然昏倒，或吐逆涎沫，手脚挛搐，口噤，四肢逆冷。《济阴纲目》认为其可治中寒霍乱、吐泻转筋、手足厥

冷多汗。现代临床应用本方治疗心衰性水肿、肾炎性水肿，症见尿少、下肢浮肿、按之凹陷等，宜本方加茯苓、猪苓、泽泻等；治虚寒性胃脘痛、腹痛便溏、畏寒乏力，宜本方加白术、香附、高良姜、胡芦巴、小茴香等；治感染性休克、低血糖眩晕等，属脾肾阳虚者，常与生脉散合用。

2. 茯苓四逆汤证

069 发汗，若下之，病仍不解，烦躁者，茯苓四逆汤主之。☆

茯苓四逆汤方

茯苓_{四两}　人参_{一两}　附子_{一枚,生用,去皮,破八片}　甘草_{二两,炙}　干姜_{一两半}

上五味，以水五升，煮取三升，去滓。温服七合，日二服。

【释义】论阴阳俱虚烦躁的证治。

汗下不得当，不仅能伤阳，由于津液的外泄，也可导致阴伤。"发汗，若下之，病仍不解，烦躁者"，就反映了因于汗、下误治，使阴阳俱虚。阳虚而神气浮越，阴虚则阳无所依附，所以烦躁。本证的烦躁不分昼夜，与阳虚阴盛的干姜附子汤证不同，也不是阴虚阳亢、虚热内扰的烦躁。本证除烦躁外，还可出现恶寒、四肢逆冷、下利、脉沉微等。治疗用茯苓四逆汤，扶阳兼以救阴。

方中附子、干姜温经回阳，人参益气生津以救阴，茯苓益阴气而宁心养神，炙甘草和中。从本方药物功效来看，既可宁心安神以治烦躁，又可利水通阳以治水气。

【临床应用】《注解伤寒论》提出本方与干姜附子汤都是由四逆汤加减而来，但有救阳救阴的差别，茯苓四逆汤证比四逆汤证为缓，干姜附子汤证较四逆汤证为急，所以本方加茯苓、人参，干姜附子汤去甘草。

近代应用本方治脾肾阳虚所导致的腹胀腹泻、慢性胃肠炎、结肠炎等病证，宜加白术、补骨脂等，虚寒滑脱者加赤石脂，躁烦者加龙骨、牡蛎等；或脾肾阳虚引起的风湿性心脏病、肺源性心脏病、心功能不全，症见心慌、气短、腹胀尿少、下肢浮肿，宜本方加猪苓、泽泻、牛膝、麦冬等。

3. 真武汤证

082 太阳病发汗，汗出不解，其人仍发热，心下悸，头眩，身𥆧动，振振欲擗地者，真武汤主之。☆☆

真武汤方

茯苓　芍药　生姜_{各三两,切}　白术_{二两}　附子_{一枚,炮,去皮,破八片}

上五味，以水八升，煮取三升，去滓，温服七合，日三服。

【释义】论肾阳虚水泛的证治。

太阳病本当发汗，但不能过汗。太阳与少阴互为表里，如果发汗太过，可导致少阴肾阳虚衰。"不解"者，不是太阳病不解，而是疾病未愈。肾主水而属少阴，少阴阳虚，气化不利则水饮内停，制水无权，使得寒水之气得以上乘。寒水之气变动不居，上凌于心则心下悸，上冒清阳则头晕目眩。阳虚筋脉失养，更由于水气浸渍，因而筋肉跳动，周身震颤不能自持而欲仆倒于地。肾阳被伤，阴寒内盛，致使虚阳外越，所以"仍发热"。以上症状，都因肾阳虚衰不能制水，因而寒水之邪或上或下，或表或里，或充斥周身，所以又称"阳虚水泛证"。治用真武汤，扶阳以镇水。

方中以辛热之附子，温肾壮阳，补命门之火，使水有所主；苦温之白术，燥湿健脾，补土以制水；术、附配伍，还可温煦经脉以除寒湿。茯苓淡渗利水，与白术相合，健运中土。生姜辛温，可温散水寒；芍药和血脉、缓筋急，且能制约附子、生姜之辛燥，使之温经散寒而不伤阴。

【应用】因水邪流动不居，真武汤证的临床表现可涉及全身上下，其辨证要点有心悸，头眩，身体肌肉跳动，浮肿，小便不利，畏寒肢冷，或见腹痛腹泻、呕吐，或见咳喘气逆，舌质淡胖、边有齿痕，舌苔白滑，脉沉细等。多是慢性疾患迁延日久，损伤脾肾阳气而成水气不化的病证。本方可广泛用于呼吸系统、循环系统、泌尿系统等系统的疾病，如慢性支气管炎、哮喘、肺心病、心力衰竭、慢性胃肠炎、慢性肾盂肾炎、肾病综合征、癫痫、脑震荡后遗症等，凡属脾肾阳虚、水气泛滥的，都可据证选用。心力衰竭属心肾阳虚者，可加猪苓、桂枝等；肠炎腹痛下利，属脾肾阳虚者，可加党参、补骨脂、肉豆蔻等；胃炎胃痛、泛泛欲呕、时时吐涎者，加吴茱萸、砂仁、党参等；咳嗽喘息、痰多稀白者，属阳虚水寒者，可加细辛、五味子、白芥子、款冬花等。

（六）阴阳两虚证

1. 甘草干姜汤证、芍药甘草汤证

029 伤寒脉浮，自汗出，小便数，心烦，微恶寒，脚挛急，反与桂枝欲攻其表，此误也。得之便厥，咽中干，烦躁，吐逆者，作甘草干姜汤与之，以复其阳。若厥愈足温者，更作芍药甘草汤与之，其脚即伸；若胃气不和，谵语者，少与调胃承气汤；若重发汗，复加烧针者，四逆汤主之。☆

甘草干姜汤方

甘草四两,炙　干姜二两

上二味，以水三升，煮取一升五合，去滓，分温再服。

芍药甘草汤方

白芍药　甘草各四两,炙

上二味，以水三升，煮取一升五合，去滓，分温再服。

【释义】论伤寒夹虚误汗后的变证与随证救治。

病伤寒，据"脉浮，自汗出""微恶寒"，可辨证属于太阳中风表虚证。即卫气不和，营阴外泄而自汗出；卫失温煦，导致微恶寒；邪在太阳之表，所以脉浮。"小便数"为里阳虚不能固摄津液所致；"心烦"，是虚火内扰；"脚挛急"，即小腿拘挛，是阴津亏虚，筋脉失养所致。综合以上，可见本证属于阴阳两虚的人感受风寒之邪，发为阴阳两虚兼太阳中风表虚证，治宜扶阳益阴兼以解表，处方可选桂枝加附子汤等。桂枝汤本可调和营卫、解肌祛风，但对于阴阳两虚的外感病，其解表祛邪之力显得有些峻猛，所以说"反与桂枝欲攻其表"，文中用"反""攻"两次提示若用桂枝汤调卫和营解表，则犯了虚虚之戒，这也属于误治。

汗乃阳气蒸化津液而成，所以发汗太过既可伤阳，又能伤阴。在阴阳两虚的情况下，误用桂枝汤攻表，则阴阳更虚。阳虚不能温煦四末，则手足厥逆；阴寒犯胃，升降失常，则吐逆；阴液伤不能上润于咽，则咽中发干；阳虚不能温养心神，阴虚不能滋养心神，则心烦更甚，躁扰不宁。此时阴阳俱虚，先复阳，后救阴，是仲景治疗阴阳俱虚病证的一般原则。所以先用甘草干姜汤以复阳气，待阳气恢复，厥愈足温之后，再用芍药甘草汤酸甘化阴，滋阴养血，使筋脉得以濡养，则其脚即伸。"若胃气不和，谵语者，少与调胃承气汤"，指邪从燥化，转属阳明胃腑，胃热上扰心神，则发谵语，可予小量的调胃承气汤，意在泻热润燥而非攻下。"若重发汗，复加烧针者，四逆汤主之"，指若误认为表邪未除，再次发汗，且加温针强迫取汗，一误再误，而导致少阴阳虚，症见恶寒蜷卧、四肢逆厥、烦躁不安、脉沉微等症，急用四逆汤急救。

综上，本条以举例的形式，论述了虚人外感误治后的变证与救逆，体现了"观其脉证，知犯何逆，随证治之"的救误原则和辨证论治精神。

【临床应用】甘草干姜汤是治疗中焦虚寒的基本方，适用于多种虚寒证，如咳喘、吐逆、眩晕、胃脘痛、腹痛、遗尿、吐涎沫等；常配伍党参、桂枝、香附、元胡等健脾理气、疏肝和胃；加茯苓、炒薏苡仁、炒白术、党参等健脾运湿；加仙鹤草、白及等收敛止血。

芍药甘草汤对横纹肌、平滑肌有舒缓痉挛作用，广泛用于胃肠、胆囊、输卵管、膀胱、尿道、血管等平滑肌痉挛所致的疼痛，也可用于神经官能症引起的腹痛、腹泻。胃脘痛属肝胃不和者，加柴胡、枳实、郁金等疏肝理气止痛；胆石症加金钱草、鸡内金、柴胡等；头痛加当归、白芷、藁本等；腓肠肌痉挛而小腿抽筋疼痛者加木瓜、牛膝、薏苡仁等；面肌痉挛疼痛加葛根、蝉蜕、天麻等；瘀血疼痛者加红花、丹参、元胡等化瘀止痛。原方中白芍药、炙甘草的比例为 1∶1，现今临床多 2∶1 或 4∶1 应用。

2. 芍药甘草附子汤证

068 发汗，病不解，反恶寒者，虚故也，芍药甘草附子汤主之。⭐⭐

芍药甘草附子汤方

芍药　甘草各三两,炙　　附子一枚,炮,去皮,破八片

上三味，以水五升，煮取一升五合，去滓，分温三服。

【释义】 论发汗后阴阳两虚的证治。

本条提到"病不解"，不是指太阳病不解，而是汗后病情发生了变化。发汗后，表证如果得解，则应当不再恶寒；如反见恶寒或恶寒更甚而颤栗，说明发汗太过伤了卫阳，失于温煦所致。另外，由于津液从汗外泄，营阴也必随之而损。营阴不足，筋脉失养，则见四肢挛急疼痛。阴阳两虚，所以脉见微细，治当扶阳益阴并施，用芍药甘草附子汤。

方中芍药味酸微苦、敛阴和营，炙甘草甘温和中，二药相伍，酸甘化阴，养阴补血，濡养筋肉而解拘急；附子辛热，温经扶阳，合炙甘草则辛甘化阳；三药共奏阴阳双补之功。

【临床应用】《集验方》载本方治脚软无力；《类聚方广义》用本方治四肢挛急、难以屈伸，或关节疼痛、寒冷麻痹者；此方加大黄，治寒疝腹痛拘急、恶寒、腰脚挛痛、睾丸胀肿疼痛、二便不利。现今临床用本方治疗各种虚性痛证，方中芍药、甘草有酸甘化阴的功用，主阴津不足造成的痛证；附子配甘草，有辛甘化阳的效果，治阳虚失于温煦的痛证。芍药、甘草、附子合用，有扶阳益阴之功。《陈逊斋医学笔记》赞本方对腰部神经痛、坐骨神经痛、关节强直等有良效。

3. 炙甘草汤证

177 伤寒脉结代，心动悸，炙甘草汤主之。⭐⭐

炙甘草汤方

甘草四两,炙　生姜三两,切　人参二两　生地黄一斤　桂枝三两,去皮　阿胶二两　麦门冬半升,去心
麻仁半斤　大枣三十枚,擘

上九味，清酒七升，水八升，先煮八味取三升，去滓，内胶烊消尽，温服一升，日三服。一名复脉汤。

【释义】 论太阳之邪传入少阴，心阴阳两虚的证治。

"伤寒"提到病之成因责于外感。症不见恶寒、发热，而出现心动悸、脉不浮的结代。脉结、代，指脉律不整而有歇止的一种脉象。脉有歇止，止后即来，止无定数，称为结脉；脉有歇止，良久方动，止有定数，是为代脉。产生结、代脉的原因有很多，如痰阻、水停、瘀血、气血两虚等。因太阳与少阴互为表里，且"心部于表"，太阳受邪，少阴里虚，则外邪容易随经深入少阴。手少阴心主血脉而藏神，赖阳气以

温煦推动，赖阴血以滋阴充盈。若心阴阳气血不足，心失所养，神无所附，则心动悸不安。阴血不足，脉道不充，阳虚鼓动无力，气血运行艰涩，脉气难以持续，导致出现结脉或代脉。证属心阴阳两虚，所以用炙甘草汤滋阴养血、通阳复脉。

炙甘草汤以炙甘草益气补中、化生气血，以复脉之本；生地黄、麦冬、阿胶、火麻仁、大枣补心血、滋心阴，以充养血脉；人参、桂枝、生姜益心气、通心阳；以清酒煎煮，可通阳利血，使生地黄、阿胶、麦冬、大枣滋阴而不滞腻。全方滋阴益阳相互为用，使阳能助阴则脉复，阴能助阳则心动悸自安。

【临床应用】炙甘草汤对功能性心律不齐、期前收缩有较好疗效。使用时注意以下几点：①本方炙甘草用量宜大，发挥通经脉、利血气的作用，配伍茯苓使用，既可宁心，又能避其令人肿满的副作用。②如气虚明显，见心悸短气、动辄加剧者，可重用人参，酌加黄芪；如偏阴虚，见心悸而烦、口干口渴、舌红少苔者，应重用生地黄，并减少桂、姜之辛；如阳虚较甚，见心悸短气、形寒肢冷、唇舌淡紫者，可加制附片、龙骨、牡蛎、五味子，酌加桂、姜用量，以温通心阳；如气滞血瘀，见心绞痛者，可加元胡、丹参、佛手、降香、红景天等。③本方煎煮时用清酒，现今临床以米酒、黄酒为佳，可畅利血行，利于复脉，且作为溶剂，可促进药物有效成分析出。④结合现代中药药理研究，抗心律失常时可加苦参、当归等；改善心肌血氧供应时，可加丹参、桃仁、红花、檀香、苏木等；心衰浮肿者，方中炙甘草宜量少，并加茯苓、泽兰等淡渗利水。

178 脉按之来缓，时一止复来者，名曰结。又脉来动而中止，更来小数，中有还者反动，名曰结，阴也。脉来动而中止，不能自还，因而复动者，名曰代，阴也。得此脉者，必难治。

【释义】论结脉与代脉的脉象及预后。

脉来一息四五至为正常。结脉的特点是脉来弛缓，时有歇止，止而复来。"结"字，形容脉象阻滞不通。因气血凝滞，脉道不利，所以脉见动而中止。由于脉道阻滞而有结象，因而郁后必欲求伸，所以接下来又出现脉搏形小而加速，此就是所谓的"更来小数，中有还者反动"。如脉歇止略久始动，且续来的脉不见数象，犹如力不能给，不能自还，需代替而行，这是代脉，提示心脏气血虚急比结脉更严重。结脉与代脉都属于阴脉，主心脏阴阳气血虚衰，血脉不充，鼓动无力。如见此脉，病情多较危重，所以预断为"难治"。

（七）结胸

1. 结胸辨证

128 问曰：病有结胸，有藏结，其状何如？答曰：按之痛，寸脉浮，关脉沉，名曰结胸也。

【释义】论结胸的主要脉症。

结胸指有形之邪凝结在胸膈脘腹部位，以硬满疼痛为主的一种病证。脏结指脏气虚寒、阴寒凝结而致的一种病证。结胸与脏结虽然都可以见到心下硬满疼痛，但病机有寒热虚实的不同，所以需要进行鉴别。结胸是邪热与痰水等有形实邪凝结于胸膈所致，多属阳、属实，有形之邪结于胸膈，气机壅滞不通，所以有"按之痛"的特点。寸脉以候上，"寸脉浮"提示胸中阳热邪实，同时揭示病的来路，多与太阳表证误用攻下、导致邪气内陷于胸膈有关。关脉以候中，"关脉沉"是有形的痰水凝结于心下。所以，寸脉浮、关脉沉反映了结胸邪热与痰水互结的病变特点，结合现代临床，结胸与现代医学中的急腹症、渗出性胸膜炎等疾病有相似之处。

150 太阳少阳并病，而反下之，成结胸，心下硬，下利不止，水浆不下，其人心烦。

【释义】论太阳少阳并病误下成结胸。

太阳病不解，又出现少阳病证，此是太阳少阳并病，本当用柴胡桂枝汤，和解少阳兼以解表。如误用攻下，损伤正气，导致邪热内陷与痰水互结而成结胸，所以出现心下硬满。误下之后，脾胃损伤，胃伤则气逆而水浆不入，脾伤则气陷而利不止。综合以上，证属正气虚于下、邪实结于上，攻补两难，多预后不良。

2. 热实结胸证

（1）大陷胸汤证

134 太阳病，脉浮而动[1]数，浮则为风，数则为热，动则为痛，数则为虚，头痛发热，微盗汗出，而反恶寒者，表未解也。医反下之，动数变迟，膈内拒痛，胃中空虚，客气[2]动膈，短气躁烦，心中懊憹，阳气[3]内陷，心下因硬，则为结胸，大陷胸汤主之。若不结胸，但头汗出，余处无汗，剂颈而还[4]，小便不利，身必发黄。

大陷胸汤方

大黄六两,去皮　芒硝一升　甘遂一钱匕

上三味，以水六升，先煮大黄取二升，去滓，内芒硝，煮一两沸，内甘遂末，温服一升，得快利，止后服。

【词解】

[1]动：指脉象，应指滑利，无头无尾，其形如豆。此脉多主痛，又主惊。

[2]客气：即邪气。特指邪从外来，故曰客气。

[3]阳气：此指表邪而言，不是指正气。

[4]剂颈而还：剂，通齐。剂颈而还，指仅颈部以上有汗。

【释义】论太阳病误下而形成结胸与发汗的证治。本条可分三段理解。

第一段，"太阳病……表未解也"，通过脉症分析而知太阳表证未解。"太阳病，脉浮而动数"，浮主风邪在表，动数是脉象躁动而急数，主肌表有风热之邪，身体必有所疼痛，所以说"动则为痛"。数脉虽主热，但邪热并未与体内有形实邪互结，所以称为"数则为虚"。此处的"虚"，并不是指正气亏虚，而是指无有形实邪而言，与栀子豉汤证见"虚烦不得眠"之"虚"相同。"头痛发热"属于太阳表证。"微盗汗出"为阳热之邪较盛，且有入里态势。因为入睡则卫气行于阴，阴者里，卫气行于里，使里热外蒸，表气不固，所以可见盗汗出。此时若表邪已全入里，那么恶寒可消除；若反恶寒，且头痛发热，表明表证仍在，所以称为"表未解也"。

第二段，"医反下之……大陷胸汤主之"，论误下后形成大结胸的证治。表邪不解，虽有里实之热亦不可下，所以"下之"称为"反"。误下则使外邪内陷，邪热与水互结于胸膈，气血不行则脉沉迟有力，胸脘气机凝滞不通则胸膈拒痛。胃气因误下而虚，邪气乘正虚而动犯胸膈，所以说"胃中空虚，客气动膈"。邪阻胸膈，气机不利，所以为短气。邪热上扰心神，则烦躁或懊侬不安。心下硬满为邪气内陷与有形实邪相结所致。通过层层辨析，明断结胸之病位在胸膈、病性属实热、病因为热邪与水互结，所以治用大陷胸汤，泻热逐水破结。

第三段，"若不结胸……身必发黄"，论下后形成湿热发黄的变证。太阳病误下，如果邪热与湿邪相合，因湿性黏滞，热欲上蒸而不能，所以身无汗、但头汗出；湿欲下行，但热蕴湿中，气化不利，导致小便不利。热蒸湿蕴于内，欲泄越不得，熏蒸肝胆，内伤脾胃，出现身体发黄。治宜清热利湿退黄，方如茵陈蒿汤或茵陈五苓散，临床可酌情选用。

大陷胸汤是泻下水热的峻剂，也是治疗大结胸的主方。由大黄、芒硝、甘遂三味药组成。其中甘遂辛苦而寒，既能泻热，又能逐饮，且擅长泻胸腹的积水。大黄苦寒，泻热荡实；芒硝软坚，破水热之结。三药互相配合，可破结泻热逐水，所以方后注说"得快利，止后服"，以防损伤正气。从大陷胸汤、丸的制剂及用法看，甘遂均用散剂，不用煎剂，说明古人已知甘遂的有效成分不溶于水，煎剂效力差。药理研究表明，甘遂泻下的有效成分是一种黄色树脂状物质，不溶于水。

【临床应用】现代临床多用本方治疗急性胰腺炎、急性肠梗阻、急性腹膜炎、结核性腹膜炎、上消化道穿孔、急性胆囊炎、化脓性阑尾炎、肠扭转等外科急腹症，还可以治疗肝硬化腹水、肾炎、渗出性胸膜炎、卵巢囊肿等内科、妇科疾病，辨证属水热互结的结胸。应用时需注意本方泻热逐水峻猛，以体质较壮实者为宜，且应中病即止，以防耗伤正气。

135 伤寒六七日，结胸热实，脉沉而紧，心下痛，按之石硬者，大陷胸汤主之。★★

【释义】再论大结胸证治。

伤寒六七日，虽然没有经过误下，外邪仍可内传于胸，形成"结胸热实"。"结胸"说的是病，"热实"说的是证，就是热与水结，病性属热、属实。沉脉主里，紧脉主实主痛。脉沉而紧，说明水饮内结而见疼痛之症。水热互结于胸膈，凝滞不通，所以可见心下硬满疼痛。患者自觉心下疼痛，按之则有"石硬"之感，借此形容患者腹肌紧张硬满拒按的状态。脉沉而紧、心下痛、按之石硬，后世称之为"结胸三症"，反映了热实大结胸的病证特点，也是大陷胸汤之主症。

136 伤寒十余日，热结在里，复往来寒热者，与大柴胡汤；但结胸，无大热者，此为水结在胸胁也，但头微汗出者，大陷胸汤主之。

【释义】论大柴胡汤证与大陷胸汤证的鉴别。

伤寒十余日不解，外邪入里化热，伤津化燥则为阳明里实，应有大便秘结等阳明胃家实的见症。如又见往来寒热等少阳症状，则证属阳明热结兼少阳枢机不利，治宜大柴胡汤和解少阳兼泻下里实。如仅见心下硬满疼痛等结胸主症，这是水热互结于胸胁。因热与水结，不能向外透越，所以无大热。热与水结，湿欲外泄而不能，所以但头微汗出而周身无汗，治用大陷胸汤泻热逐水。本条"热结在里"与"水结在胸胁"前后呼应，强调结胸"水"与"热"结的病理特点（表1-9）。

表 1-9　大陷胸汤证与大柴胡汤证鉴别

	大陷胸汤证	大柴胡汤证
病因病机	水热互结胸膈	少阳枢机不利,兼阳明里实
证候特点	膈内拒痛,或心下痛、按之石硬,甚至从心下至少腹硬满而痛不可近,但头汗出,舌燥而渴,日晡所小有潮热,脉沉紧	往来寒热,胸胁苦满,呕不止,心下急,郁郁微烦,或心下痞硬,或呕吐下利,下利臭秽不爽,肛门灼热,或大便秘结,小便黄,舌红苔黄少津,脉弦数
治则治法	泄热逐水,破其结滞	和解少阳,攻下里实
处方用药	大黄六两、芒消一升、甘遂一钱匕	柴胡半斤、黄芩三两、芍药三两、半夏半升、生姜五两、枳实四枚、大枣十二枚

137 太阳病，重发汗而复下之，不大便五六日，舌上燥而渴，日晡所[1]小有潮热[2]，从心下至少腹硬满而痛，不可近者，大陷胸汤主之。

【词解】

[1]日晡所：指申时，即下午 15～17 点。

[2]潮热：身热按时而发作或加剧，如潮水一般有规律。

【释义】 论大结胸兼阳明腑实的证治。

太阳病发汗，本属正治，但应中病即止。若重发汗，伤其津液，而再行下之，邪热内陷，水热互结而形成大结胸。因经汗、下治疗，津伤胃燥成实，所以有五六日不大便、舌上干燥而渴，又出现日晡所小有潮热等阳明腑实证的表现。"从心下至少腹硬满而痛，不可近"则描述了疾病的性质和临床特征。"心下至少腹"，说明病变范围较广，既有热实结胸证，又兼阳明腑实证。"硬满而痛"，指出既有胀满疼痛，又拒按，按之如石硬，强调有形病理产物结聚的病理特点。"舌上燥而渴"，不仅是津伤胃燥，而且有邪热与水互结于胸膈，致使津液不能上承的因素在内。之所以"日晡所小有潮热"者，也是因水热互结，其热不易外越所致。证属热实结胸兼阳明胃家实，治用大陷胸汤攻逐胸胁水饮，兼荡涤胃肠，一举两得。而大承气汤，虽可通下泻实，但不能去胸膈饮邪，所以不适用于此证。

（2）大陷胸丸证

131 病发于阳，而反下之，热入因作结胸；病发于阴，而反下之，因作痞也。所以成结胸者，以下之太早故也。结胸者，项亦强，如柔痉状，下之则和，宜大陷胸丸。

大陷胸丸方

大黄半斤　葶苈子半升，熬　芒硝半升　杏仁半升，去皮尖，熬黑

上四味，捣筛二味，内杏仁、芒硝，合研如脂，和散，取如弹丸一枚，别捣甘遂末一钱匕，白蜜二合，水二升，煮取一升，温顿服之，一宿乃下，如不下，更服，取下为效。禁如药法。

【释义】 论结胸和痞的成因，以及结胸邪结偏上的证治。

病发于阳，指素体阳盛之人，外感误用下法，邪气内陷化热，与痰水等有形实邪结于胸膈，成为结胸。病发于阴，指素体中阳不足之人，误下更伤脾胃之气，使其气机升降失常，痞塞不通，而成痞。"所以成结胸者，以下之太早故也"为自注句，是说表证有可能入里化热而成为可下之证，但里实未成者决不可下之过早，结胸便是其误治的后果之一。

结胸有大小之分，邪气结聚的部位有上下之别。大陷胸丸证，属水热互结

的大结胸，其邪结聚的部位偏于上。其症除见胸中结硬或疼痛外，并见汗出、项背强急、俯仰困难等。痉病，是以项背强急、口噤或角弓反张为主要临床表现的一种病证。其中无汗者为刚痉，有汗者为柔痉。水热胶结，势甚于上，以致汗出、项强，能仰不能俯，俯仰艰难如柔痉状，当用大陷胸丸缓下在上之水热。水热去则项背强急得以缓解，所以说"下之则和"。

大陷胸丸用大黄、芒硝泻热破结；甘遂为泻水之峻药，可泻下使水下行；葶苈子、杏仁利肺以清泄胸间水热；恐药力太强，泻下迅暴，难以扫尽在上之邪，所以制以白蜜之甘缓，且能滋润强急。又本方小制其剂而为丸，只"取如弹丸大一枚"，是峻下制之以缓、以攻为和的方法。

【临床应用】 凡大陷胸汤证，体质偏弱、正气不足、病位偏上者，可以本方化裁治疗，如小儿喘息型支气管炎、流行性出血热、失语、哮喘、肺气肿、胸膜炎、胸腔积液等，属水热互结、病位偏上者，以胸痛、发热、汗出、项部拘急不舒为辨证要点。

(3) 小陷胸汤证

138 小结胸病，正在心下，按之则痛，脉浮滑者，小陷胸汤主之。☆☆

小陷胸汤方

黄连_一两　半夏_半升,洗　栝楼实_大者一枚

上三味，以水六升，先煮栝楼，取三升，去滓，内诸药，煮取二升，去滓，分温三服。

【释义】 论小结胸的证治。

小结胸，从病位而言，多局限在心下胃脘部，较之大结胸"从心下至少腹"范围为小。从疼痛的程度而言，按之始痛，远不及大结胸的"硬满而痛，不可近者"。其脉见浮滑，浮主阳热之邪，其结尚浅；滑为痰饮内聚而未深。浮滑并见，为痰热互结。由于病位局限且病势较轻，所以称为"小结胸"。治用小陷胸汤清热化痰，开结止痛。

小陷胸汤中，黄连苦寒以泻心下热结；半夏辛温，善涤心下痰饮；瓜蒌甘寒滑润，能清热除痰以开结。服汤药后，热除痰去，多见大便排出黄色黏涎，病痛也常常随之而解。

【临床应用】 小陷胸汤主治痰热之邪结于胃脘，不蔓不枝，正在心下的小结胸，多见于慢性支气管炎急性发作、肺炎、胸膜炎、胃炎、黄疸性肝炎等疾病过程中，凡表已解，痰热阻滞，病在胸脘，症见脉浮滑而数、舌质红、舌苔黄腻、咳喘而咳痰黄稠胶黏、胃脘部疼痛等。若兼见胸胁苦满者，本方可与小柴胡汤合方，名为柴陷汤，用之得当，效如桴鼓。小陷胸汤在《叶香岩外感温热篇》中，

叶天士称作"苦泄法"或"苦辛开泄"，用于温邪传入气分，痰热互结，黏滞难解。叶氏强调小陷胸汤证"必验之于舌"，而典型的小陷胸汤证舌象便是他说的"舌黄""或黄或浊"。王孟英则强调此证真伪，"必察胸脘，如按之痛或拒按，舌红，苔黄厚腻，脉滑数者，必先开泄，即可用小陷胸汤"。

【按语】 结胸根据邪气的性质，分为热实结胸和寒实结胸两大类，本篇介绍的以热实结胸为主，按病情严重程度和病势缓急，又分为水热互结的大结胸和痰热互结的小结胸，以大陷胸汤、小陷胸汤治疗，至于大陷胸丸证，则是水热之邪结聚病位偏上，故加葶苈子、杏仁，故汤剂改丸剂，以逐水荡实、峻药缓攻（表1-10）。

表1-10　热实结胸三方证鉴别

方证名称	主要证候	病因病机	治则治法	方药组成
大陷胸汤证	心下硬痛拒按，甚则从心下至少腹硬满疼痛不可近，伴见短气，心烦，头汗出，潮热，口渴，大便秘结，舌苔黄腻或黄厚而燥，脉沉紧	水热互结于胸膈脘腹	泻热逐水破结	甘遂、大黄、芒硝
大陷胸丸证	胸膈或心下硬满疼痛，发热，头汗出，颈项强，短气，脉沉紧	水热互结，病位偏上	泻热逐水，峻药缓攻	甘遂、大黄、芒硝、葶苈子、杏仁、白蜜
小陷胸汤证	心下硬满，按之疼痛，胸闷喘满，咳吐黄痰，舌红苔黄腻，脉浮滑	痰热互结心下	清热化痰开结	黄连、半夏、瓜蒌实

3. 寒实结胸证（三物小白散证）

141 病在阳，应以汗解之，反以冷水潠[1]之，若灌之，其热被劫不得去，弥更益烦[2]，肉上粟起，意欲饮水，反不渴者，服文蛤散。若不差者，与五苓散。寒实结胸，无热证者，与三物小陷胸汤[3]，白散亦可服[4]。

文蛤散方

文蛤五两

上一味为散，以沸汤和一方寸匕服，汤用五合。

白散方

桔梗三分　　巴豆一分，去皮心，熬黑研如脂　　贝母三分上三味为散，内巴豆，更于白中杵之，以白饮和服，强人半钱匕，羸者减之。病在膈上必吐，在膈下必利，不利进热粥一杯，利过不止，进冷粥一杯。身热皮粟不解，欲引衣自覆，若以水潠之、洗之，益令热却不得出，当汗而不汗则烦，假令汗出已，腹中痛，与芍药三两如上法。

【词解】

[1]潠（xún）：同"喷"，用冷水喷洒。《后汉书·郭宪传》："含酒三潠。"注："潠，喷也。"

[2]弥更益烦：烦热更重。"弥""更""益"义同，皆更甚之义。"烦"，热也。

[3]与三物小陷胸汤：《金匮玉函经》卷三、《千金翼方》卷九下并作"与三物小白散"。

[4]白散亦可服：《金匮玉函经》卷三、《千金翼方》卷九无。

【释义】论寒实结胸的证治。

病在阳，即病因为外感风寒之邪，病位在表，治当辛温发汗解表。如果用冷水喷洒或灌洗，非但表不解，更导致腠理闭塞，邪气被郁不得外散而化热，所以增加了烦扰不安。寒邪外束，玄府闭塞，热郁于内，所以皮肤上起如粟米样丘疹。热入不深，故意欲饮水，反不甚渴。证属表寒内热，治宜外散风寒、兼清里热、生津止渴。文蛤，即海蛤之有纹理者，能止烦渴、利小便、化痰软坚。本证如用一味文蛤为散，仅有止渴清热、利小便的功效，清热力微，没有解表作用，恐难以胜任。柯琴认为，《金匮要略》载文蛤汤治"渴欲饮水不止者"，方由大青龙汤去桂枝加文蛤组成（文蛤五两，麻黄、生姜、甘草各三两，石膏五两，杏仁五十个，大枣十二枚），甚契本证。

服药后病如不愈，循经入腑，致使膀胱气化不利，则成膀胱蓄水，当见脉浮、发热、口渴、小便不利等症，治以五苓散通阳化气行水。若水未蓄于下焦，而是外寒与里水结于胸膈，可形成寒实结胸证。因病性属寒，所以无发热、口渴、烦躁等症，治以三物小白散逐水散寒破结。三物小白散由桔梗、巴豆、贝母三药组成，因三味药物皆为白色，又用作散剂，所以称为三物小白散。方以辛热的巴豆攻寒逐水，泻下冷积；佐以贝母，化痰开结；使以桔梗，开提肺气，祛痰排脓，又为舟楫，载巴豆搜逐胸膈冷结。三药并用，水寒结于上可吐、结于下可泻，以白饮和服，不会出现速下而留恋于胃。但药性峻猛，如身体羸弱的人，应当慎用。本方是温下寒实之剂，如想加强它的泻下作用，可进热粥以助药力；如泻下太过，又当进冷粥以减弱其攻下作用。

【临床应用】现代临床用白散方（三物小白散）治疗胃癌、渗出性胸膜炎、肺癌并发胸水、白喉、肺脓肿、胆道蛔虫症、流行性出血热、顽固性哮喘等疾病，证属寒邪与痰水相结者，以心下硬满疼痛、胸部满闷、喘咳气逆、大便难、苔白滑、脉沉紧为辨证要点。

4. 结胸治禁与预后

132 结胸证，其脉浮大者，不可下，下之则死。

【释义】论结胸脉浮大者，禁用攻下。

大陷胸汤是泻下峻剂，非里实者不能用，因此只有在太阳表证已解、脉沉紧、里结成实时，才能用此方攻下。如果脉浮大，浮主表，大则为虚，反映表邪未解、里未成实，就不能用大陷胸汤攻下。若误用大陷胸汤攻下，则正气先伤，表邪又可乘虚内陷，形成正衰邪盛的危重证候，所以说"下之则死"。

133 结胸证悉具，烦躁者亦死。

【释义】论结胸当下不下而见烦躁的危候。

"结胸证悉具"，是指心下痛、按之石硬甚则从心下至少腹硬满而痛不可近、短气烦躁、脉沉实等症状都出现，说明病情极为笃重。从大结胸的临床表现看，这个病证无疑是属重证。因此，只要里结成实而当下，应放手急下，祛邪以安正，绝不能因循观望，坐失良机。如踌躇不决，失去了泻下祛邪的机会，以致"结胸证悉具"，此时再行攻下则正气不支，不行攻下则邪实不去，所以预后不良。

（八）脏结

1. 脏结辨证

129 何谓藏结？答曰：如结胸状，饮食如故，时时下利，寸脉浮，关脉小细沉紧，名曰藏结，舌上白胎滑者，难治。

【释义】论脏结的脉症与预后。

脏结多因脏气虚衰，阴寒凝结所导致，其证属阴、属寒。"如结胸状"，是说脏结也可见到心下硬满、疼痛拒按等症，与结胸相类似（表1-11）。脏结者，素体虚寒，素有饮食不佳，"饮食如故"即病后饮食仍然不佳，一是用于与结胸相对比，结胸由本能食变为不能食；二是强调本证病机为寒凝于脏而不是胃家实热，虚寒的性质没有发生改变。因脏气虚寒，阳虚不能温运，水谷不能腐熟泌别，所以"时时下利"。脏结也可见寸脉浮、关脉沉，与结胸相类似，然而脏结关脉尚见小细而紧，小、细是阳气不足的表现，紧主阴寒凝滞，由此推知脏结的寸脉必浮而无力。以上脉症，充分说明脏结属脏气虚弱，阴寒凝结于里。如舌苔白滑，也反映了脏结阳虚而寒凝不化的特点。因寒结之实非攻不去，而脏气虚寒又不耐攻伐，所以说"难治"。

表 1-11　脏结与结胸鉴别

	结胸(大结胸)	脏结
病因病机	邪热与水饮互结于胸膈	脏气虚衰,阴寒凝结
证候特点	心下硬满而痛,甚至从心下至少腹硬满而痛、拒按,伴有热湿证,如舌燥苔黄等(属阳、热、实证)	如结胸状,见心下硬满而痛、时时下利、饮食如故,伴虚寒证,如舌苔白滑等(属阴、寒、虚证)
治则治法	泄热逐实开结	温化寒结,扶正祛邪
预后情况	一般尚可	预后不良

2. 脏结治禁与预后

130 藏结无阳证,不往来寒热,其人反静,舌上胎滑者,不可攻也。

【释义】论脏结的证候及治禁。

本条继第 129 条之后,强调脏结是脏气虚衰、阴寒凝结,为纯阴无阳的病证。"无阳证"即不见发热、心烦、口渴、舌红等阳热症状;"不往来寒热",说明脏结虽可见胸胁硬满疼痛而类似少阳证,但无往来寒热,所以不是少阳证;其人不烦躁而"静"、口不渴而"舌上胎滑"说明里无热邪。证属阳虚而阴寒凝结,急救阳还怕来不及,自然不可应用攻下法治疗。

167 病胁下素有痞,连在脐傍,痛引少腹入阴筋者,此名藏结,死。

【释义】论脏结的危候。

"胁下素有痞",指胁下素来有痞块或痞积,连在脐旁部位,说明脏气虚衰日久,以致气血瘀滞,脉络闭阻。"痛引少腹入阴筋",说明病发作时,疼痛牵引少腹,致使阴筋内缩,此是阴寒凝滞所致。因胁下是厥阴肝的部位,脐旁为太阴脾所主,少腹属下焦、为肝肾所居,而肝脉又络阴器,肾开窍于二阴。邪结日久,阳气虚衰,肝、脾、肾三脏无阳以温化,阴寒凝滞于里,所以病势危笃,预后不良。至于治疗,《伤寒来苏集》载"治之以茴香、吴茱萸等味",也可辅以艾灸关元、气海等穴。

（九）痞

1. 痞的成因及证候特点

151 脉浮而紧,而复下之,紧反入里,则作痞。按之自濡,但气痞耳。

【释义】论痞的成因与证候特点。

脉浮而紧，提示证属太阳伤寒，本应以麻黄汤发汗。如误用下法则脾胃先伤，外邪乘虚内陷，致使中焦升降失常，气机阻滞，而成痞。痞的临床特点是心下痞塞不通，但满而不痛，按之柔软无物，这属于无形邪气壅滞于下，与结胸的硬满疼痛不同。需要指出的是，痞"按之自濡"而不痛，是相对结胸的硬满疼痛而言，并不是说痞绝对不会出现疼痛。结合临床实际，痞可见到心下疼痛，只是其痛较结胸为轻且缓，而且大多不拒按。

2. 热痞证

(1) 大黄黄连泻心汤证

154 心下痞，按之濡，其脉关上浮者，大黄黄连泻心汤主之。☆☆

大黄黄连泻心汤方

大黄 二两　　黄连 一两

上二味，以麻沸汤[1]二升渍[2]之须臾，绞去滓，分温再服。

【词解】

[1]麻沸汤：煮水至沸泡如麻则汤成。

[2]渍：浸泡。《说文解字·水部》："渍，沤也。"段玉裁注："谓浸渍也。"

【释义】论热痞的证治。

"心下痞，按之濡"，是心下胃脘部有堵闷痞塞的感觉，按之柔软而不硬不痛，这属于痞。关脉以候中焦；浮为阳脉，主无形邪热。关上浮，提示热在中焦，浮而上扰，波及上焦。火热之邪，未结而成实，气机痞塞不通，而成热痞。热邪壅聚心下，治当清热消痞，方用大黄黄连泻心汤。

方中大黄苦寒，本是推陈致新、清热通便、荡涤肠胃的药物；黄连苦寒，可清心胃的热且能厚胃肠。热痞证既是无形热邪痞结心下，并无有形实邪结滞肠道，所以不用煎煮，而用沸水浸泡大黄、黄连一会儿，绞汁而服，取其气之轻扬，避其味之重浊，如此则利于清上部无形邪热，而避其泻下里实之弊。

【临床应用】大黄黄连泻心汤为泻火剂代表方，主治燎面（痤疮）、脱发、吐血、火痛、火中、火狂、火痞等，以心下痞满、按之无抵抗或微有抵抗为主症。据临床观察，患者常伴有自觉烦热、热气上冲、头痛面赤，或口舌生疮，或吐血衄血、便秘、尿赤、口干舌燥、舌红、苔薄黄、脉浮滑或滑数或躁动有力等症。应用时注意用开水浸泡，泻火而不伤中。口腔溃疡可加竹叶、生地黄、甘草、莲子心等；痢疾可加木香、白芍、槟榔等；胃痛证属郁热者，合小陷胸汤加元胡、白芍等；头面痤疮可加葛根、升麻、金银花、连翘、栀子、淡豆豉、白芷等。

164 伤寒大下后，复发汗，心下痞，恶寒者，表未解也。不可攻痞，当先解表，表解乃可攻痞，解表宜桂枝汤，攻痞宜大黄黄连泻心汤。

【释义】论热痞兼表的证治原则。

外感表证误用下法，虽然经过发汗，但表邪未解，又可致表邪入里化热，结于心下，形成热痞兼表证。本条举"恶寒"为例，说明表邪陷而未尽，当知还有发热、头痛等。对于表里同病，常以先解表后治里为治疗原则。因已经汗、下治疗，正气自当不足，所以不能峻发汗，而用桂枝汤解肌祛风、调和营卫。表解后，复与大黄黄连泻心汤治其热痞。

（2）附子泻心汤证

155 心下痞，而复恶寒汗出者，附子泻心汤主之。☆

附子泻心汤方

大黄_二两_　黄连_一两_　黄芩_一两_　附子_一枚,炮,去皮,破,别煮取汁_

上四味，切三味，以麻沸汤二升渍之，须臾，绞去滓，内附子汁，分温再服。

【释义】论热痞兼阳虚的证治。

本条承第154条（第79页）而论，所以称为"心下痞"，也是热痞证。热痞因无形邪热郁塞于心下所致，按理不应见到恶寒、汗出。如恶寒、汗出，提示不仅有热痞，同时兼卫阳亏虚，温煦失职。卫阳源于下焦，经中焦脾胃之滋养、上焦肺之宣发，布达于表，而温分肉、肥腠理、司开阖，卫外而为固。卫阳不足，温煦失职，所以出现恶寒。开阖失司，腠理不固，所以汗出。治应清热消痞，兼温经复阳，方用附子泻心汤。

附子泻心汤用苦寒的大黄、黄芩、黄连，以沸水浸渍，绞而取汁，取其轻扬之气，清泄无形邪热而不损伤阳气。附子单煮取汁，重在扶阳固表，又可佐三黄开发怫郁之热。两汁相合服用，寒热并用，兼收补泻之效。

【临床应用】现代临床用附子泻心汤治疗慢性结肠炎、慢性胃炎、牙龈肿痛、反复发作的口腔溃疡、痤疮等，证属上热下寒者；如需健脾，加炒白术、茯苓、党参等；兼呕逆不能食者，加旋覆花、豆蔻等；虚火上炎者，常加黄柏、砂仁、生甘草、牛膝、肉桂等。

大黄黄连泻心汤证与附子泻心汤证的鉴别可参见表1-12。

表1-12　大黄黄连泻心汤证与附子泻心汤证鉴别

	大黄黄连泻心汤证	附子泻心汤证
病因病机	中焦有热,痞塞不通	中焦有热,气机痞塞,兼卫阳不足
证候特点	心下痞,按之濡,心烦,口渴,舌红苔黄,关脉浮	热痞证＋阳虚恶寒汗出见症

	大黄黄连泻心汤证	附子泻心汤证
治则治法	泻热消痞	泻热消痞,扶阳固表
处方用药	大黄一两、黄连一两,以麻沸汤二升渍之须臾,绞去滓,分温再服	大黄二两、黄连一两、黄芩一两,以麻沸汤二升渍之须臾,绞去滓;炮附子一枚,别煮取汁;两汁相合,分温再服

3. 寒热错杂痞证

(1) 半夏泻心汤证

149 伤寒五六日,呕而发热者,柴胡汤证具,而以他药下之,柴胡证仍在者,复与柴胡汤。此虽已下之,不为逆,必蒸蒸而振[1],却发热汗出而解。若心下满而硬痛者,此为结胸也,大陷胸汤主之。但满而不痛者,此为痞,柴胡不中与之,宜半夏泻心汤。☆☆

半夏泻心汤方

半夏 半升,洗　黄芩　干姜　人参　甘草 炙,各三两　黄连 一两　大枣 十二枚,擘

上七味,以水一斗,煮取六升,去滓,再煎[2]取三升,温服一升,日三服。

【词解】

[1]蒸蒸而振:蒸蒸,形容内热由里向外腾越之势。振,指周身振动,为战汗的具体表现。

[2]再煎:将液体加热浓缩的过程。西汉杨雄《方言》云:"凡有汁而干谓之煎。"

【提要】论小柴胡汤证误下后的三种转归及证治。

本病开始为太阳表证,经过五六日,邪传少阳,枢机不利,所以症见呕而发热。第101条(第135页)"有柴胡证,但见一证便是,不必悉具",所以应用小柴胡汤和解治疗。如误用攻下,可出现以下三种转归:一是虽然经过误下,小柴胡汤证仍在,可再用小柴胡汤和解枢机。但是经过误下之后,正气被伤,难于胜邪,在服用小柴胡汤后,正气得药力相助而奋起抗邪,所以出现蒸蒸而振,随之发热汗出而病解的现象。二是如病人素有痰水内停,邪热因误下内陷而与之互结,形成心下满而硬痛的大结胸,治用大陷胸汤,泻热逐水破结。三是误下之后,损伤脾胃之气。因脾主升、胃主降,脾胃受伤而升降失常,气机阻滞不利,所以出现心下痞塞不通、但不疼痛的痞。此证与误下之前的小柴胡汤证,病证已经不同,已不是柴胡汤所能治,所以不能再用小柴胡汤治疗,而改用半夏泻心汤。

本条所论半夏泻心汤治疗的痞，叙证精简，但《金匮要略·呕吐哕下利病脉证治》还提到"呕而肠鸣，心下痞者，半夏泻心汤主之"。如脾胃虚弱，气机痞塞于中，胃气不降而上逆，所以每见呕吐、噫气、恶心等症；脾气不升而下陷，多见下利、肠鸣或大便干湿不调等症。脾胃受伤，腐熟运化功能失职，所以痰饮内生。综上，半夏泻心汤所主治的病证属于中焦脾胃虚损，升降失司而气机痞塞，运化不利而夹痰湿停聚。

半夏泻心汤由小柴胡汤去柴胡加黄连，易生姜为干姜而成。因气机升降不利，中焦痞塞，胃气不降而生热，用芩、连之苦寒以降之；脾气不升而生寒泻利，用干姜之辛热以温之；痰饮扰胃，上逆作吐，用半夏化饮降逆以止呕；脾胃气弱，不能斡旋上下，故以参、草、枣以补之。本方清上温下，苦降辛开，蠲痰消痞，是治疗胃热脾寒、痰湿停聚而心下痞满的主方。

【临床应用】半夏泻心汤寒热并用、升清降浊、攻补兼施，其治疗虽然重在中焦，但上达胸肺、下及肠腑，现今临床不仅广泛应用于急慢性胃炎、消化道溃疡、肠炎、消化不良、胃肠功能失调、复发性口腔溃疡等消化系统疾病，还广泛用于神经内分泌系统、呼吸系统、妇科等多种疾患，要点在于抓住中焦寒热失和的核心病机，以心下痞满、时时呕逆、便溏、肠鸣、苔薄白腻或淡黄等为辨证要点。还应知常达变，根据病情或兼证适当加减，扩大临床应用范围。如兼肝气不舒，宜与四逆散合用；如痰壅气滞，肺失肃降，兼咳嗽短气、食少痰多者，加桔梗、贝母、百部等；如肝脾不和，痰气壅滞，见心下痞满、大便泄泻、肠鸣腹痛、脉弦细者，宜与痛泻要方合用，以疏肝补脾、调和肠胃、升清止泻；如兼饮食不节、食积停滞，症见胸脘痞满、嗳腐吞酸、厌食纳呆者，加鸡内金、炒薏苡仁；如脾胃不和，痰热内扰，中焦气机不畅，症见胸脘痞闷、按之则痛、吐痰黄稠、脉浮滑、苔黄腻者，宜与小陷胸汤合用，以清热化痰、宽胸散结；如湿浊内阻，气机不利者，加藿香、佩兰、厚朴等，以理气和中、芳化湿浊；如痰浊上逆或肝胃不和、痰气交阻者，可加旋覆花、紫苏子，以疏肝利肺、降逆化痰；若气机壅滞，胃脘痞满疼痛者，可加元胡、佛手，以行气止痛。

(2) 生姜泻心汤证

157 伤寒汗出解之后，胃中不和，心下痞硬，干噫食臭[1]，胁下有水气，腹中雷鸣[2]，下利者，生姜泻心汤主之。★★

生姜泻心汤方

生姜四两,切　甘草三两,炙　人参三两　干姜一两　黄芩三两　半夏半升,洗　黄连一两

大枣十二枚,擘

上八味，以水一斗，煮取六升，去滓，再煎取三升，温服一升，日三服。

【词解】

[1]干噫食臭：噫，同嗳。即嗳气带有伤食气味。

[2]腹中雷鸣：即肠鸣，形容腹中有漉漉作响的声音。

【释义】 论脾胃虚弱，水饮食滞致痞的证治。

"伤寒"指太阳病，包括中风与伤寒。太阳病，发汗本是正治之法，但如发汗不得法，表证虽然可以解除，脾胃之气却受损伤；如果因患者素体脾胃气弱，汗后外邪乘虚内陷，寒热错杂于中，气机痞塞不通，脾胃升降失常，形成寒热错杂的痞。胃主受纳，脾主运化，脾胃气虚，不能腐熟运化水谷，胃气上逆，所以见干嗳食臭。"胁下有水气"既是说病机，又是说症状，即两侧胁下有水气相抟漉漉作响，说明本证除无形之气痞塞外，还夹有水饮、食滞有形实邪，所以心下痞硬。脾胃受损，清气不升，水走肠间，所以肠鸣而下利。由此可知本证之心下痞，属于脾胃虚弱，兼水饮食滞。治用生姜泻心汤健运脾胃、和胃降逆、散水消痞。

生姜泻心汤即半夏泻心汤减干姜用量，另加生姜四两而成，两方复方原则大致相同，都属于辛开苦降甘调之法。本证因脾胃不和，水食停聚，所以加生姜以宣散水饮、和胃消痞。

【临床应用】 本方应用范围与半夏泻心汤相似，但本证兼有水饮食滞，以心下痞硬、干噫食臭、腹中雷鸣、下利为特征。常用加减如下：如反酸者加煅瓦楞子，小便不利者加茯苓、猪苓、车前子等，腹胀满者加厚朴、大腹皮等，疼痛者加香附、元胡等，中气不足、水停心下者加茯苓、桂枝，呕吐者加茯苓、竹茹、陈皮等，下利者加炒白术、炒薏苡仁等。

(3) 甘草泻心汤证

158 伤寒中风，医反下之，其人下利日数十行，谷不化[1]，腹中雷鸣，心下痞硬而满，干呕心烦不得安，医见心下痞，谓病不尽，复下之，其痞益甚，此非结热[2]，但以胃中虚，客气上逆[3]，故使硬也，甘草泻心汤主之。★★

甘草泻心汤方

甘草_{四两,炙}　人参_{三两}　黄芩_{三两}　干姜_{三两}　半夏_{半升,洗}　大枣_{十二枚,擘}　黄连_{一两}

上七味，以水一斗，煮取六升，去滓，再煎取三升，温服一升，日三服。

【词解】

[1]谷不化：食物不消化。

[2]结热：实热内结。

[3]客气上逆：客气，指邪气。即胃虚而滞的邪气上逆。

【释义】 论太阳表证误下，中虚邪陷、痞利俱甚的证治。

太阳表证无论伤寒与中风，都不宜攻下。如误下导致中焦脾胃虚损，表邪乘虚内陷，寒热错杂于中焦，形成寒热错杂痞证。脾虚则腐熟功能失常，水谷不别，下趋肠道则下利日数十行；水走肠间，漉漉有声。脾胃升降失常，气机痞塞于中，则心下痞满。心下无有形实邪停聚？为什么除痞满外，还见"硬"？这是因为中焦脾胃虚衰，气滞太过，气充胃脘，如同充满气体的皮球一般触之反觉坚硬。脾胃气虚，气机上逆而胃中空虚无物可吐，所以干呕、心烦不安。医见"心下痞硬而满"，误以为是泻下不尽所致，反而再次应用攻下法治疗，则脾胃更虚，气滞更重，所以说"其痞益甚"，言外之意，呕、利、肠鸣等症也随之加剧。"此非结热，但以胃中虚，客气上逆，故使硬也"，属于自注句，强调这种心下痞"硬"，并不是胃肠积热所致，而是脾胃气虚，升降失常，气机滞塞，即所谓"客气上逆"所引起。治用甘草泻心汤和胃补中、消痞止利。甘草泻心汤即半夏泻心汤重用甘草而成。炙甘草甘平，重用可补中焦之虚，同时可缓客气上逆，使其更适用于脾胃虚弱者。

【临床应用】 本方临床应用与半夏泻心汤相似，但本证胃气更虚，客气上逆，以痞利俱甚、谷不化、干呕、心烦不得安为主症。《金匮要略》载甘草泻心汤，主治狐惑病，现今临床拓展将其用于治疗口腔溃疡反复发作、白塞综合征等，常重用生甘草或生甘草、炙甘草同用，加牛膝、生地黄、竹叶、莲子心等清热凉血、引火下行。

【按语】 甘草泻心汤证、半夏泻心汤证、生姜泻心汤证三证均以心下痞为主症，均可兼见呕吐、下利、肠鸣等症，均以脾胃升降失职，水湿或痰湿中阻，气机痞塞为病机。半夏泻心汤证以痰气阻滞为主，生姜泻心汤证以夹有水饮食滞为主，甘草泻心汤证以脾胃虚弱为主，故分别以半夏、生姜、甘草命名以突出其功效主治（表1-13）。

表 1-13　寒热错杂痞证三方证鉴别

方证名称	主要证候	病因病机	治则治法	方药组成
半夏泻心汤证	心下痞满而不痛,呕恶,肠鸣下利,苔腻	寒热错杂,中焦痞塞(偏胃气上逆)	和中降逆,消痞散结	半夏半升、黄芩三两、黄连一两、干姜三两、人参三两、大枣十二枚、炙甘草三两

方证名称	主要证候	病因病机	治则治法	方药组成
生姜泻心汤证	胃中不和,心下痞硬,干噫食臭,胁下有水气,腹中雷鸣,下利	胃虚水停,气机痞塞(偏水饮食滞)	和胃降逆,散水消痞	生姜四两、黄芩三两、黄连一两、干姜一两、半夏半升、人参三两、大枣十二枚、炙甘草三两
甘草泻心汤证	心下痞硬而满,干呕,心烦不得安,谷不化,下利日数十行	脾胃气虚,痞利俱甚(偏脾胃虚弱)	和胃补中,消痞止利	炙甘草四两、黄芩三两、黄连一两、干姜三两、半夏半升、人参三两、大枣十二枚

4. 其他痞证

(1) 痰气痞证(旋覆代赭汤证)

161 伤寒发汗,若吐若下,解后,心下痞硬,噫气不除者,旋覆代赭汤主之。☆☆

旋覆代赭汤方

旋覆花三两　人参二两　生姜五两　代赭一两　甘草三两,炙　半夏半升,洗　大枣十二枚,擘

上七味,以水一斗,煮取六升,去滓,再煎取三升。温服一升,日三服。

【释义】论脾虚痰阻、痰阻气逆的证治。

伤寒发汗后,又误用吐、下,表证虽解,但脾胃已虚,以致脾胃运化、腐熟功能失职,水谷不得运化而变生痰饮。痰气痞塞,所以心下痞满;气逆不降,导致噫气频作,而心下痞满不能随噫气而解除,出现"噫气不除"。治用旋覆代赭汤和胃化痰、降逆消痞。

药用旋覆花消痰下气散结,赭石重镇降逆,二药配合使用,善能降气以治噫呃;半夏、生姜辛温而开,可消痰散饮而降胃气上逆;人参、甘草、大枣益气补中,使中气健运则津液输布、清阳能升、浊阴可降,气机得利则痞噫得除。

【临床应用】旋覆代赭汤被广泛应用于治疗胃炎、胃神经官能症、幽门不全梗阻、胃及十二指肠溃疡、反流性食管炎、肿瘤放化疗后之胃肠反应、幽门痉挛或梗阻、眩晕、梅尼埃病、癔症等属胃虚气逆、痰浊内结者,症见嗳气呃逆、呕吐、

心下痞满等。应用本方须注意以下几点：一是要去滓再煎，使药力匀和而调中焦。二是遵循方中药物比例，方中生姜用量为赭石的5倍，不仅和胃止呕，而且载药上浮，避免赭石直走下焦。三是根据兼症，灵活加减，如梅核气加紫苏子、厚朴、柴胡等；胸闷心烦者加栀子、淡豆豉；纳差者加山楂、神曲等；痰湿重者加茯苓、陈皮、白芥子等。

（2）水痞证（五苓散证）

156 本以下之，故心下痞，与泻心汤。痞不解，其人渴而口躁烦，小便不利者，五苓散主之。☆

【释义】论水饮停聚致心下痞的证治。

"本以下之，故心下痞"，是说痞因泻下而形成。既然以"心下痞"为主症，据症当用泻心剂治疗。但服泻心汤后，痞未解，原因何在？详察病情，发现还有口干、口渴、小便不利，所以判断这是膀胱气化不利，水饮内停的病证。太阳膀胱是水府，主藏津液，赖气化功能，既可使水蒸腾于上，又可使水排泄于下。太阳之府受邪，影响了膀胱气化功能，气化不利，水津不能上承，所以见烦渴欲饮；饮水又不能消，水阻气滞，痞塞于中，气机不利，出现心下痞；水逆于胃，导致水入则吐，成为"水逆"证；水蓄膀胱，不能正常排泄于外，所以小便不利。

5. 痞误下后下利的辨治（赤石脂禹余粮汤证）

159 伤寒服汤药，下利不止，心下痞硬。服泻心汤已，复以他药下之，利不止，医以理中与之，利益甚。理中者，理中焦，此利在下焦，赤石脂禹余粮汤主之。复不止者，当利其小便。

赤石脂禹余粮汤方

赤石脂－斤，碎　　太乙禹余粮－斤，碎

上二味，以水六升，煮取二升，去滓，分温三服。

【释义】论误下致痞及下利不止的证治。

太阳表证反用泻下汤药，损伤脾胃，升降功能失常，气机痞塞，所以下利不止、心下痞硬，证属太阴虚寒兼表证不解，应当用桂枝人参汤治疗，以温里解表。如用甘草泻心汤或生姜泻心汤则不是很适合，因其中虽然有参、枣、草补中健脾，但黄芩、黄连苦寒伤中，所以药后仍心下痞硬，证属中虚气逆。医者不识，复用攻下，则少阴肾阳亦衰，出现下利不止。此时医生才意识到本证里虚寒颇重，改用理中汤。但理中汤只能温中健脾，此证已涉及下焦阳虚，因此治中焦无效。一误再误，下利日久，恐有滑脱不禁之势，所以急用赤石脂禹余粮汤收涩止利、固涩下焦。如下利仍不止并兼见小便不利，可利其小便，分清泌浊，大便可实。所以说"复不止者，当利其小便"。

赤石脂禹余粮汤由赤石脂、禹余粮二药组成，赤石脂是硅酸盐类矿物多水高岭石族多水高岭石，主要成分是含水硅酸铝，味甘酸性温，可重镇固脱、涩肠止血止利；禹余粮是氢氧化物类矿物褐铁矿，主含碱式氧化铁，甘涩无毒，敛涩固下，能治赤白下利。二药合用，酸敛固脱、涩肠止利，是治下元不固、滑泄不禁、虚寒久利滑脱的良方。

本条例举各种误治，旨在论述下利的四种治法，即心下痞而下利用甘草泻心汤等；中焦虚寒下利用理中汤；下焦阳虚滑脱不禁用赤石脂禹余粮汤；水液偏渗、清浊不分而下利，可利其小便。论治过程，层层演绎，都是审机辨治，示人以法。

【临床应用】现代临床主要将本方应用于下元不固之久泻不止、滑脱不禁，如慢性结肠炎、慢性痢疾、消化不良等久泻滑脱者，也可用于治疗滑精、崩漏、带下、脱肛等属滑脱不固者。现今临床所用蒙脱石散，其主要成分为蒙脱石。蒙脱石，又名微晶高岭石或胶岭石，是一种硅铝酸盐，具有层纹状结构和非均匀性电荷分布，对消化道内的病毒、病菌及其产生的毒素等有很强的固定、抑制作用，同时对消化道黏膜还有很强的覆盖保护能力，修复、提高黏膜屏障的防御功能，具有平衡正常菌群和局部止痛作用，因而用于成人及儿童急、慢性腹泻。

（十）上热下寒证（黄连汤证）

173 伤寒胸中有热，胃中有邪气，腹中痛，欲呕吐者，黄连汤主之。☆☆

黄连汤方

黄连_{三两}　甘草_{三两,炙}　干姜_{三两}　桂枝_{三两,去皮}　人参_{二两}　半夏_{半升,洗}　大枣_{十二枚,擘}

上七味，以水一斗，煮取六升，去滓，温服，昼三夜二。

【提要】论上热下寒腹痛欲呕的证治。

"伤寒"并非特指太阳伤寒，而是说本证由感受外邪演化而来。"胸中有热"是邪热偏于上部，包括胃脘，上至胸膈。"胃中有邪气"，指腹中有寒邪，病位偏于下部，包括脾，下至于肠。"胸中有热，胃中有邪气"，概述了上热下寒的病机。热邪在上，胃气上逆则作呕；寒邪凝滞于下，气机不通，所以腹中痛。因热与寒邪分别居于胸、腹之上下，热者自热，寒者自寒，不相交互，而成上热下寒之证。治用黄连汤清上温下、和胃降逆。

黄连汤即半夏泻心汤去黄芩加桂枝而成，去黄芩意在减少苦寒清热功效，加桂枝使其上下交通而降冲逆。本方只煎一次，而不去滓再煎，意在使方中寒性、热性药物分走上下，有利于恢复寒热格拒。可见半夏泻心汤偏于苦降，黄连汤偏于辛开，其主治证候与煎服方法均有所不同（表1-14）。

表 1-14　半夏泻心汤证与黄连汤证鉴别

	半夏泻心汤证	黄连汤证
病因病机	寒热错杂,中焦痞塞(寒热错杂于中)	胃中有热,腹中有寒(上热下寒)
证候特点	心下痞满,呕恶,肠鸣下利,苔腻	欲呕吐,腹痛
治则治法	和中降逆,消痞散结(偏于苦降)	清上温下,调和脾胃(偏于辛开)
处方用药	半夏半升、黄芩三两、黄连一两、干姜三两、人参三两、炙甘草三两、大枣十二枚	半夏半升、黄连三两、干姜三两、桂枝三两、人参二两、炙甘草三两、大枣十二枚
煎服方法	上七味,以水一斗,煮取六升,去滓,再煎取三升,温服一升,日三服	上七味,以水一斗,煮取六升,去滓,温服,昼三夜二服

【临床应用】现代临床主要将黄连汤应用于急慢性胃肠炎、胆汁反流性胃炎、胃或十二指肠球部溃疡、胆囊炎、神经性呕吐、口疮等辨证属于上热下寒者。此外，也有报道将本方加减治疗病毒性心肌炎、房性早搏、心功能不全等循环系统疾病，属于上热下寒、阴阳升降失调的。

（十一）欲愈候

058 凡病若发汗、若吐、若下、若亡血、亡津液，阴阳自和者，必自愈。★★

【释义】论凡病阴阳自和者，必能自愈。

"凡病"，泛指一切病证，非单指伤寒、中风。"若"，假设的意思，不定之词。诸病若用发汗或吐或下治疗，损伤正气则有伤阴、伤阳、亡津液之变。如邪去而正气不足，并非一定要用药物治疗，可通过饮食调补、休息疗养，待人体阴阳恢复平衡，即可自愈，这就是"于不治中治之"之法。仲景从病之本在于阴阳不和，推及病之愈由于阴阳自和，可谓善于发扬《黄帝内经》治病必求于本之义。无论治病用何法、何方、何药，必使其阴阳自和，方为上策，临床当奉为施治准则。

059 大下之后，复发汗，小便不利者，亡津液故也。勿治之，得小便利，必自愈。★

【释义】论误治伤津，津复自愈。

大下本有伤津耗液的弊端，复发其汗，是重伤阴津，可见小便不利。此时一定不能见小便不利而用渗利之法，否则势必更伤津液而加重病情，所以说"勿治之"。这种情况，可通过饮食、水谷调养，待津液恢复，化源充沛，阴阳自和，则小便自可通利。本条可视为上条"阴阳自和者，必自愈"的例证。阳明病的大便硬，"当问其小便日几行，若本小便日三四行，今日再行，故知大便不久出……以津液当还入胃中，故知不久必大便也"，也是阴阳自和的例证。所以治病不但要以阴阳自和为前提，也应重视阴阳自和的表现而因势利导。

太阳病篇小结

本篇主要论述了外感病初期病理变化及其辨治规律与方药，同时以大量的篇幅讨论了太阳病传变，各种兼证、变证及疑似证等的辨治方法，对临床具有重要指导意义。

太阳病以"脉浮，头项强痛而恶寒"为辨证提纲，根据病变的特点，可分为太阳病本证、变证和类似证，其中太阳病本证又可分太阳病表证和太阳病里证。

1. 太阳病本证

（1）太阳病表证　以辛温解表为正治法。太阳中风表虚证治以调和营卫、解肌祛风，以桂枝汤为代表；太阳伤寒表实证，治以辛温发汗、祛风散寒，以麻黄汤为代表；若有兼证，则据证加减，灵活参用其他治法。此外，太阳病表证还有表郁轻证，治宜辛温小发其汗，有桂枝麻黄各半汤、桂枝二麻黄一汤和桂枝二越婢一汤三方。

（2）太阳病里证　分蓄水证和蓄血证两种。蓄水证宜通阳化气行水，兼以解表，以五苓散为代表；蓄血证，宜活血化瘀、通下瘀热，以桃核承气汤为代表。

2. 太阳病变证

对于太阳病变证，本篇首先阐述了辨证的治疗原则，应"观其脉证，知犯何逆，随证治之"。其中表里先后缓急原则，对于外感热病之辨治，具有重要指导意义。表里同病，以表证为主者先表后里；以里证为主、为急、为重者先里后表；表里证相对均衡者宜表里同治。随后对变证分实证、虚证示例：热证包括栀子豉汤证及其类证、麻杏甘石汤证、葛根芩连汤证、黄芩汤证及黄芩加半夏生姜汤证；

虚证包括心阳虚证、水气证、脾虚证、肾阳虚证、阴阳两虚证，另有结胸、脏结、痞、上热下寒证等。

将变证列入太阳病篇，体现了疾病的变化，有着由表及里、由此及彼、阴阳转换等特点，体现了中医学辨证论治的特色。最后强调了"阴阳自和必自愈"的理念，寓指临床治病无论用何法、何方、何药，务必使机体达到阴阳自和，方为上策，临床当奉为施治准则。

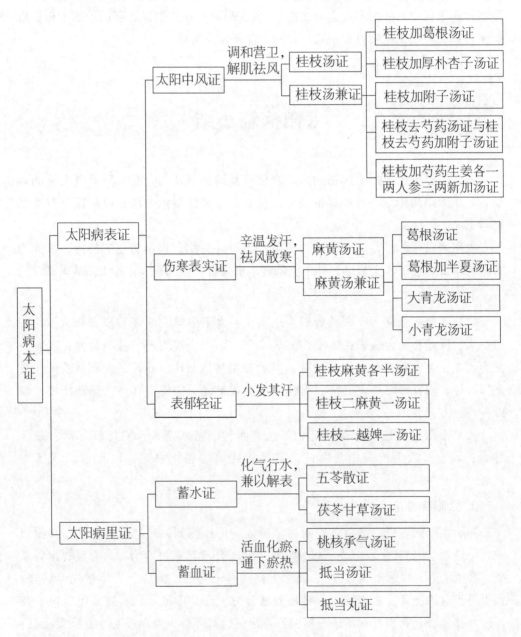

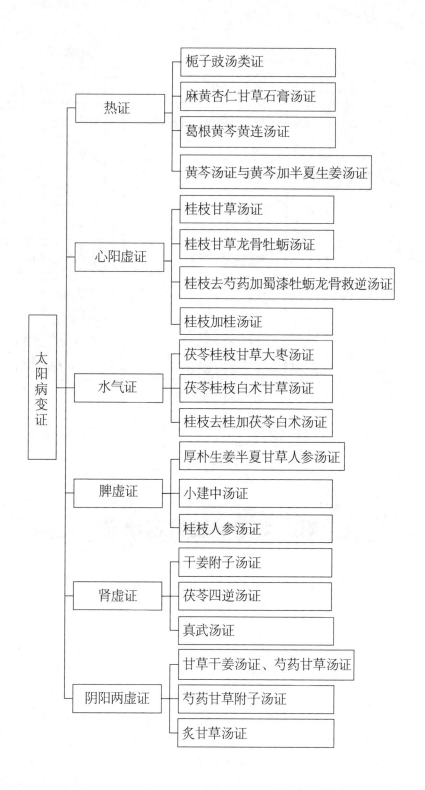

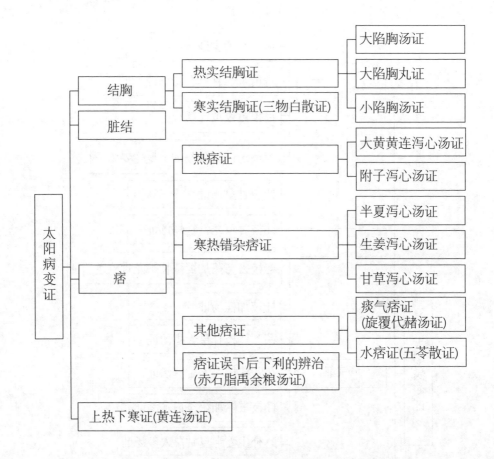

太阳病变证
- 结胸
  - 热实结胸证
    - 大陷胸汤证
    - 大陷胸丸证
    - 小陷胸汤证
  - 寒实结胸证(三物白散证)
- 脏结
- 痞
  - 热痞证
    - 大黄黄连泻心汤证
    - 附子泻心汤证
  - 寒热错杂痞证
    - 半夏泻心汤证
    - 生姜泻心汤证
    - 甘草泻心汤证
  - 其他痞证
    - 痰气痞证(旋覆代赭汤证)
    - 水痞证(五苓散证)
  - 痞证误下后下利的辨治(赤石脂禹余粮汤证)
- 上热下寒证(黄连汤证)

附：太阳病篇其他原文

030 问曰：证象阳旦，按法治之而增剧，厥逆，咽中干，两胫拘急而谵语。师曰：言夜半手足当温，两脚当伸。后如师言，何以知此？答曰：寸口脉浮而大，浮为风，大为虚，风则生微热，虚则两胫挛，病形象桂枝，因加附子参其间，增桂令汗出，附子温经，亡阳故也。厥逆，咽中干，烦躁，阳明内结，谵语烦乱，更饮甘草干姜汤，夜半阳气还，两足当热，胫尚微拘急，重与芍药甘草汤，尔乃胫伸。以承气汤微溏，则止其谵语，故知病可愈。

048 二阳并病，太阳初得病时，发其汗，汗先出不彻，因转属阳明，续自微汗出，不恶寒。若太阳病证不罢者，不可下，下之为逆，如此可小发汗。设面色缘缘正赤者，阳气怫郁在表，当解之熏之。若发汗不彻，不足言，阳气怫郁不得越，当汗不汗，其人躁烦，不知痛处，乍在腹中，乍在四肢，按之不可得，其人短气，但坐以汗出不彻故也，更发汗则愈。何以知汗出不彻？以脉涩，故知也。

093 太阳病，先下而不愈，因复发汗，以此表里俱虚，其人因致冒，冒家汗出自愈。所以然者，汗出表和故也。里未和，然后复下之。

094 太阳病未解，脉阴阳俱停，必先振栗汗出而解。但阳脉微者，先汗出而解，但阴脉微者，下之而解。若欲下之，宜调胃承气汤。

105 伤寒十三日，过经谵语者，以有热也，当以汤下之。若小便利者，大便当硬，而反下利，脉调和者，知医以丸药下之，非其治也。若自下利者，脉当微厥，今反和者，此为内实也，调胃承气汤主之。

108 伤寒，腹满谵语，寸口脉浮而紧，此肝乘脾也，名曰纵，刺期门。

109 伤寒发热，啬啬恶寒，大渴欲饮水，其腹必满，自汗出，小便利，其病欲解，此肝乘肺也，名曰横，刺期门。

110 太阳病，二日反躁，凡熨其背，而大汗出，大热入胃，胃中水竭，躁烦必发谵语。十余日振栗自下利者，此为欲解也。故其汗从腰以下不得汗，欲小便不得，反呕，欲失溲，足下恶风，大便硬，小便当数，而反不数，及不多，大便已，头卓然而痛，其人足心必热，谷气下流故也。

111 太阳病中风，以火劫发汗，邪风被火热，血气流溢，失其常度。两阳相熏灼，其身发黄。阳盛则欲衄，阴虚小便难。阴阳俱虚竭，身体则枯燥，但头汗出，剂颈而还，腹满微喘，口干咽烂，或不大便，久则谵语，甚者至哕，手足躁扰，捻衣摸床。小便利者，其人可治。

113 形作伤寒，其脉不弦紧而弱。弱者必渴，被火必谵语，弱者发热脉浮，解之当汗出愈。

114 太阳病，以火熏之，不得汗，其人必躁，到经不解，必清血，名为火邪。

115 脉浮热甚，而反灸之，此为实，实以虚治，因火而动，必咽燥吐血。

116 微数之脉，慎不可灸，因火为邪，则为烦逆，追虚逐实，血散脉中，火气虽微，内攻有力，焦骨伤筋，血难复也。脉浮，宜以汗解，用火灸之，邪无从出，因火而盛，病从腰以下必重而痹，名火逆也。欲自解者，必当先烦，烦乃有汗而解。何以知之？脉浮故知汗出解。

119 太阳伤寒者，加温针必惊也。

121 太阳病吐之，但太阳病当恶寒，今反不恶寒，不欲近衣，此为吐之内烦也。

123 太阳病，过经十余日，心下温温欲吐，而胸中痛，大便反溏，腹微满，郁郁微烦。先此时自极吐下者，与调胃承气汤。若不尔者，不可与。但欲呕，胸中痛，微溏者，此非柴胡汤证，以呕故知极吐下也。

139 太阳病，二三日，不能卧，但欲起，心下必结，脉微弱者，此本有寒分也。反下之，若利止，必作结胸；未止者，四日复下之，此作协热利也。

140 太阳病，下之，其脉促，不结胸者，此为欲解也。脉浮者，必结胸。脉紧者，必咽痛。脉弦者，必两胁拘急。脉细数者，头痛未止。脉沉紧者，必欲呕。脉沉滑者，协热利。脉浮滑者，必下血。

142 太阳与少阳并病，头项强痛，或眩冒，时如结胸，心下痞硬者，当刺大椎第一间、肺俞、肝俞，慎不可发汗；发汗则谵语，脉弦。五日谵语不止，当刺期门。

152 太阳中风，下利呕逆，表解者，乃可攻之。其人只染染汗出，发作有时，头痛，心下痞硬满，引胁下痛，干呕短气，汗出不恶寒者，此表解里未和也，十枣汤主之。

十枣汤方

芫花_熬　甘遂　大戟

上三味等分，各别捣为散，以水一升半，先煮大枣肥者十枚，取八合，去滓，内药末，强人服一钱匕，羸人服半钱，温服之，平旦服。若下少，病不除者，明日更服，加半钱。得快下利后，糜粥自养。

153 太阳病，医发汗，遂发热恶寒，因复下之，心下痞，表里俱虚，阴阳气并竭，无阳则阴独，复加烧针，因胸烦，面色青黄，肤瞤者，难治；今色微黄，手足温者，易愈。

160 伤寒吐下后，发汗，虚烦，脉甚微，八九日心下痞硬，胁下痛，气上冲咽喉，眩冒，经脉动惕者，久而成痿。

166 病如桂枝证，头不痛，项不强，寸脉微浮，胸中痞硬，气上冲喉咽，不得息者，此为胸有寒也。当吐之，宜瓜蒂散。

瓜蒂散方

瓜蒂_{一分，熬黄}　赤小豆_{一分}

上二味，各别捣筛，为散已，合治之，取一钱匕，以香豉一合，用热汤七合，煮作稀糜，去滓，取汁和散，温顿服之。不吐者，少少加，得快吐乃止。诸亡血虚家，不可与瓜蒂散。

171 太阳少阳并病，心下硬，颈项强而眩者，当刺大椎、肺俞、肝俞，慎勿下之。

174 伤寒八九日，风湿相搏，身体疼烦，不能自转侧，不呕，不渴，脉浮虚而涩者，桂枝附子汤主之。若其人大便硬，小便自利者，去桂加白术汤主之。

桂枝附子汤方

桂枝_{四两，去皮}　附子_{三枚，炮，去皮，破}　生姜_{二两，切}　大枣_{十二枚，擘}　甘草_{二两，炙}

上五味，以水六升，煮取二升，去滓，分温三服。

去桂加白术汤方

附子_{三枚，炮，去皮，破}　白术_{四两}　生姜_{三两，切}　甘草_{二两，炙}　大枣_{十二枚，擘}

上五味，以水六升，煮取二升，去滓，分温三服。初一服，其人身如痹，半日许复服之，三服都尽，其人如冒状，勿怪，此以附子、术，并走皮内，逐水气未得除，故使之耳。法当加桂四两，此本一方二法，以大便硬，小便自利，去桂也；以大便不硬，小便不利，当加桂。附子三枚恐多也，虚弱家及产妇，宜减服之。

175 风湿相搏，骨节疼烦，掣痛不得屈伸，近之则痛剧，汗出短气，小便不利，恶风不欲去衣，或身微肿者，甘草附子汤主之。

甘草附子汤方

甘草_{二两，炙}　附子_{二枚，炮，去皮，破}　白术_{二两}　桂枝_{四两，去皮}

上四味，以水六升，煮取三升，去滓，温服一升，日三服。初服得微汗则解，能食，汗止复烦者，将服五合，恐一升多者，宜服六七合为始。

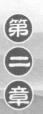

辨阳明病脉证并治

第二章

导 读

阳明的生理

阳明，包括手阳明大肠经和足阳明胃经及其所属的大肠与胃，与手太阴肺、足太阴脾为表里。足阳明胃经与手阳明大肠经经脉相连，脏腑相通。胃主受纳，腐熟水谷，性恶燥喜润，以降为顺；脾主运化，转输精微，性喜燥恶湿，以升为健。阳明胃与太阴脾纳化相依、刚柔相济、升降相因，共同完成受纳水谷、腐熟、吸收、排泄的过程。水谷代谢正常，气血精微方得以化生而养全身，所以有阳明为多气多血之经、脾胃为后天之本的说法。

阳明的病理

由于阳明气血充足，抗邪有力，所以病至阳明，易从燥热之化。邪正相争，其势激烈，邪实而正不虚，以内热亢盛、津伤化燥为主要病理特点，所以阳明病多属外感病邪热极盛阶段，病变性质多属里实热证，这就是"胃家实"的含义。具体而言，阳明病证主要有两大类型：一为无形邪热充斥表里内外，尚未出现燥屎阻结于腑，以身大热、汗出、不恶寒、反恶热、烦渴不解、脉大等为主症，这是阳明病热证，治用辛寒清热法，如栀子豉汤的清宣郁热法、白虎汤类的辛寒清热法、猪苓汤的清热利水育阴法。二为邪热与肠中糟粕搏结而成燥屎，腑气不通，以潮热、谵语、腹满硬痛或绕脐痛、大便秘结、脉沉实有力、舌苔黄燥或焦裂起刺等为主症，这属于阳明病实证，治用下法，如攻下的三承气汤、润下的麻子仁丸、外导法猪胆汁及蜜煎导方等。阳明病以热证、实证为主，但也有虚寒证，如阳明中寒的吴茱萸汤证，又宜温中和胃、降逆止呕。

阳明病热邪若与太阴脾湿相合，湿热郁于中焦，热不得外泄，湿不得下行，湿热熏蒸，可见身黄、发热、小便不利等症，这是阳明发黄证，治宜清热利湿，方如茵陈蒿汤、栀子柏皮汤等；如属邪热与宿瘀相结的阳明蓄血证，则宜泻热逐瘀，方用抵当汤。

第一节　阳明病纲要

一、阳明病提纲

180 阳明之为病，胃家实是也。☆☆

【释义】论阳明病辨证提纲。

"胃家"，指病位，包括足阳明胃和手阳明大肠，即《灵枢·本输》说大肠小肠皆属于胃。"实"指阳明病的性质。因阳明多气多血，多从燥化，其病变以里热实为特征，即《素问·通评虚实论》所说："邪气盛则实。"分而言之，有热证和实证的区别：热证者，是邪热未与肠中糟粕相结，无形邪热弥漫全身，表现为身热、汗自出、不恶寒、反恶热等症；实证者，是热邪与肠中积滞糟粕相结合，形成肠实而胃满的燥热实证，以不大便、腹胀满痛、潮热、谵语、手足濈然汗出等为主要临床表现。"胃家实"三字概括了以上两种病理情况，指出了阳明病的病位、病性、病势，在诊断阳明病时具有重要指导意义，所以被后世视为阳明病的辨证纲要。

二、阳明病病因病机

179 问曰：病有太阳阳明，有正阳阳明，有少阳阳明，何谓也？答曰：太阳阳明者，脾约是也；正阳阳明者，胃家实是也；少阳阳明者，发汗利小便已，胃中燥烦实，大便难是也。

【释义】论阳明病三种不同成因及证候特点。

本条指出阳明病有三种来路。太阳阳明是太阳病误用汗、吐、下、利小便，伤津化燥，脾气受到约束，不能为胃行其津液，以致大便秘结者，又称"脾约"。正阳阳明，指未经太阳或少阳的传经，而是由于阳明本身病变所形成的阳明病，其形成可因外邪直犯阳明，也可由于宿食化燥成实而形成，一般以肠胃中有燥屎内结、腑气不通为病变特点。少阳阳明指由少阳病变而形成的阳明病。少阳主枢，治当和解，如误用发汗、利小便法，耗伤津液，致使肠胃不得滋润而干燥，大便艰涩难解。形成三种阳明病的原因是病邪的来路不同和病人的体质不同，虽然都属于阳明病，但胃肠燥热实以及大便难的程度不同，以正阳阳明最重，治宜三承气汤攻下；太阳阳明次之，治宜麻子仁丸润导泻下；少阳阳明最轻，治宜蜜煎方或猪胆汁、土瓜根导下。

181 问曰：何缘得阳明病？答曰：太阳病，若发汗，若下，若利小便，此亡津液，胃中干燥，因转属阳明。不更衣，内实，大便难者，此名阳明也。

【释义】论太阳病误治伤津转属阳明病。

太阳病发汗本是正治之法，如汗不如法，或误用攻下，或利小便，不仅病不能解，反而损伤津液。阳明主燥，喜润而恶燥。津液亏虚，燥热内盛，大便不下，而转属为阳明病。因古人有入厕更衣的习惯，"不更衣"是不大便的雅称，指胃肠燥实，阻滞不通之证。其后又说"内实""大便难"，这是两种阳明病证候，意在说明太阳病误治形成的阳明病，不必拘于脾约，也可以形成胃家实、大便难证。

185 本太阳初得病时，发其汗，汗先出不彻，因转属阳明也。伤寒发热无汗，呕不能食，而反汗出濈濈然者，是转属阳明也。

【释义】论太阳病汗出不彻而转属阳明。

太阳病发汗，应遍身絷絷微似有汗出、汗出一时许为佳。彻，透也。如果汗出不彻，表邪不能及时外泄，阳郁不宣而化热，伤津化燥，则可内传阳明。太阳伤寒，发热无汗，则邪热未从外而泄；若内传阳明，与糟粕结于胃肠，腑气不通，胃气上逆，所以呕而不能食；里热蒸腾，迫津外泄则汗出连绵不断。相较于之前的"无汗"，此处汗出连绵不断，所以称为"反"，既有加强辨证的作用，也突出了"汗出濈濈然"是太阳转属阳明的标志，应当作为辨证的关键。

183 问曰：病有得之一日，不发热而恶寒者，何也？答曰：虽得之一日，恶寒将自罢，即自汗出而恶热也。

【释义】论阳明初感外邪的证候与转变。

阳明病虽然以不恶寒反恶热、身热、汗自出为主要的外在证候，但阳明初感外邪的时候，邪在经表，阳气被郁，尚未化热，也可以见到不发热而恶寒，这实际上属于阳明经表证。但阳明病初期所见的恶寒时间比较短暂、程度也轻微，不易察觉，很快就可变为"不恶寒反恶热"的阳明热证。

184 问曰：恶寒何故自罢？答曰：阳明居中，主土也，万物所归，无所复传，始虽恶寒，二日自止，此为阳明病也。

【释义】承上条论阳明病恶寒自罢的原因。

阳明病初起，阳气被郁未伸，所以恶寒，但恶寒很快自行解除，这是因为阳明胃居于中焦，按五行属性，归类属土。从生理上讲，胃为五脏六腑之大会，为水谷之海、营卫气血生化之源，其性能就如五行之中的土一样，既能长养万物，也是万物之归宿，所以称为"万物所归"。就病理而言，邪传阳明，多化热成燥，因燥成实，燥屎积于胃肠留而不去，非泻下则无出路，这是"无所复传"。阳明受邪之初，邪尚在经，阳郁不伸，温煦失职，所以开始先出现恶寒，继而邪热归入胃腑，从热化燥，燥热内盛，因此恶寒必自罢，而转见汗出恶热之症，这就是"始虽恶寒，二日自止"，也是阳明病的特征，据此即可诊断，所以称"此为阳明病也"。

三、阳明病的主要脉症

182 问曰：阳明病外证云何？答曰：身热，汗自出，不恶寒，反恶热也。☆☆

【释义】论阳明病的外证提纲。

外证是里证反映于外的证候，与表证不同。阳明病以里热实为主要病理特点，然而有诸内必形诸外，通过观察患者外在证候有助于诊治脏腑病变。阳明里热炽盛，蒸腾于外，迫津外泄则蒸蒸发热、热汗自出。里热炽盛，不因汗出而衰减，所以不恶寒反恶热。本条所论述的阳明病外证，是阳明病热证和实证所共有的，是阳明病的辨证要点，所以可作为诊断提纲。

186 伤寒三日，阳明脉大。☆

【释义】论阳明病的主脉。

"伤寒"泛指所有外感热病。"三日"是约略之词，表明发病已有数天，临床不必过于拘泥于具体日数。伤寒三日，是否传入阳明，应当凭脉症综合判断。大脉，是指脉形宽阔洪大，其势如波涛汹涌。阳明是水谷之海，多气多血。病入阳明，正盛邪实，正邪斗争有力，阳热亢盛，气血鼓动于外，所以脉大而有力。需要指出的是，大脉是阳明热病的常见脉象，但并非一直如此。如果邪热与肠道糟粕互结，形成阳明腑实证，则可见到脉沉迟有力；而阳明虚寒证，自然也不常见大脉；提示诊断阳明病，不可仅仅依据脉象，而是应脉症合参才全面。

188 伤寒转系阳明者，其人濈然微汗出也。

【释义】 论伤寒转系阳明的见症。

转系与转属不同。转系有并病的意思，而转属则指传经而言。太阳伤寒表证，以恶寒、发热、无汗为典型症状；如见连绵不断地微汗出，是转属为阳明病的标志，这是因为阳明里热熏蒸，迫津外泄所致。本条只提一个症状，不仅突显了濈然汗出是阳明病特征之一，而且提示临床见到濈然汗出，应见微知著，提早防治。

第二节　阳明病热证

1. 栀子豉汤证

221 阳明病，脉浮而紧，咽燥口苦，腹满而喘，发热汗出，不恶寒反恶热，身重。若发汗则躁，心愦愦[1]，反谵语。若加温针，必怵惕[2]烦躁不得眠。若下之，则胃中空虚，客气动膈，心中懊恼，舌上胎者，栀子豉汤主之。

【词解】

[1]愦愦：形容心中烦乱不安之状。

[2]怵惕：惊惧惶恐。

【释义】 论阳明经热证误治后的变证及热扰胸膈的证治。

阳明病热证，一般应见大脉。脉浮紧，似属太阳风寒表实证的脉象，仔细辨证发现，不恶寒反恶热，又见咽燥口苦、发热汗出等里热之症，所以此处的"脉浮紧"，不是太阳表证，而是属于阳明表证向阳明热证发展过程中的暂时性脉象，即风寒郁闭阳明经表，但同时已经郁热化热，所以见汗自出、口苦、咽燥等里热症状。阳明热盛，气机壅滞则腹满而喘，经脉不利则身体沉重。证属阳明热盛，但尚未成实，治宜白虎汤辛寒清热，而禁用汗、下、温针等。如误将脉浮紧、发热诊为寒邪在表，而用辛温发汗，则必助热伤津，里热更炽，热扰心神，导致心中烦乱不安、言语谵妄。如误用温针，强发其汗，以火助热，内劫心神而怵惕、烦躁不安；如误用攻下，下后胃中空虚，无形邪热犹存，乘虚内扰于胸膈，则心烦懊恼，其舌苔薄腻微黄或黄白相间，治宜栀子豉汤（第49页）清宣胸膈郁热。

228 阳明病，下之，其外有热，手足温，不结胸，心中懊恼，饥不能食，但头汗出者，栀子豉汤主之。

【释义】 论阳明病下后，热扰胸膈的证治。

阳明病若里实已成，自当攻下，热随实泻，病证可愈。如是阳明热证，治当清透邪热。如误用下法，热邪内陷，如与胸中痰水互结，则变为结胸；如未与有形痰水等结滞，而是无形邪热郁于胸膈，则外见身热、手足温，内见心中懊恼。胸膈毗邻胃脘，邪热扰动胃脘，胃气不和，导致嘈杂似饥，但这是郁热，胃气被抑，所以知饥而不能食。这种饥而不欲食的表现，是患者的自觉症状，其本质为懊恼，以致心烦，胃脘嘈杂，似饥非饥，而又不欲进食。郁热上蒸，不能全身作汗，上熏于头，而"但头汗出"。以上症状，都因无形郁热上扰胸膈，所以用栀子豉汤清宣郁热。

2. 白虎汤证

176 伤寒脉浮滑，此以表有热，里有寒，白虎汤主之。☆

白虎汤方

知母六两　　石膏一斤，碎　　甘草二两，炙　　粳米六合

上四味，以水一斗，煮米熟汤成，去滓，温服一升，日三服。

【释义】论阳明病表里俱热的证治。

伤寒脉浮滑，浮是热盛于外而表热，滑是阳盛于内而里热，表里俱热，说明太阳表邪已化热转属阳明。文中"里有寒"的"寒"字，应作"邪"字解，具体就是邪热在里，里热炽盛，蒸腾于外，所以表里一身皆热。当然，这种热邪如果不能透发于外，四肢失去温煦，可见身大热而手足反厥冷。由于这种手足厥冷，是阳热盛于内，以致阴阳之气不相顺接，所以称为"阳厥"或"热厥"。第350条（第181页）所说的"伤寒脉滑而厥者，里有热"，就指这种证候，也用白虎汤治疗。

白虎汤中，生石膏辛甘大寒，善清肺胃之热；知母苦寒而润，既能清热，又能滋阴；粳米、炙甘草滋养胃气，以防石膏过寒而伤胃。四药合用，共奏清热生津、除烦止渴的功效。

【临床应用】白虎汤具有辛寒清热的功效，是治疗气分热盛的主方。《金匮要略》用其加人参治疗太阳中暍证，加桂枝治温疟。《类证活人书》以其加苍术，名苍术白虎汤，治湿温多汗足冷。《成方切用》以其加柴胡、黄芩、半夏名"柴胡石膏汤"，治暑嗽喘渴。现代临床不仅用白虎汤治疗外感热病，而且广泛用于治疗各种杂病，如糖尿病、口腔炎、牙周炎、流行性出血热、流行性乙型脑炎、细菌性或病毒性肺炎、钩端螺旋体病，以及肠伤寒、败血症、中暑、过敏性紫癜、神经性多食症等。

219 三阳合病，腹满身重，难以转侧，口不仁[1]，面垢，谵语遗尿。发汗则谵语。下之则额上生汗，手足逆冷。若自汗出者，白虎汤主之。☆☆

【词解】

[1]口不仁：即口中麻木，言语不利，食不知味。

【释义】论三阳合病，阳明热邪偏重的证治与禁例。

本条"若自汗出者，白虎汤主之"应接在"谵语遗尿"下，这是倒装写作手法。太阳、阳明、少阳三经合病，应该如何施治？当根据患者主要脉症，判断邪气病位的偏重，有针对性地进行治疗。文中虽然说"三阳合病"，但不见太阳的发热恶寒、少阳的往来寒热，而以阳明邪热炽盛为主。邪热内盛，腑气不通，可见腹满；壮火食气，阳明热盛，耗气伤津而身重、难以转侧。胃之窍出于口，舌体属胃，热灼津伤，所以口中麻木而言语不利、食不知味。阳明之经循行于头面部，热蒸气血，熏于面颊，所以面部油垢污浊。邪热上扰，神明混乱而谵语；热邪下迫，膀胱失约则遗尿；热迫津液外泄则自汗出。以上诸症，是三阳合病而重在阳明，所以治以白虎汤辛寒清热。如辛温发汗，助热劫阴，燥热更重，因此谵语更重。阳明邪热虽炽，但是尚未燥结成实，所以不可以用攻下法治疗。误用攻下，则津液下夺，阴伤于下，阳无所依而脱于上，可见额上汗出。阴夺阳越，阳气不达四末，导致手足厥冷。由此可见，阳明病热证，禁用汗、下两法。

3. 白虎加人参汤证

168 伤寒若吐若下后，七八日不解，热结在里，表里俱热，时时恶风，大渴，舌上干燥而烦，欲饮水数升者，白虎加人参汤主之。 ★★

白虎加人参汤方

知母六两　　石膏一斤,碎　　甘草二两,炙　　人参三两　　粳米六合

上五味，以水一斗，煮米熟汤成，去滓，温服一升，日三服。

169 伤寒无大热，口燥渴，心烦，背微恶寒者，白虎加人参汤主之。 ★

170 伤寒脉浮，发热无汗，其表不解，不可与白虎汤。渴欲饮水，无表证者，白虎加人参汤主之。

222 若渴欲饮水，口干舌燥者，白虎加人参汤主之。

026 服桂枝汤，大汗出后，大烦渴不解，脉洪大者，白虎加人参汤主之。 ★

【释义】论白虎加人参汤的证治及白虎汤禁例。

阳明里热，弥漫全身，充斥内外，所以一身表里皆热；热盛迫津外泄，导致汗自出；热盛津伤，所以口燥舌干、烦渴而喜冷饮；阳明热甚，气血沸腾，可出现洪大或浮滑而数的脉象。上述所举大热、大汗、大渴、脉洪大，即"四大症"，可以说是白虎加人参汤的典型证候。与白虎汤证相比，因大热所及，不仅伤津，而且耗气，阳气受损，无以卫外，所以白虎加人参汤证还可见到"时时恶风"和"背微恶寒"。此时单用白虎汤辛寒清热就不足以改善气阴两虚了，所以加人参以益气生津。

白虎汤和白虎加人参汤虽是清热之剂，但只是为气分热炽而设，如见"伤寒脉浮，发热无汗"的太阳表证，不见烦渴等阳明里热证，或虽见烦渴等阳明里热证，但太阳表证不解者，都"不可与白虎汤"。因为太阳表证，是卫阳闭郁所致，当用发汗之法以解阳郁之热，如误用白虎汤，或过早投入寒凉药物，则会冰伏表邪，郁遏阳气，促使邪气内传而发生种种变证。因此，用白虎汤，必以热入气分而无表证者为准。

【临床应用】白虎加人参汤以壮热、烦渴、大汗、舌红少津、脉洪大为应用指征，甚则有少气懒言、精神疲怠等。现代临床常用于暑热、小儿夏季热、大叶性肺炎、乙型脑炎、流行性脑脊髓炎、糖尿病属肺胃热盛、气阴两伤的患者。常常配伍金银花、连翘、芦根、白茅根等清热生津，配伍炙麻黄、杏仁、桔梗、川贝母等止咳平喘，配伍玄参、麦冬、生地黄等养阴生津。

4. 猪苓汤证

223 若脉浮发热，渴欲饮水，小便不利者，猪苓汤主之。☆☆

猪苓汤方

猪苓去皮　茯苓　泽泻　阿胶　滑石碎,各一两

上五味，以水四升，先煮四味，取二升，去滓，内阿胶烊消，温服七合，日三服。

【释义】论阳明津伤、水热互结的证治。

本条承第221（第100页）、第222（第102页）两条论，阳明热证误下之后，不但有栀子豉汤证、白虎加人参汤证，而且还有津伤、水热互结于下焦的猪苓汤证。此处所说的下焦，指肾和膀胱而言，一是水脏，一是水腑。热为阳邪，蒸腾于外，可见脉浮发热；热灼阴津，更兼误下则津伤更甚，因而口渴欲饮水。水热互结于下焦，气化不行则小便不利。证属阴津不足而水热互结于下，所以用猪苓汤养阴清热、通利小便。方中用猪苓、茯苓、泽泻淡渗利水，滑石清热利水，阿胶育阴润燥，共为育阴润燥、清热利水之剂，对阴伤而水热互结小便不利者尤为适宜。

【临床应用】现代临床主要应用猪苓汤治疗泌尿系疾病，如肾盂肾炎、膀胱炎、尿道炎、前列腺炎、泌尿系结石、肾盂积水、乳糜尿、血尿等，症见小便不利、微热或低热、舌红少苔或少津、脉细数等。如肾阴亏虚较重者，可佐以知柏地黄丸；水蓄较重者，可加薏苡仁、车前子等淡渗利水；伴有血尿者，可加生地黄炭、茅根炭、藕节炭等凉血止血。

【按语】五苓散证与猪苓汤证皆有水饮内停，故均用猪苓、茯苓、泽泻利水，但五苓散证属阳虚水停、气化不利，故用桂枝通阳化气行水、白术健脾利水；猪苓汤证属里热阴伤、水热互结，故用滑石、阿胶清热利湿、育阴润燥（表2-1）。

表 2-1　五苓散证与猪苓汤证鉴别

方证名称	主要症状	病因病机	治则治法	方药组成
五苓散证	小便不利,小腹硬满或胀满,渴欲饮水但饮后不解,或兼发热,苔白滑,脉浮或浮数	阳虚气化不利	通阳化气行水	猪苓、茯苓、泽泻、白术、桂枝
猪苓汤证	发热,口渴,小便不利,脉浮,或见下利,咳而呕,心烦不得眠,舌红少苔,脉细数	阴虚水热互结	清热育阴利水	猪苓、茯苓、泽泻、阿胶、滑石

224 阳明病,汗出多而渴者,不可与猪苓汤,以汗多胃中燥,猪苓汤复利其小便故也。

【释义】论猪苓汤的禁忌。

阳明病里热炽盛,迫津外泄则汗出多;汗多津伤,必引水自救,导致口渴。此是阳明燥热伤津之渴,应给予白虎加人参汤清热生津,而不能误用猪苓汤。这是因为,猪苓汤虽然兼有阿胶育阴,但毕竟以淡渗利水为主,误用则津液重伤而反增其燥,所以是禁忌之例。

第三节　阳明病血热证

一、衄血证

202 阳明病,口燥,但欲漱水,不欲咽者,此必衄。

【释义】论阳明热在血分致衄。

阳明里热灼津,多口渴引饮,是热在气分;如口中干燥,却不大渴喜饮,仅以水漱口,而不欲下咽,这是热入营血;热入营血,蒸津上潮,所以虽口燥但不欲饮水,此是热在营血的重要标志。阳明邪热不解,迫血妄行,灼伤血络,发生衄血。

227 脉浮发热,口干鼻燥,能食者则衄。

【释义】论阳明气分热盛有致鼻衄之变。

足阳明胃的经脉,起于鼻旁,环口,循于面。病者症见脉浮发热、口干鼻燥,是阳明风热上炽。热能消谷，如邪热在经而未入于腑，胃气尚和，所以能食。热在阳明经，迫血妄行，将发生鼻衄。

二、下血证

216 阳明病，下血谵语者，此为热入血室，但头汗出者，刺期门，随其实而泻之，濈然汗出则愈。

【释义】论阳明病热入血室的证治。

阳明病，此处指阳明经受邪。妇人正值经期，血室空虚，邪热可乘虚而入于血室（胞宫），如此则热邪入于血分，迫血妄行，因而下血；血热上扰心神则谵语。血热不能透发于外而熏蒸于上，所以但头汗出而身无汗。血室隶属于厥阴肝脉，期门穴是肝经的募穴，在乳头中线直下第6肋间隙。刺期门穴可以疏泄血分之邪热，如果同时再用清热凉血活血之法论治，以去其有形实邪，使血分之热转由气分外出，则可以周身濈然汗出而病愈。

三、蓄血证（抵当汤证）

237 阳明证，其人喜忘[1]者，必有畜血[2]。所以然者，本有久瘀血，故令喜忘。屎虽硬，大便反易，其色必黑者，宜抵当汤下之。

【词解】
[1]喜忘：喜作"善"字解。喜忘即善忘、健忘。
[2]畜血：畜同"蓄"。蓄血，即瘀血。

【释义】论阳明病蓄血的证治。

阳明病，症见喜忘者，为肠中本久有瘀血。《素问·调经论》："血并于下，气并于上，乱而喜忘。"心主血脉，藏神。邪热与瘀血相合，下实上虚，心神失养则健忘。邪热灼伤津液，大便必硬；瘀血离经，其性濡润，与硬便相合，化坚为润，所以大便虽硬而排便反易，这种大便色黑亮如漆，正是阳明蓄血的特征，因此用抵当汤以泻热逐瘀。

257 病人无表里证，发热七八日，虽脉浮数者，可下之。假令已下，脉数不解，合热则消谷喜饥，至六七日不大便者，有瘀血，宜抵当汤。

【释义】论阳明血分瘀热的证治。

"病人无表里证"，指既无头痛、恶寒等表证，又无谵语、潮热、腹满痛等里证，但病人持续发热六七日不解，原因是什么？此证见浮数脉而无表证，所以考虑是邪热在里，蒸腾于外之证，因而可用下法，以泻其热。如果下后脉不浮而数，是气分邪热已除，而血分之热仍在。一般而言，阳明腑实燥热，应当不能食，今却消谷善饥，至六七日仍不大便，这属于热在血分，与血相搏结，所以这不是承气汤所能治疗，故用抵当汤泻热逐瘀。

258 若脉数不解，而下不止，必协热便脓血也。

【释义】承上条论下后便脓血的转归。

下后浮脉已去，脉数不解，可知邪热已不在气分，而血分之热未解。邪热下迫，则下利不止；灼伤阴络，迫血下行，所以出现便脓血。

第四节　阳明病实证

一、攻下法

1. 调胃承气汤证

207 阳明病，不吐不下，心烦者，可与调胃承气汤。☆

调胃承气汤方

甘草二两,炙　芒硝半升　大黄四两,清酒洗

上三味，切，以水三升，煮二物至一升，去滓，内芒硝，更上微火一二沸，温顿服之，以调胃气。

248 太阳病三日，发汗不解，蒸蒸发热者，属胃也，调胃承气汤主之。☆☆
249 伤寒吐后，腹胀满者，与调胃承气汤。

【释义】以上三条论调胃承气汤证治。

调胃承气汤证，是阳明病腑证的轻证或初期阶段，其病变重点在于胃中燥热成实而阳气有余，但大肠的燥热结聚尚属轻浅，所以本证反映在大便上，还不能说已经成硬。调胃承气汤证的成因及证候表现有如下几种。

第207条论阳明燥热内结而烦的证治。阳明病不吐不下，热邪上不得越，下不得泄，郁阻于胃脘，上扰心神，故而心烦。这种心烦，因未经吐下治疗，相对于栀子豉汤证的无形郁热所导致的虚烦而言，属于实烦。此时可用调胃承气汤泻热除烦。

第248条论太阳病汗后，转属阳明胃实的证治。太阳病，发汗病不解，转属阳

明病。阳明里热蒸腾，由里外达，所以出现"蒸蒸发热"。结合临床，当伴有全身濈然汗出、不恶寒、反恶热等症。因为邪结不深，并未出现谵语、潮热等燥屎内结证，所以仍用调胃承气汤治疗。

第249条论调胃承气汤可治腹满。太阳伤寒，不用汗法而反用吐法。吐法虽然也可驱邪外出、开发腠理，但毕竟容易伤胃。胃的气津亏虚，邪热乘虚入内，化燥成实，胃肠之气不得通顺，出现大便不通、腹胀满。可用调胃承气汤润燥泻热、通便和胃。

综上所述，可知调胃承气汤是治疗燥热初结，胃气不和而肠燥尚浅，症见烦躁、蒸蒸发热、腹满等的阳明实证。其证虽然也可见大便秘结，但还没有到伤津劫液的地步，所以调胃承气汤的作用以调和胃气为主，泻下则是次要的。陈修园说它为"法中之法"，也就是说它能在和胃之中又兼有泻下的双重作用。

调胃承气汤中，大黄苦寒泻热；芒硝咸寒软坚润燥；甘草甘缓和中，使大黄、芒硝缓恋于胃，从而变泻下为调和胃气。

调胃承气汤服法有二：一是第29条（第66页）的"少与调胃承气汤"，用于服温燥药太过所致的胃气不和、谵语，取其微和胃气；二是"顿服之"，主治燥热内结证。临床可视证情轻重缓急而选用恰当的服用方法，以避免太过或不及。

【临床应用】调胃承气汤主治蒸蒸发热、腹满不大便，或心烦谵语等阳明腑实轻证，其病机是燥热结实、胃气不和。古代医家用其治疗便秘、下利、呕吐、腹痛、腹满胀、蛔厥、热厥、消渴、咳嗽、黄疸、不寐等。现代临床报道，用本方加减可治疗急性胆囊炎、慢性胆囊炎急性发作、胆道蛔虫病、急性胰腺炎等急腹症而辨属燥实内阻者获效。急性肺炎见有大便秘结者，也可采用本方通腑泻热以退热。调胃承气汤为泻下缓剂，但若是正气虚衰、脾胃虚寒及妊娠者，宜忌用或慎用。

2. 小承气汤证

213 阳明病，其人多汗，以津液外出，胃中燥，大便必硬，硬则谵语，小承气汤主之。若一服谵语止者，更莫复服。★★

小承气汤方

大黄四两　厚朴二两,炙,去皮　枳实三枚,大者,炙

上三味，以水四升，煮取一升二合，去滓，分温二服。初服汤当更衣，不尔者尽饮之。若更衣者，勿服之。

250 太阳病，若吐若下若发汗后，微烦，小便数，大便因硬者，与小承气汤和之愈。

【释义】论小承气汤证治。

小承气汤证，属于大便已经成硬的阳明腑实证，比调胃承气汤证又深重一层。据《伤寒论》，小承气汤证的形成有以下两种情况：一是阳明病里热亢盛，逼津外渗则汗出多；汗出多则津液愈伤，以致胃肠干燥，因而大便成硬。燥热不解，上熏于心，可见谵语。清代医家柯琴说："多汗是胃燥之因，便难是谵语之根。"恰当地指出了上述几个证候之间的因果关系。二是太阳病经汗、吐、下治疗后，邪热入里，津液被伤，胃肠干燥失于濡润，所以大便成硬。胃肠燥热，劫迫津液偏渗于小便，不能还于胃肠，所以小便频数、大便燥结。小便越是频数量多，津液被伤愈加严重，进而更增胃肠之燥，使大便更难解下，形成恶性循环。热结于内，上扰于心，因此还可见到烦躁。

小承气汤，是指比大承气汤证轻、剂小而言。方以大黄苦寒以泻下阳明燥热之结，厚朴苦温以除腹满，枳实苦寒以泄痞坚，厚朴、枳实行气导滞下行，有助于大黄的泻下作用。本方不用芒硝，而用枳实、厚朴，泻热之力较调胃承气汤为弱，但行气导滞的力量增强。如初服即大便通，则不必尽剂；如大便不通，则实邪未去，应当"尽饮之"，至排便为度。

【临床应用】小承气汤主治阳明腑实，燥屎阻塞，痞满为主而燥热次之之证。古代医家常用此方治疗中热、伤食、便秘、下利、胃脘痛、心烦等病证，以腹部胀满、扣之如鼓、排气很少甚或不排气、大便秘结、舌苔黄厚、脉象滑疾为辨证要点。现代多用于乙型脑炎、黄疸性肝炎、胆系感染、慢性胃炎、肠梗阻、急性肾功能衰竭、支气管哮喘、细菌性痢疾等辨证属胃肠里热结实者，其中尤以对外科腹部手术后的调治较为多见。但小承气汤毕竟为攻下之剂，年老体衰者、孕妇及小儿等应忌用或慎用。

214 阳明病，谵语发潮热[1]，脉滑而疾[2]者，小承气汤主之。因与承气汤一升，腹中转气[3]者，更服一升；若不转气者，勿更与之。明日又不大便，脉反微涩者，里虚也，为难治，不可更与承气汤也。☆

【词解】

[1]潮热：身热定时发作，如潮水定时而至。

[2]脉滑而疾：脉象圆滑流利而疾数。

[3]转气：即转矢气，俗称放屁。

【释义】论小承气汤的权变用法及禁忌。

阳明病谵语，是胃肠邪热上扰心神所致；潮热，为阳明燥屎内结的典型症状，见此证候，提示阳明腑实已成，一般需要用大承气汤攻下。燥屎内结，邪气壅滞，气血运行受阻，脉道不利，脉象理应沉迟有力。若脉见圆滑流利而疾数，提示阳热虽盛，但燥结未甚，此时虽见潮热谵语，但不宜峻攻，先以小承气汤先行试探。然而毕竟谵语、潮热并见，燥实较一般的小承气汤证更重，所以将服药量由常规的每次六合（即 120 毫升）增至一升，以观其效，再做进退。

服小承气汤一升后，如腹中转矢气，是肠中燥屎已动，只因药力所限而未能泻下，可再服药一升，以泻下燥屎。如不转矢气，说明燥屎未成，邪热初传阳明，也不可再服。如第二天又不大便，脉象由滑疾变为微涩。微主气虚，涩为血少，微涩并见，提示气血两亏，邪滞正衰。便硬当下，里虚禁攻，施治非常棘手，所以称为"难治"。

3. 大承气汤证

220 二阳并病，太阳证罢，但发潮热，手足漐漐汗出，大便难而谵语者，下之则愈，宜大承气汤。

大承气汤方

大黄_{四两,酒洗}　厚朴_{半斤,炙,去皮}　枳实_{五枚,炙}　芒硝_{三合}

上四味，以水一斗，先煮二物，取五升，去滓，内大黄，更煮取二升，去滓，内芒硝，更上微火一两沸，分温再服。得下余勿服。

【释义】论二阳并病，转属阳明腑实的证治。

太阳、阳明并病，治当遵循先表后里之法，如第 48 条（第 92 页）所论。如太阳表证已解，阳明里证独见，症见潮热、手足漐然汗出、谵语等，属阳明病燥屎内结无疑，此时当用大承气汤通下腑实、荡涤热结。燥屎硬结，所以用芒硝咸寒软坚润燥、通利大便。燥屎阻滞肠道，气滞腹胀，气不行，燥屎难下，可用枳实、厚朴破积行气。燥屎已软，气滞已开，无推陈之力仍不能下行，用大黄苦寒泻下，走而不守，直驱肠中燥热而下。四药为伍，相辅相成，具有攻下实热、涤荡燥结的功用，用于实热结聚、痞满燥实坚兼有之阳明腑实证最为适宜。本方先煎厚朴、枳实，去滓后再入大黄，最后纳芒硝（现今临床运用多取冲服），使后下者气锐而先行。用芒硝先行润燥软坚，后以大黄通腑泻实，再以枳、朴除其胀满，以利于破实攻泻。大便通利后停服，是勿使太过伤正。

【临床应用】大承气汤本治痞满燥实俱备之阳明腑实证，核心病机是胃肠热盛，燥实阻结，腑气不通。古代医家用其治疗腹痛、便秘、下利、呕吐、呃逆、热厥、癫狂、痉病、头痛、目痛、牙痛、口疮、喉痹、疮疡等病证。现代临床用于乙型脑炎、病毒性肝炎、流行性出血热、肺源性心脏病、急慢性肾炎、大叶性肺炎、支气管哮喘、脑血管意外、皮质醇增多症、急性胰腺炎、急性肠梗阻、胆系感染、胆石症、精神分裂症、痔疮、脱肛等各种疾病，只要符合燥热结实之病理变化，都可用大承气汤取效。但大承气汤毕竟是攻下峻剂，用之得当，奏效迅捷；用之不当，后果不良。急腹症中，机械性肠梗阻、绞窄性肠梗阻、肠穿孔、肠坏死、肠出血等禁用。老人、小儿、孕妇及体质弱者当慎用。

【按语】调胃承气汤、小承气汤、大承气汤三方，都是苦寒攻下之剂，均为阳明腑实而设，但其所治疗的燥热内实程度不同而有轻重缓急之分，其组方法则也有不同（表2-2）。调胃承气汤重在泻热，痞满次之，因此芒硝用量倍重于大黄，以泻热润燥软坚；因痞满不显，所以不用枳、朴，而代之以甘草，以和胃气。小承气汤重在通腑，所以少用枳、朴，而不用芒硝。而大承气汤泻热与通腑之力俱重，用于燥热内结、腑气不通皆重者。当然，峻下之功，不一定都在硝、黄的作用。硝、黄虽能泻热荡实，但行气破滞、消痞除满之力稍逊，所以重用枳、朴破其壅滞，再以硝、黄攻其燥结，以达到泻热实、消痞满的目的。此就是大承气汤中枳、朴之量重于小承气汤而芒硝之量轻于调胃承气汤的道理。

表2-2　三承气汤证鉴别

方证名称	主要证候	病因病机	治则治法	方药组成
调胃承气汤证（燥实）	蒸蒸发热，汗出便秘，腹满而痛，微烦谵语	燥热初结，腑气不通	泻热下实，和胃润燥	大黄四两、炙甘草二两、芒硝半升
小承气汤证（痞满实）	微有潮热，大便秘结，腹胀满痛，热结旁流，心烦谵语，汗出溲数	燥热结聚，腑气阻滞	泻热通便，导滞除满	大黄四两、炙厚朴二两、炙枳实三枚
大承气汤证（痞满燥实）	日晡潮热，大便秘结，腹胀硬痛，热结旁流，腹痛拒按，濈然汗出，神昏谵语，循衣摸床	燥热结甚，腑气阻闭	泻热荡实，攻下燥结	酒洗大黄四两、炙厚朴半斤、炙枳实五枚、芒硝三合

239 病人不大便五六日，绕脐痛，烦躁，发作有时者，此有燥屎，故使不大便也。☆

【释义】论燥屎内结的诊断。

病人五六天不大便，如何判断燥屎是否内结？如绕脐痛，可推断燥屎内结，致使腑气不通，滞塞在肠道而作痛。烦躁发作有时，是因矢气攻冲；攻冲而不能去，则有时伏而不动，此时烦躁也不发作。燥屎既结，大便自然不通。

215 阳明病，谵语有潮热，反不能食者，胃中必有燥屎五六枚也；若能食者，但硬耳，宜大承气汤下之。☆

【释义】论燥屎的辨证与施治。

文中"宜大承气汤下之"，应接在"胃中必有燥屎五六枚也"句下，这是倒装文法。

阳明病，谵语潮热，是胃家实证已成。胃有热当消谷善饥，但是却不能食，是逆其常，所以称为"反"。为何不能食呢？这是因为肠中结滞，肠实而胃满，腑气不通，胃气窒塞之故，所以推断肠中必有燥屎。此时不用大承气汤峻攻，不足以下其燥结实滞。如能食，提示胃气尚能下降，还没到肠实胃满的程度，反映燥屎未成，大便仅硬结而已，此时虽见潮热、谵语等症，也不可用大承气汤大泻下，当权衡其证，以小承气汤轻下更加合适。

217 汗出谵语者，以有燥屎在胃中，此为风也。须下者，过经乃可下之。下之若早，语言必乱，以表虚里实故也。下之愈，宜大承气汤。

【释义】论阳明里实兼表，表解方可攻下。

汗出是太阳表证未解，谵语是阳明燥屎内结。阳明里实兼表，当先表后里，表解乃可攻里，所以称之为"过经乃可下之"，可据症灵活选用大承气汤等攻下里实。如下之过早，表邪内陷而里热更重，则神识昏迷、语言错乱。前文提到阳明腑实证，当下即下，不可延误，以防燥热内伐真阴；本条提出阳明攻下之法，必等待腑实已成才能运用，不可过早。可见下法的运用，关键在契合病机。

238 阳明病，下之，心中懊憹而烦，胃中有燥屎者，可攻。腹微满，初头硬，后必溏，不可攻之。若有燥屎者，宜大承气汤。☆

【释义】论阳明病下后，燥屎仍在者可攻。

阳明里实证，下之当愈。如虽下之而心中懊憹而烦，是余邪未尽，热扰神明所致。能否再行攻下，取决于有无燥屎。如燥屎仍在，可用大承气汤攻下。如下后腹微满，大便初硬后溏，表明邪热虽在，但燥结不重，腑实未成，或属脾虚不运，水谷不别之"固瘕"证，所以"不可攻之"。

241 大下后，六七日不大便，烦不解，腹满痛者，此有燥屎也。所以然者，本有宿食故也，宜大承气汤。

【释义】论下后燥屎复结的证治。

阳明里实证，下后便通热退而病当解。如下后又见六七日不大便，同时烦躁未除，腹胀满疼痛，这是燥屎下而未尽，还需要用大承气汤再行攻下。"所以然者，本有宿食故也"，是对下之不尽仍有燥屎的自注句。即其人有宿食停聚，糟粕未能排出而滞留肠中，与余热相合，燥屎复结。或下后热邪未尽，津液未复，调理不当，所摄入的饮食不能消化，以致宿食又成，与邪热相结而成燥屎。所以仍可用大承气汤荡涤腑实，泻热通便。

242 病人小便不利，大便乍难乍易，时有微热，喘冒不能卧者，有燥屎也，宜大承气汤。☆

【释义】 论燥屎内结喘冒不能卧的证治。

燥屎内结，多小便频数、大便不通。如大便时通而时不通，说明既有燥屎内结，又有热结旁流，结者难下，旁流者时下，因此大便乍难乍易。燥热逼迫津液偏渗膀胱，小便当数多。但若燥热内盛，热灼阴津，津液匮乏，也可小便不利。燥结已成，邪热结伏于里，所以外仅有微热；腑气壅滞，上逆于肺，肺气不降则气粗喘促；燥热上攻，清阳不升，导致头目昏冒、不能安卧。以上诸症，都是因燥屎内结所致，所以用大承气汤攻下里实。

综合分析《伤寒论》大承气汤证有关条文，可以发现"有燥屎"是应用大承气汤攻下的一个重要指征。所谓燥屎，指积留于大肠所形成的异常干结的粪块，其形状如球不等，有时还可通过腹诊触及粪块，燥屎顽固难下，与一般的大便硬不同。以上诸条，提出"绕脐痛""腹满痛""不大便五六日，绕脐痛""谵语有潮热，反不能食""小便不利，大便乍难乍易"等诸症是判断燥屎已成的重要依据，具有临床指导意义。

【按语】《伤寒论》论治喘证，分表里、寒热、虚实不同证型，既有宣肺解表法，又有清宣肺热法，也有通腑泻下法，常常皮毛、肺和大肠合治，恢复肺气宣降功能，对临床辨证咳喘具有指导意义。

```
         ┌麻黄汤证:风寒束表,肺失宣降
      ┌皮毛┤小青龙汤证:外寒内饮,肺气不利
      │    └桂枝加厚朴杏子汤证:营卫不和,肺气上逆
喘─┼肺 ──→麻杏甘石汤证:肺热壅盛
      │    ┌葛根芩连汤证:大肠湿热,肺气不利,兼表证不解
      └肠  └大承气汤证:阳明腑实,上迫于肺,肺气不降
```

212 伤寒若吐若下后不解，不大便五六日，上至十余日，日晡所发潮热，不恶寒，独语如见鬼状。若剧者，发则不识人，循衣摸床，惕而不安，微喘直视，脉弦者生，涩者死。微者，但发热谵语者，大承气汤主之。若一服利，则止后服。

【释义】 论阳明腑实重证的证治及凭脉以辨预后的方法。

伤寒吐下，劫夺胃中津液，以致化燥成实，腑气壅滞，所以不大便五六日至十余日。日晡所发潮热，是阳明腑实典型症状之一。不恶寒，是表邪已解，邪气凝结于里。独语，是自言自语；如见鬼状，形容神识混乱而躁扰不宁之状，这是由邪热上扰神明所致。此时急需大承气汤泻下燥屎，以免火炽津枯。如当下失下，燥热邪气更加肆虐，势必灼伤真阴，正气更衰，病情进一步恶化而出现昏不识人、循衣摸床、惊惕不安、肢体躁动不安、气促微喘、眼睛直视等症，此是心、肺、

肝、肾诸脏阴液大伤、阴不敛阳、神不守舍的状态。邪实正衰，病势十分凶险。预后如何，应当结合脉象判断。如脉见弦长，则津液气血尚未涸竭，还有治愈的机会，所以称"脉弦者生"；如脉艰涩不利，是热极津枯，阴血已涸，多为死候。提示阳明腑实证，泻下必须及时，如当下失下，必导致燥热内伐肝肾真阴，而成危笃之证。"微者"，是与上句"剧者"相较而言，其病势较轻，仅发热谵语，而无其他阴竭之症，可用大承气汤攻下实热。由于大承气汤属泻下峻剂，所以如一服大便通利，燥热已下，当止后服，以免过剂伤正。

252 伤寒六七日，目中不了了[1]，睛不和[2]，无表里证，大便难，身微热者，此为实也，急下之，宜大承气汤。☆

【词解】

[1]目中不了了：视物模糊不清。

[2]睛不和：目光无神，眼球转动不灵活。

【释义】论燥热灼烁肝肾之阴，治宜急下存阴。

伤寒六七日，既无发热、恶寒的表证，又无潮热、谵语的里证，只见"大便难，身微热"，好像病情不重，为何急用攻下治疗呢？《灵枢·大惑论》载："五脏六腑之精气，皆上注于目而为之精。"若患者"目中不了了，睛不和"，也就是视物模糊，目睛不能转动，说明邪热深伏，肝肾阴精已被劫，五脏之精有内脱的危险。精气内脱，气血大亏，无以与邪相抗争，所以见身有微热。所幸的是，脉象还未见微涩，说明还有一线生机。"此为实也"则指出形成本证的根本在于"实"，即因实致虚，实中夹虚，只有急下其实，才能留得阴津，所以用大承气汤急下以存阴。

253 阳明病，发热汗多者，急下之，宜大承气汤。☆

【提要】论燥实迫津外泄而汗出多，治宜急下存阴。

汗出本是阳明病外证，如"阳明病，发热汗多"，有不尽不已之势，也当用大承气汤急下。为什么需要急下呢？清代医家程郊倩做了很好的说明："发热而复汗多，阳气大蒸于外，虑阴液暴亡于中，虽无内实之兼证，宜急下之。"

254 发汗不解，腹满痛者，急下之，宜大承气汤。☆

【释义】论腹满痛属里实者，治宜急下。

阳明病属胃家实，由于胃肠之气不得通顺，所以必见腹满胀痛之症，但其症多出现在大便硬结不下之后。如果不是这样，当太阳病发汗不解，病邪内并阳明之时，迅即出现腹满疼痛的实证，说明病势发展快，燥热津伤也较为厉害，以至不待时日循序而成，也当用大承气汤急下燥热，夺其势而安其正。

255 腹满不减，减不足言，当下之，宜大承气汤。☆

【释义】论腹满不减，治以大承气汤。

腹满有虚实之辨，满而时减为虚，满而不减为实。如腹部持续胀满而不减轻，或即使减轻一点，也微不足道，属大实大满之候，治可攻下，宜用大承气汤。本条提出的"腹满不减，减不足言"是阳明腑实证的辨证眼目，但这并不是说单凭此一症就可径用大承气汤攻下，尚需和前面诸条合参，全面分析，明其诊断，才可施用。

二、润导法

1. 麻子仁丸证

247 趺阳脉浮而涩，浮则胃气强，涩则小便数，浮涩相搏，大便则硬，其脾为约，麻子仁丸主之。★★

麻子仁丸方

麻子仁_{二升}　芍药_{半斤}　枳实_{半斤,炙}　大黄_{一斤,去皮}　厚朴_{一尺,炙,去皮}　杏仁_{一升,去皮尖,熬,别作脂}

上六味，蜜和丸如梧桐子大，饮服十丸，日三服，渐加，以知为度。

【释义】论脾约的证治。

阳明与太阴为表里，脏腑之气相通，脾为胃行其津液，燥湿相济，以维持阴阳平衡。趺阳脉即足背动脉，相当于足阳明胃经冲阳穴部位，常用以候脾胃之病。趺阳脉浮而涩，浮为阳气偏盛，主胃中有热；涩是阴液偏衰，主太阴脾阴不足。胃热逼迫津液，偏渗于膀胱，所以小便数；加上脾阴亏虚，脾的运化功能不能正常发挥，肠道不得滋润，所以大便硬。像这种胃强脾弱的证候，就不能再以承气汤泻下，当用麻子仁丸泻胃热兼以滋脾阴。

麻子仁丸中以小承气汤泻阳明胃气之强，用麻子仁润肠滋燥，杏仁润燥降肺气而通大肠，芍药滋养脾阴而缓急。蜜制为丸，取其缓缓润下之意。其服法是渐加法，即初服梧桐子大者十丸、日三次，如大便不下，每次服用量可逐渐加至十余丸，直至大便易于排出，即所谓"渐加，以知为度"。

【临床应用】麻子仁丸，又称脾约丸。古代临床多用治胃中有热、小便频数、大便坚者，以及老人便秘、产后便秘等。现代临床用于产后、术后、老年人或素体阴津不足所致的大便困难、习惯性便秘、不全性肠梗阻等，病人常表现为大便干结难下，无明显腹满腹痛，伴口干、口渴、舌红少津、脉细数等。本方虽为缓下之剂，但方中小承气汤毕竟是攻下邪热类方药，所以年老体衰者、孕妇及久病津枯血燥、胃无燥热而有便秘者还需慎用。

2. 蜜煎方、土瓜根及猪胆汁导证

233 阳明病，自汗出，若发汗，小便自利者，此为津液内竭，虽硬不可攻之，

当须自欲大便，宜蜜煎导而通之。若土瓜根及大猪胆汁，皆可为导[1]。

蜜煎方

食蜜_{七合}

上一味，于铜器内，微火煎，当须凝如饴状，搅之勿令焦着，欲可丸，并手捻作挺[2]，令头锐，大如指，长二寸许，当热时急作，冷则硬。以内谷道[3]中，以手急抱，欲大便时乃去之。疑非仲景意，已试甚良。

又大猪胆一枚，泻汁，和少许法醋[4]，以灌谷道内，如一食顷[5]，当大便出宿食恶物，甚效。

【词解】

[1]导：有因势利导之意。用滑润类药纳入肛门，引起排便，叫做导法，为外治法之一种。

[2]挺：根也。

[3]谷道：即肛门。

[4]法醋：即食用醋。

[5]一食顷：约吃一顿饭的时间。

【释义】论津亏便秘的证治。

阳明胃肠燥热而不大便，可用承气汤攻下；胃气强而脾阴不足的大便秘结，可用麻子仁丸润下。若阳明病，自汗出，本为津液外越，再用发汗的方法劫其津液，致使"津液内竭"，此时虽大便燥结坚硬，也不能用攻下的方法以通其大便。因为津液既已内竭，再用攻下，必更伤津液，大便更加燥结不下。这种情况怎么办呢？可等到患者想大便而大便不下的时候，用蜜煎方因势利导，导而通之。

蜜煎方是将蜂蜜放入铜器内，微火煎熬成饴糖状，等其凝可成丸时，做成二寸长的蜜挺，趁热纳入肛门内即可。若不用蜜煎方导便外排，也可用土瓜根或大猪胆汁灌肠。土瓜根方已佚，猪胆汁灌肠法是取大猪胆一枚，泄出胆汁，加少量食醋后灌肠，取其酸苦涌泄而又不致伤津。外导之法，类似于现代医学的灌肠术。蜜煎方、猪胆汁、土瓜根用于大便秘结，导而通之，可谓开导便法之先河，比现代医学早800余年，且至今在临床上仍被应用。

三、下法禁例

204 伤寒呕多，虽有阳明证，不可攻之。

【释义】论伤寒呕多，不可攻下。

呕多，即以呕为主。呕多不可攻的原因有二：一是呕多是胃气上逆的反映，因病变在上，所以禁用攻下。二是喜呕为少阳病之主症，若阳明兼有少阳枢机不利时，也可见呕。但由于少阳病禁下，所以虽有阳明证，也不可攻下。本条从病位、病机两个角度论述，凡见呕多者，都不宜攻下。当然也不是绝对不可以攻下，如阳明病燥屎内结，腑气不通，致使胃气上逆而呕多者，其治疗又应攻下。

205 阳明病，心下硬满者，不可攻之。攻之利遂不止者死，利止者愈。

【释义】论阳明病邪结偏上者禁用攻下。

阳明病实热内结大便成硬，腑气不通，临床表现多为腹满、腹满痛、腹大满不通。如心下硬满而不痛，说明邪气结聚部位偏于上而又未成实，所以说"不可攻之"。如妄行攻下，使脾胃之气受伤，邪气内陷，如果下利不止，提示脾胃之气衰败，所以说"攻之利遂不止者死"。

206 阳明病，面合色赤，不可攻之，必发热。色黄者，小便不利也。

【释义】论阳明病面合色赤者不可攻下。

阳明病有热证、腑实证之分，腑实可下，邪热在经宜清。面合色赤，即满面通红。成无己注："合，通也。阳明病面色通赤者，热在经也。"阳明在经之邪不解，阳郁不伸而见满面通红，并没有阳明里实热证的表现，就不能滥用攻下，否则将损伤脾胃之气，使运化失职而生湿。在经之邪内陷而化热，湿热蕴郁熏蒸，可发生发热、小便不利，以至黄疸等病变。

189 阳明中风，口苦咽干，腹满微喘，发热恶寒，脉浮而紧，若下之，则腹满小便难也。

【释义】论阳明病表邪未解者不可攻下。

阳明中风就是阳明被阳邪所伤，这与第183（第98页）、第184（第99页）两条所论相似，都属阳明初感外邪，阳气被郁不得外达，所以发热、恶寒同见。但阳邪伤人，易于化热，这与伤寒不同。阳明多气多血，郁而化热伤津则口苦、咽干，壅遏气机则腹满微喘。证属阳明表邪未解，里热亢盛，但尚未成实，不可攻下。如误用攻下，邪热内陷，气机壅滞，则腹满更严重；热盛阴津，则小便难。

194 阳明病，不能食，攻其热必哕，所以然者，胃中虚冷故也。以其人本虚，攻其热必哕。

【释义】论阳明中寒，误下致哕。

阳明病因燥屎内结，腑气不通而致不能食，可用大承气汤攻下；但阳明病也有虚寒证，即本条所论"胃中虚冷"，腐熟受纳失职，而不能食，当然不能使用攻下法。如果误诊为胃家实热而攻下治疗，必致胃气败坏而发生哕逆。

第五节　发黄证治

一、湿热发黄证

1. 茵陈蒿汤证

236 阳明病，发热汗出者，此为热越[1]，不能发黄也。但头汗出，身无汗，剂颈而还[2]，小便不利，渴引水浆者，此为瘀热在里，身必发黄，茵陈蒿汤主之。☆☆

茵陈蒿汤方

茵陈蒿六两　　栀子十四枚，擘　　大黄二两，去皮

上三味，以水一斗二升，先煮茵陈减六升，内二味，煮取三升，去滓，分三服。小便当利，尿如皂荚汁状，色正赤，一宿腹减，黄从小便去也。

【词解】

[1]热越：热邪随汗出而外出。

[2]剂颈而还：《金匮玉函经》《千金翼方》"剂"字作"齐"字。齐，限也。剂颈而还，即颈以下无汗。

【释义】论湿热发黄的证治。

阳明与太阴互为表里，阳明主燥，太阴主湿。病至阳明，邪热可从阳明燥化，也可从太阴湿化。阳明病发热汗出，里热可随汗出而外越，湿不得与热邪相结，所以不能发黄。如只有头部出汗，从颈以下无汗，则热不得随汗出而外越，又见小便不利，则湿不得下行；湿热相合，瘀热在里，熏蒸肝胆，疏泄失常，胆汁外溢，因此必身黄。湿热内阻，气化不行，津液不布，多口渴而不喜饮水，所以说"渴引水浆"。"引"，退避之意。证属湿热蕴结，治用茵陈蒿汤清热利湿退黄。

方中以茵陈清热利胆以退黄，大黄泻热化瘀导滞，栀子清利三焦湿热。三药合用，可使瘀热湿浊从二便排出，所以说服药后："小便当利，尿如皂荚汁状，色正赤，一宿腹减，黄从小便去也。"

【临床应用】茵陈蒿汤是治疗湿热发黄的代表方剂。现代临床广泛用于治疗病毒性肝炎，如急性黄疸性肝炎、淤胆型肝炎、小儿急性肝炎、重型肝炎等，还可用于治疗胆石症、胆石症术后、胆道感染、肝脓肿、肝硬化、肝癌、新生儿溶血症、皮肤瘙痒症、急性结膜炎等病证，以黄色鲜明、发热烦渴、便闭尿赤、舌苔黄腻、脉滑数或弦数为辨证要点。如湿邪较重，合五苓散；内有瘀血者，加丹参、赤芍、红花、三棱、莪术等；肝郁较重，兼见胁肋胀满或疼痛者，加柴胡、黄芩、

郁金等；内有结石者，加白芍、海金沙、金钱草、鸡内金等；伴有出血者，加三七、蒲黄等；脾虚便溏者，加茯苓、白术、白扁豆等；湿热下注而两足发热者，加知母、黄柏等。

260 伤寒七八日，身黄如橘子色，小便不利，腹微满者，茵陈蒿汤主之。☆

【释义】 继论湿热发黄证治。

本条应与第236条（第117页）合看，第236条重点在于叙述病因，本条则详述湿热发黄的临床表现。伤寒七八日，周身发黄如橘子色、色泽鲜明，属于阳黄范畴。湿热郁结在里，三焦水道失于通利，则小便不利；肠胃之气壅滞不通，所以腹微满。治以茵陈蒿汤，清利湿热、祛瘀通腑而退黄。

199 阳明病，无汗，小便不利，心中懊恢者，身必发黄。

【释义】 论湿热发黄的成因及主症。

阳明病以里热实为主，燥热亢盛，迫津外泄则汗出，津液偏渗于前阴则小便多。如无汗而小便不利，是内有湿恋而热不得外越，湿热郁蒸不解，上扰心胸则心中懊恢；熏蒸肝胆，胆汁外溢而为身黄、目黄、尿黄，谓之发黄。

2. 栀子柏皮汤证

261 伤寒身黄发热，栀子柏皮汤主之。☆

栀子柏皮汤方

肥栀子_{十五个,擘}　甘草_{一两,炙}　黄柏_{二两}

上三味，以水四升，煮取一升半，去滓，分温再服。

【释义】 论湿热发黄，热重于湿的证治。

伤寒、身黄、发热，据此当属于湿热相合的阳黄，其黄色鲜明如橘子色。湿热蕴结，熏蒸肝胆，胆热液泄而发黄；阳明湿热郁蒸于外而发热。治用栀子柏皮汤，以栀子泄三焦郁热从小便出，黄柏清热燥湿，炙甘草和中健脾，且制栀子、黄柏苦寒伤胃。可见本证的病机特点为湿热蕴结，无形之热重，而湿邪较轻；结合临床还常伴有心烦懊恢、口渴、舌红苔黄、脉濡数或滑数等症。

【临床应用】 栀子柏皮汤具有清解里热、利湿退黄之效。若病黄疸，湿热相蒸而里未实，身虽热而腹不胀满，或者用茵陈蒿汤以后余热未尽，其人尿黄、心烦，属湿热郁于三焦不解的，可用栀子柏皮汤治疗。根据临床经验，用本方治肝炎所致黄疸，与茵陈蒿汤交替使用，常收到较满意的疗效，还可酌情加茵陈、郁金、柴胡等药。

3. 麻黄连轺赤小豆汤证

262 伤寒瘀热在里，身必黄，麻黄连轺赤小豆汤主之。☆

麻黄连轺赤小豆汤方

麻黄_{二两,去节}　连轺_{二两,连翘根是}　杏仁_{四十个,去皮尖}　赤小豆_{一升}　大枣_{十二枚,擘}　生梓白皮_{一升,切}
生姜_{二两,切}　甘草_{二两,炙}

上八味，以潦水一斗，先煮麻黄再沸，去上沫，内诸药，煮取三升，去滓，分温三服，半日服尽。

【释义】论湿热发黄兼表的证治。

"伤寒瘀热在里"即外有寒邪束表，内有湿热互蕴。表邪不解则湿热之邪难以外越，湿热内蕴又有碍表邪外解，从而形成表闭而湿热内蕴的发黄证。因表邪不解，可见脉浮、无汗、发热、恶寒、身疼痛或身痒等；湿热在里，可伴心烦、小便不利等里证。治当宣散表邪、清利湿热，方用麻黄连轺赤小豆汤。

麻黄连轺赤小豆汤由麻黄汤去桂枝加连轺、赤小豆、生梓白皮、大枣、生姜组成。方用麻黄、杏仁、生姜解表散邪，宣肺利气，通调水道，开鬼门而行水利湿；连轺即连翘根，今多用连翘替代，可清透邪热；生梓白皮苦寒，清热利湿，常用桑白皮或茵陈代替；赤小豆清热利湿，兼以活血而治瘀热；炙甘草、大枣和营卫益中焦；潦水是雨水所积，用于煎药，取其味薄，不助水邪而能清热。本方外能解表散热，内能清热利湿解毒，开鬼门、洁净府兼而有之，因此宜治湿热发黄兼表邪不解。

【临床应用】现代常用本方治疗急性黄疸性肝炎、淤胆型肝炎外，还用于急性肾小球肾炎、急性气管炎、支气管哮喘、过敏性鼻炎、荨麻疹、皮肤过敏性丘疹等病证，以外有风寒表邪、内有湿热为辨证要点。如湿热较重，加薏苡仁、栀子、芦根等；水肿明显者，合用五苓散；咳嗽较重且痰多者，合用二陈汤并酌加前胡、枇杷叶等；若治疗皮肤过敏性疾病，多加蝉蜕、白鲜皮、地肤子等。

【按语】阳明湿热发黄三方证，均属于阳黄，病机均为湿热蕴结，熏蒸肝胆，胆热液泄，胆汁外溢肌肤，临床都可以见到身、目、小便俱黄且黄色鲜明。但茵陈蒿汤证，湿热俱重，胶结不解，兼有阳明闭结、腑气壅滞；麻黄连轺赤小豆汤证，是湿热发黄，兼太阳表邪未解，营卫闭郁；栀子柏皮汤证，外不兼太阳表证，内不兼阳明闭结，以湿热郁蒸、热多湿少为特点（表2-3）。

表2-3　湿热发黄三方证鉴别

方证名称	主要证候		病因病机	治则治法	方药组成
茵陈蒿汤证（湿热并重）	身、目、小便俱黄，黄色鲜明而润泽	发热，无汗或汗出不畅，小便不利，腹微满，大便不畅或秘结	湿热郁蒸，熏蒸肝胆，兼腑气壅滞	清热利湿，利胆退黄	茵陈蒿六两、栀子十四枚、大黄二两

方证名称	主要证候		病因病机	治则治法	方药组成
栀子柏皮汤证（热重于湿）	身、目、小便俱黄，黄色鲜明而润泽	发热，心烦懊憹，口渴，舌红	湿热蕴结，热重湿轻，熏蒸肝胆	清热利胆，兼泄湿退黄	肥栀子十五枚、炙甘草一两、黄柏二两
麻黄连轺赤小豆汤证（湿热兼表）		发热，恶寒，无汗，小便不利，身痒	湿热蕴结，熏蒸肝胆，兼表证未解	清热利湿，宣散表邪	麻黄二两、连轺二两、杏仁四十个、赤小豆一升、大枣十二枚、生梓白皮一升、生姜二两、炙甘草二两

二、寒湿发黄证

195 阳明病，脉迟，食难用饱，饱则微烦，头眩，必小便难，此欲作谷瘅[1]。虽下之，腹满如故，所以然者，脉迟故也。

【词解】

[1]谷瘅：瘅，同疸。因水谷不化，湿郁而发为黄疸，称"谷疸"。谷疸有湿热与寒湿之分，本条所论的欲作谷疸，当属寒湿。

【释义】 论阳明中寒欲作谷疸的脉症。

阳明病脉迟，迟主寒，中焦虚寒，腐熟无权，导致不能食。如饮食不节，强食过饱，虚弱的胃气被谷气所郁遏，水谷不能化生精微物质而反生湿邪，水谷之湿郁蒸而微烦；中焦既阻，清阳不能上荣头目则头眩。中焦阳虚，水湿不化，气机阻塞，水道不通，出现小便难。若不及时治疗，水谷不化，湿郁不解，病久将成谷疸。据以上脉症，这是将要出现谷疸，属于寒湿发黄，治疗应当用温运中阳、散寒除湿之剂，即所谓"于寒湿中求之"。若因为微烦或有腹满等症，而妄用苦寒攻下，则中阳更伤，寒湿郁滞更重，不但腹满如故，而且小便仍难。"所以然者，脉迟故也"为自注句，不仅说它的脉象，更重要的是借脉象概括病机，强调寒湿发黄之所以不可攻下，就在于脾胃虚寒而水湿郁滞。

寒湿发黄证（阴黄）与湿热发黄证（阳黄）是临床常见的发黄证型。阳黄失治或误治，迁延日久，损伤脾阳，湿从寒化，可转为阴黄。阴黄复感外邪，或温燥太过，寒从热化，也可以转为阳黄，正所谓"实则阳明，虚则太阴"故也。寒湿发黄证与湿热发黄证的鉴别如表 2-4 所示。

表 2-4　寒湿发黄证与湿热发黄证的鉴别

病证名		主要证候	病因病机	治则治法		代表方剂
寒湿发黄证(阴黄)	身黄、目黄、小便黄	黄色晦暗,身无大热或身冷汗出,不烦不渴,或渴喜热饮,腹满时减,大便溏薄,舌质淡,苔白滑腻,脉沉而迟缓	脾虚寒湿中阻	温中散寒	利湿祛邪	茵陈蒿汤、栀子柏皮汤、麻黄连轺赤小豆汤等
湿热发黄证(阳黄)		黄色鲜明如橘子色,但头汗出,或汗出不彻,发热,口渴,心烦,腹满,大便秘结或不畅,小便黄赤而不利,舌红苔黄腻,脉弦滑而数	湿热郁结熏蒸肝胆	清热泄实		茵陈术附汤、茵陈理中汤等

三、被火发黄证

200 阳明病,被火,额上微汗出,而小便不利者,必发黄。

【释义】论阳明病误火导致发黄证。

阳明病,里热实证,治疗应该以清、下两法为主。如辨证不明,误用火法,火与热合,则邪热更加炽盛。此时如能全身汗出,则邪热可随汗发越;如小便尚利,则湿可下走。如仅额上微微汗出且小便不利,那么热不得越、湿不得下泄,热郁湿蒸,肝胆疏泄失职,胆汁外溢,所以身必发黄。

第六节　阳明病虚寒证

一、辨治纲要

190 阳明病,若能食,名中风;不能食,名中寒。

【释义】论以能食与否辨阳明病之寒热。

胃为水谷之海，主受纳与腐熟水谷，因此如果胃家有实热或虚寒，在饮食上必然会有所反映。阳明中风，风为阳邪，阳能消谷，因此"能食"。若中寒，寒为阴邪，易伤阳气，胃阳受伤不能腐熟水谷，因此"不能食"。本条虽然以能食与否辨阳明中风与中寒，但临床上还须结合其他脉症综合判断，如胃中虚冷，除饮食受影响外，多伴有胃中冷、喜温喜按、脉迟缓或沉迟、舌质淡苔白润等。

191 阳明病，若中寒者，不能食，小便不利，手足濈然汗出，此欲作固瘕，必大便初硬后溏。所以然者，以胃中冷，水谷不别故也。

【释义】论阳明中寒欲作固瘕的病证。

阳明中寒证，胃阳不足，不能消谷则不欲食。足阳明胃与足太阴脾以膜相连，同居于中焦，病变常相互影响。胃寒及脾，脾失健运，水谷不别，清浊不分，水液直趋大肠则小便不利，大便溏泄、水谷夹杂。中焦阳虚，水寒之邪内凝，津液不利，所以初头硬后溏正是肠虚有寒的反映。这种因胃中虚冷，水谷不消而结积的以大便初硬后溏为特征的病证，称为"固瘕"。阳明主四肢，四肢是诸阳之本。胃阳虚弱，四肢不能禀气于胃，阳气难以达于四末，卫气不固，所以手足渗出冷汗而连绵不断。"所以然者，以胃中冷，水谷不别故也"，为自注句，概括了小便不利、大便初硬后溏等症的病理机制，指出以上诸症都是因脾胃虚寒、腐熟无权所致。

194 阳明病，不能食，攻其热必哕，所以然者，胃中虚冷故也。以其人本虚，攻其热必哕。

【释义】论胃中虚冷者，禁用攻下及误攻的变证。

阳明病，症见不能食，有虚实两种情况。实者，多属燥屎阻结胃肠，腑气壅闭而不能纳食，当伴有潮热、谵语、腹满痛、不大便、脉沉实、苔黄燥等，可用承气汤攻下泻热。虚者，多因胃中虚冷，腐熟无权而不能受纳，治宜温中和胃，如吴茱萸汤、丁萸理中汤等可据症选用。如果将胃中虚冷的不能食，误诊为阳明腑实燥结而用攻下法治疗，必然损伤胃气，以致出现胃虚气逆的呃逆不止。

197 阳明病，反无汗，而小便利，二三日呕而咳，手足厥者，必苦头痛。若不咳不呕，手足不厥者，头不痛。

【释义】论阳明中寒夹寒饮上逆的病证。

阳明病无汗，非虚即寒。阳明病虚证，多见"如虫行皮中状"。阳明中寒，阳虚不运，则寒饮内停，水饮阻滞，胃气失降则呕；寒饮射肺，肺气不利则咳；阳虚饮停，气机阻滞，四肢失于温煦则厥冷；饮寒上逆，阻遏清阳，气血运行不畅则头痛。"小便利"者，因病在中焦，而不在下焦，尚未影响膀胱的气化，因此小便尚利。如不见咳、呕、厥冷等症，提示寒饮尚未向上冲逆，高巅之上清阳尚未阻滞，所以头不痛。

198 阳明病，但头眩，不恶寒，故能食而咳，其人咽必痛。若不咳者，咽不痛。

【释义】论阳明中风，热邪上扰之证。

第190条（第121页）说到阳明病，若能食，为中风。此条论述阳明病能食、不恶寒，可知证属阳明中风，表邪化热，热邪上扰，清窍不利则头眩。热邪上迫于肺，肺失清肃则咳。咽喉为肺之门户，热邪循经上咽喉，则咽喉疼痛。反之，如邪热未逆而犯肺，则不咳、咽不痛。与第197条相比，两条所论均见头眩、咳等症，但寒热虚实有差别，应对比来看，以加强辨证论治思维训练。

226 若胃中虚冷，不能食者，饮水则哕。

【释义】论胃中虚冷饮水致哕证。

胃为阳土，主受纳水谷。饮食入胃，依赖胃中阳气的腐熟，并由脾转输精微，以养全身。"胃中虚冷"，即胃阳虚衰，腐熟无权，水谷不得运化，所以不能食。阳虚则水饮不化，如饮水多，停蓄胃中，寒水相搏，胃气上逆则发生呃逆。本条未出方药，据症可选用理中汤加丁香、吴茱萸等温中降逆。

二、中寒呕逆证（吴茱萸汤证）

243 食谷欲呕，属阳明也，吴茱萸汤主之。得汤反剧者，属上焦也。☆☆

吴茱萸汤方

吴茱萸一升,洗　人参三两　生姜六两,切　大枣十二枚,擘

上四味，以水七升，煮取二升，去滓，温服七合，日三服。

【释义】论阳明中寒，食谷欲呕的辨治。

阳明胃是水谷之海，主受纳腐熟，胃气以下行为顺。呕为胃气上逆之象。如阳明病胃中虚寒，必不能受纳腐熟水谷以下行，胃失和降而逆于上，为"食谷欲呕"。食谷欲呕，是形容进食欲纳而又不能纳的一种证候表现，由胃气虚寒所致，故云"属阳明也"。治以吴茱萸汤温胃散寒，降逆止呕。

方中吴茱萸味苦而辛，性大热，入肝胃经，能下气暖肝胃以治寒浊；重用生姜六两温胃散寒以消饮，并能降逆止呕；人参、大枣甘温补中，益气扶虚。服用吴茱萸汤后，如其人呕吐反而更厉害的，说明药后机体与寒浊相争，驱邪外出，这其实是服药得效的反映。

【临床应用】吴茱萸汤主要用于治疗肝寒犯胃、浊阴上逆的呕吐、头痛等症。如急慢性胃肠炎、慢性胃溃疡、神经性呕吐、幽门痉挛、梅尼埃病、高血压病、神经性头痛、疝痛等，证属肝胃虚寒、浊阴上逆者。如呕吐重，可加旋覆花、赭石、陈皮、姜半夏等；下利重者，可加茯苓、白扁豆等；腹胀满者，可加砂仁、豆蔻、厚朴等；饥饿疼痛兼吐酸者，可加白芍、白及、煅牡蛎、煅瓦楞子等；头痛较重者，可加川芎、细辛、白芷等；胃脘冷痛者，可加荜茇、高良姜、香附、元胡等。

三、阳明病虚证

196 阳明病，法多汗，反无汗，其身如虫行皮中状者，此以久虚故也。

【释义】论阳明病无汗，身如虫行皮中状的机理。

阳明病里热实证，因热邪蒸迫津液外泄，因而可见多汗。本条阳明病，反见无汗，故云"久虚故也"。这是因为素体津气不足，气化不利，汗出无源之故。正气与邪相争，游行于肌肤，欲出不能，于是就出现了身痒如虫蚁在皮内爬行的异常感觉。对于其治疗，仲景没有明言治法方药，后世医家提出可用小建中汤、黄芪建中汤、桂枝加芍药生姜各一两人参三两新加汤等，对临床辨治老年皮肤瘙痒症，证属气血两虚、血虚风燥者，具有参考意义。

阳明病篇小结

本章系统讲述了阳明病及其变证的辨证论治。阳明病以"胃家实"为提纲，根据邪热是否与肠中糟粕相结合而分为阳明病热证、阳明病实证。

（1）阳明病热证　治宜采用清法，具体包括栀子豉汤证、白虎汤证及白虎加人参汤证、猪苓汤证，清代医家柯琴称之为"阳明起手三法"。

（2）阳明病实证　治宜攻下，根据里热实结与正气亏虚的情况，分为攻下法、润下法和导下法，具体包括调胃承气汤证、小承气汤证、大承气汤证，以及麻子仁丸证和蜜煎方、土瓜根及猪胆汁导证。对于攻下法，本篇强调要审慎从事，详加辨析。特别对于暂时难以明辨的病证，主张先不用大承气汤峻下，而使用小承气汤以轻下里实，或者少予小承气汤作为试探，然后再酌情予以大承气汤，以免贸然攻下徒伤正气。但是如果遇到阳明里实危急重证，如阳明三急下证，则又需釜底抽薪、急下存阴。

本篇还论述了发黄的几种情况，包括湿热发黄、寒湿发黄、被火发黄等，以湿热发黄为重点，包括茵陈蒿汤证、栀子柏皮汤证、麻黄连轺赤小豆汤证。此外，阳明病还有中风、中寒之辨，能食者为中风，不能食者名中寒，其中以中寒呕逆的吴茱萸汤证为代表。

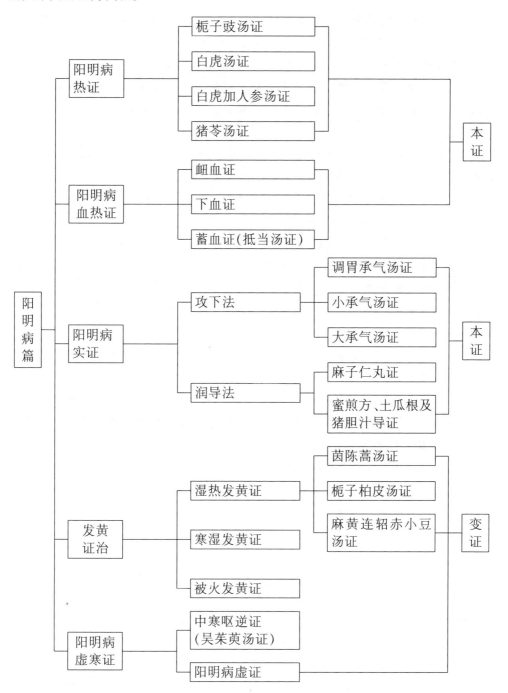

附：阳明病篇其他原文

192 阳明病，初欲食，小便反不利，大便自调，其人骨节疼，翕翕如有热状，奄然发狂，濈然汗出而解者，此水不胜谷气，与汗共并，脉紧则愈。

203 阳明病，本自汗出，医更重发汗，病已差，尚微烦不了了者，此必大便硬故也。以亡津液，胃中干燥，故令大便硬。当问其小便日几行，若本小便日三四行，今日再行，故知大便不久出。今为小便极少，以津液当还入胃中，故知不久必大便也。

208 阳明病，脉迟，虽汗出不恶寒者，其身必重，短气腹满而喘，有潮热者，此外欲解，可攻里也。手足濈然汗出者，此大便已硬也，大承气汤主之；若汗多，微发热恶寒者，外未解也。其热不潮，未可与承气汤；若腹大满不通者，可与小承气汤，微和胃气，勿令至大泄下。

209 阳明病，潮热，大便微硬者，可与大承气汤，不硬者不可与之。若不大便六七日，恐有燥屎，欲知之法，少与小承气汤，汤入腹中，转失气者，此有燥屎也，乃可攻之。若不转失气者，此但初头硬，后必溏，不可攻之，攻之必胀满不能食也。欲饮水者，与水则哕。其后发热者，必大便复硬而少也，以小承气汤和之。不转失气者，慎不可攻也。

210 夫实则谵语，虚则郑声。郑声者，重语也。直视谵语，喘满者死，下利者亦死。☆

211 发汗多，若重发汗者，亡其阳，谵语。脉短者死，脉自和者不死。

218 伤寒四五日，脉沉而喘满，沉为在里，而反发其汗，津液越出，大便为难，表虚里实，久则谵语。

225 脉浮而迟，表热里寒，下利清谷者，四逆汤主之。

231 阳明中风，脉弦浮大而短气，腹都满，胁下及心痛，久按之气不通，鼻干不得汗，嗜卧，一身及目悉黄，小便难，有潮热，时时哕，耳前后肿，刺之小差，外不解，病过十日，脉续浮者，与小柴胡汤。

232 脉但浮，无余证者，与麻黄汤；若不尿，腹满加哕者，不治。

234 阳明病，脉迟，汗出多，微恶寒者，表未解也，可发汗，宜桂枝汤。

235 阳明病，脉浮，无汗而喘者，发汗则愈，宜麻黄汤。

240 病人烦热，汗出则解，又如疟状，日晡所发热者，属阳明也。脉实者，宜下之；脉浮虚者，宜发汗。下之与大承气汤，发汗宜桂枝汤。

244 太阳病，寸缓关浮尺弱，其人发热汗出，复恶寒，不呕，但心下痞者，此以医下之也。如其不下者，病人不恶寒而渴者，此转属阳明也。小便数者，大便必硬，不更衣十日，无所苦也。渴欲饮水，少少与之，但以法救之。渴者，宜五苓散。

245 脉阳微而汗出少者，为自和也，汗出多者，为太过。阳脉实，因发其汗，出多者，亦为太过。太过者，为阳绝于里，亡津液，大便因硬也。

246 脉浮而芤，浮为阳，芤为阴，浮芤相搏，胃气生热，其阳则绝。

251 得病二三日，脉弱，无太阳、柴胡证，烦躁，心下硬。至四五日，虽能食，以小承气汤，少少与，微和之，令小安。至六日，与承气汤一升。若不大便六七日，小便少者，虽不受食，但初头硬，后必溏，未定成硬，攻之必溏；须小便利，屎定硬，乃可攻之，宜大承气汤。

256 阳明少阳合病，必下利，其脉不负者，为顺也。负者，失也，互相克贼，名为负也。脉滑而数者，有宿食也，当下之，宜大承气汤。

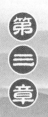

辨少阳病脉证并治

第三章

导　读

少阳的生理

少阳，包括足少阳胆与手少阳三焦，分别与足厥阴肝、手厥阴心包相表里。

胆为六腑之一，内藏精汁而寄相火，主决断，性疏泄，喜条达。三焦主决渎而通调水道，总司气化，为水火气机运行之道路。胆与三焦，经脉相连，功能相关，胆腑清利则肝气条达，三焦通畅，水火气机升降自如，上焦如雾，中焦如沤，下焦如渎。

少阳的病理

少阳病是外感病发展过程中由表入里的阶段，其病因有两个方面：一是少阳本经受邪。多因素体虚弱，感受外邪导致，如第97条（第132页）所说"血弱气尽，腠理开，邪气因入，与正气相搏，结于胁下"。二是因误治、失治，他经（如太阳、阳明）之邪传至少阳所致。病至少阳，枢机不利，胆火上炎，消灼津液，则现口苦、咽干、目眩等少阳胆腑郁热之证。正邪纷争，出现往来寒热；少阳经脉不利则胸胁苦满；枢机不利，影响脾胃功能，则有默默不欲饮食、心烦喜呕等症。以上诸症，反映了少阳为病，枢机不利，气机郁滞，经腑同病，游走不定的病理特点。治用小柴胡汤，和解少阳枢机，而禁用汗、吐、下、利小便等法。

邪入少阳，正邪相争，枢机不利，病证常有兼夹。如外兼太阳表证，见发热微恶寒、肢节烦疼、微呕、心下支结，是太阳少阳同病，治用柴胡桂枝汤，和解少阳，兼以解肌祛风、调和营卫。如兼阳明里实，症见呕不止、心下急、郁郁微烦，或兼潮热、大便硬等，治用大柴胡汤或柴胡加芒硝汤，和解兼泻里实。如兼三焦气化不利，水饮内停，见胸胁满微结、小便不利、渴而不呕、但头汗出、往来寒热、心烦等，治宜柴胡桂枝干姜汤，和解少阳兼化气行水；若水火邪气弥漫，虚实互见，症见胸满烦惊、小便不利、谵语、身重者，治用柴胡加龙骨牡蛎汤，于和解少阳之中，寓通阳和表、泻热去实、重镇安神之法。

少阳病治疗得法，多可表解里和而痊愈。如失治误治，或伤津化燥邪入阳明，或误下伤阳传入太阴，或表里相传而入厥阴。此外，也可因误用攻下，形成结胸、痞等，或耗伤气血，心失所养，胆气虚损，而现心悸烦惊等病证。

第一节　少阳病纲要

一、少阳病提纲

263 少阳之为病，口苦，咽干，目眩也。★★

【释义】论少阳病的辨证提纲。

少阳胆与三焦，内寓相火。胆附于肝，其性主疏泄。三焦是水火气机通行的道路。少阳受邪，气机不疏而化火，胆火循经上炎，则见口苦；火邪灼伤津液，因此咽喉干燥；足少阳经脉起于目锐眦（外眼角），且肝胆互为表里，肝开窍于目，邪热循经上扰空窍，导致头目晕眩。口苦、咽干、目眩三症，都是胆腑郁火上炎之象，而"口苦"冠于他症之首，足见"口苦"在少阳病辨证中具有重要意义。临床所见少阳病的口苦，以晨起最为明显。这是因为少阳之气旺于寅至辰时（凌晨 3 点至 9 点），此时正邪纷争，郁火上炎，所以口苦比其他时间更为显著。此外，少阳病证，往往还有胸胁苦满、往来寒热、心烦喜呕、默默不欲饮食、脉弦细等症，临床应当与提纲症结合起来，使得辨证更为全面准确。

二、少阳病治禁

264 少阳中风，两耳无所闻，目赤，胸中满而烦者，不可吐下，吐下则悸而惊。

【释义】论少阳中风的治禁与误治变证。

少阳胆经起于目锐眦（外眼角），上头角，环绕于耳前后，入贯胸膈。风为阳邪，其性上行。少阳风火循经上扰，壅滞清窍，可见耳聋、目赤。邪热郁滞，经气不利，故胸满而烦，治宜小柴胡汤和解枢机。如将胸闷而烦误诊为胃肠实邪，而治以吐下，必耗伤气血又逆少阳之机，如此则导致心胆虚弱，因而出现惊悸的变证。

265 伤寒，脉弦细，头痛发热者，属少阳。少阳不可发汗，发汗则谵语，此属胃。胃和则愈，胃不和，烦而悸。

【释义】论少阳伤寒的脉症、治禁及误治变证。

伤寒，头痛发热，见脉浮，则病在太阳，太阳之头痛以后头部、连及项部为显著。如脉弦细，头痛偏在头角两侧，说明病已转属少阳。少阳为病，内有邪热，应该用小柴胡汤和解。如解表发汗不仅无益，而且会助热伤津，津伤化燥，邪陷于胃，可发生谵语。如果其人津液能自然恢复，使胃中阴阳自和的，则谵语也可不治自愈；如果胃中津液不能自和，燥热邪气不除，邪实正虚，可继发心烦、心悸等病证。

第二节　少阳病本证

1. 小柴胡汤证

096 伤寒五六日中风，往来寒热，胸胁苦满，嘿嘿[1]不欲饮食，心烦喜呕[2]，或胸中烦而不呕，或渴，或腹中痛，或胁下痞硬，或心下悸、小便不利，或不渴、身有微热，或咳者，小柴胡汤主之。★★

小柴胡汤方

柴胡半斤　黄芩三两　人参三两　半夏半升,洗　甘草炙　生姜各三两,切　大枣十二枚,擘

上七味，以水一斗二升，煮取六升，去滓，再煎取三升，温服一升，日三服。若胸中烦而不呕者，去半夏、人参，加栝楼实一枚；若渴，去半夏，加人参合前成四两半、栝楼根四两；若腹中痛者，去黄芩，加芍药三两；若胁下痞硬，去大枣，加牡蛎四两；若心下悸、小便不利者，去黄芩，加茯苓四两；若不渴，外有微热者，去人参，加桂枝三两，温覆微汗愈；若咳者，去人参、大枣、生姜，加五味子半升、干姜二两。

【词解】

[1]嘿嘿(mòmò)：嘿，静也。嘿嘿，即表情沉默、不欲言语。

[2]喜呕：喜，容易发生。喜呕，即经常作呕。

【释义】论少阳病小柴胡汤证治。

伤寒或中风五六日，太阳病证已罢，邪传少阳而导致经、腑功能失常。邪入少阳，正邪纷争，如邪盛而正却则恶寒，正盛邪却、抗邪外出则发热，正邪相争、互有进退，所以可见发热与恶寒交替出现，称为"往来寒热"。足少阳经脉从缺盆下腋，循胸过季胁，受邪则经气不利，郁而不舒，可见胸胁满闷。少阳气郁，肝胆疏泄失职，则可见精神沉默，或抑郁苦闷；郁而化火则见烦躁。"邪在胆，逆在胃"，少阳胆腑内藏精汁，其疏泄正常则有助于脾土消化。少阳受邪，肝胆疏泄不利，影响脾胃消化功能，则不欲饮食，甚或胃气上逆而频频作呕，并见口苦、咽干等症。由此可见，少阳为病，具有易出现经、腑同病的病理特点。少阳病的治疗，当以和解之法，方用小柴胡汤。

因少阳主枢，统括胆与三焦，居表里之间，故其病情也变化多端，表现有许多或见之症。如热郁于胸中而未影响及胃，则见胸中烦而不呕；如邪热耗伤津液则口渴；如木（肝胆）郁气滞，横逆犯脾，则见腹中痛；病久则气郁及血，气滞血瘀，邪气结聚而胁下痞硬；如三焦水道不利，水饮内停胃脘则心下悸、小便不利；如邪偏太阳之表、里之邪热不甚，则口不渴而身有微热；水停心下，上逆射肺，肺气不利则咳嗽。以上诸或见症，都是在少阳病基础上出现的变化，所以仍以小柴胡汤加减治疗。

小柴胡汤中，柴胡配黄芩，两清少阳经、腑之热，并疏泄肝胆气郁。半夏配生姜，是小半夏汤，二药能散能降，外散其结，内降其呕。人参、炙甘草、大枣甘温补脾，助正祛邪，以防邪传太阴。此方药味虽仅七味，但寒热并用，辛开苦降，扶正祛邪，共成宣通内外、调达气机之方，被后世誉为"和解法"的代表方剂。如心胸烦而不呕，为痰热蕴于胸，所以去人参之补、半夏之温燥，加瓜蒌实清热去痰开结；口渴者，是邪热损伤津气，所以去半夏之燥，加大人参的剂量，协同瓜蒌根（天花粉）以滋养气液。腹中痛，是肝脾不和，木郁乘脾，血脉不利，去黄芩之苦寒，加芍药和营柔肝而止腹痛；胁下痞硬，为邪气结聚而坚凝，去大枣之甘缓，加牡蛎咸寒以软坚消痞；心下悸、小便不利，为水邪内停，气化不行，去黄芩之苦寒，加茯苓淡渗以利水；外有微热而口不渴，为表邪未解，去人参之补，加桂枝以解表邪；咳者，是寒邪客肺为病，当去人参、大枣之滞气，易生姜为干姜，再加五味子，以温肺散寒。

【临床应用】小柴胡汤是治疗少阳胆火内郁、枢机不利的主方，以胸胁苦满、往来寒热、口苦咽干、心烦喜呕、脉弦细等为辨证要点。但其临床应用不限于少阳病，仲景也用其治疗少阳阳明同病、三阳合病、阳微结、黄疸、腹痛呕吐及热入血室等病证。后世医家秉承仲景之法，无论外感或内伤，凡与少阳病位相关，且属气郁化火、枢机不利者，都可以用本方化裁治之，大大拓展了其临床运用范围，并发展创制出许多著名方剂，如柴胡陷胸汤、柴苓汤、柴胡四物汤、柴胡甘麦汤、柴胡竹茹汤、柴白汤、柴胡温胆汤、柴葛解肌汤等。

097 血弱气尽，腠理开，邪气因入，与正气相搏，结于胁下。正邪分争，往来寒热，休作有时，嘿嘿不欲饮食。藏府相连，其痛必下，邪高痛下，故使呕也，小柴胡汤主之。服柴胡汤已，渴者，属阳明，以法治之。☆

【释义】 承第96条论少阳病小柴胡汤证的病因病机、治法与转归。

"血弱气尽"，是说气血虚弱，腠理疏松，正气抗邪无力，外邪乘虚而入，正邪搏结于少阳经脉，所以出现胸胁苦满。邪入少阳，正邪交争，互有胜负，邪胜则寒，正胜则热，所以往来寒热、休作有时。肝胆气郁，疏泄失职，则情志不遂而默默少言；肝胆疏泄失职，影响脾胃消化功能，因此不欲饮食。肝胆相连，五行属木；脾胃相关，五行属土；木旺乘土，脾络不和，则为腹痛；胃失和降，则为呕逆。邪从肝胆而来，对于脾胃而言，肝胆气郁而邪盛，称为"邪高"；病及脾络，气机凝滞而腹痛，所以说"痛下"。以上诸症，都由邪结少阳所致，所以用小柴胡汤治疗。如少阳郁火较重，或胃阳素来旺盛，即使已经使用小柴胡汤治疗，但其邪热仍继续深入，并转属阳明病，热盛津伤则口渴，当以阳明病之法辨证施治。本条只说"以法治之"，并没有提出治疗的具体方药，意在示人当灵活掌握。

266 本太阳病不解，转入少阳者，胁下硬满，干呕不能食，往来寒热，尚未吐下，脉沉紧者，与小柴胡汤。☆

【释义】 论太阳病转入少阳的证治。

太阳病不解，邪气内传少阳，导致少阳经气不利，所以症见胁下硬满，即胁下痞硬之意，属胸胁苦满之类的证候。正邪交争、互有进退，所以往来寒热。肝胆不舒，木（肝胆）不疏土（脾胃），影响胃气和降，则干呕不能食，即喜呕、默默不欲饮食。因尚未用吐、下法误治，正气未伤，邪无内陷。"脉沉紧"则提示太阳表邪已解，少阳证见，与太阳表证"脉浮"相对而沉；紧有弦之意，为少阳之脉。脉症合参，少阳证具，所以用小柴胡汤和解枢机为治。

099 伤寒四五日，身热恶风，颈项强，胁下满，手足温而渴者，小柴胡汤主之。☆

【释义】 论三阳合病，治从少阳。

病伤寒四五日，症见身热、恶风是太阳表证；手足温而渴是阳明里证；胁下满，是少阳受邪，枢机不利。颈项强，既属太阳表邪未解，又与阳明、少阳有关。因足阳明之脉，从下颌下人迎行身之前；足少阳之脉，从耳下缺盆行身之侧，"颈项强"与三阳经脉不利都有关系。三阳病证俱见，如此可从少阳论治，待到少阳枢机畅利，则三阳之邪都可相应而解。

100 伤寒，阳脉涩，阴脉弦，法当腹中急痛，先与小建中汤，不差者，小柴胡汤主之。★★

【释义】 论土虚木乘，少阳夹虚的证治。

伤寒脉弦，是邪传少阳之征。如脉浮取涩滞，沉取弦劲，是脾气亏虚而肝胆气郁的脉象。脾土虚弱，肝旺乘之，脾络不和，气血凝滞，所以见腹中拘急而痛。根据"见肝之病，知肝传脾，当先实脾"的治疗法则，可以先用小建中汤，缓中补虚以止痛；服药后，如脾虚得以健运，肝胆气机条达，则诸症当除。如腹痛仍不除，而肝胆气郁仍在，则治用小柴胡汤和解少阳、疏利肝胆，其病可愈。

143 妇人中风，发热恶寒，经水适来，得之七八日，热除而脉迟身凉，胸胁下满，如结胸状，谵语者，此为热入血室也，当刺期门，随其实而取之。

144 妇人中风，七八日续得寒热，发作有时，经水适断者，此为热入血室，其血必结，故使如疟状，发作有时，小柴胡汤主之。

145 妇人伤寒，发热，经水适来，昼日明了，暮则谵语，如见鬼状者，此为热入血室，无犯胃气及上二焦，必自愈。

【释义】 以上三条论热入血室的证治。

关于血室，有冲脉、肝脏、胞宫等说法。据《伤寒杂病论》，热入血室证多见于月经期，所以血室当以胞宫为是。胞宫，即子宫，有主月经和孕育胎儿的作用。由于"冲为血海""肝主藏血"，正常的月经与胎儿的孕育均有赖于血液的供应与营养，所以胞宫无疑与冲脉和肝脏有着密切的关系。当妇女正来月经，或月经刚刚来过，或是产后，因血室空虚，即"血弱气尽，腠理开，邪气因入，与正气相搏"，热与血结，影响了肝胆的疏泄功能，因而发生热入血室病证。由于邪热内陷的深浅不同，所以热入血室表现的证候也不一样。

若妇人感受风寒，症见发热、恶寒等，这时又恰逢月经期，由于血室空虚，表邪可乘虚内陷于血室。表邪入里与血结，所以热除身凉而脉迟；血室受邪，而肝主藏血，故肝胆疏泄不利，气血不和，可见胸胁下满，状如结胸；血热扰心，则可发生谵语。本证邪结偏于里，可用刺期门的方法，以泻肝经实热。

若妇人中风或伤寒至七八日之久，连续出现往来寒热，且月经也同时停止不来，说明表邪内陷，热入血室，热与血结，滞而不行，所以经水中断；正邪交争，影响了少阳枢机不利，所以往来寒热，像疟疾一样，而发作有时，治疗用小柴胡汤疏解血室之邪热，以利少阳之枢利。因经水适断的"热入血室，其血必结"，用小柴胡汤治疗时，可据症酌加生地黄、牡丹皮、桃仁、红花等清热凉血、活血化瘀药物。

热入血室还可表现为妇人患太阳伤寒，由于经水适来，邪热乘虚而内陷；因为心主血，血属阴，夜为阴，血热扰心，入夜则神识昏糊、胡言乱语，如同见了鬼神一般。邪热内陷,入于血室而不在胃,所以不能用承气汤攻下;邪已离表,当然也不能再用解表的方法治疗,所以提出"无犯胃气及上二焦"的治疗禁忌。同样道理,如妇人患阳明病而见经行下血,热入血室,发生谵语、头汗出等症,当用刺期门泻肝经实热的方法治疗,不能误认为是胃家实热而施以攻下。

148 伤寒五六日,头汗出,微恶寒,手足冷,心下满,口不欲食,大便硬,脉细者,此为阳微结,必有表,复有里也。脉沉,亦在里也,汗出为阳微,假令纯阴结,不得复有外证,悉入在里,此为半在里半在外也。脉虽沉紧,不得为少阴病,所以然者,阴不得有汗,今头汗出,故知非少阴也,可与小柴胡汤。设不了了者,得屎而解。

【释义】 论阳微结的证治及与纯阴结的鉴别。

伤寒五六日,症见微恶寒是表证仍在;大便硬、心下满、口不欲食是里不和。既有表证,又见里实,此为阳微结。表里不和,枢机不利,阳气郁滞,不得外达而温煦周身、四肢,可见头汗出而手足冷。阳郁而气血涩滞,脉道不利而见脉沉。这种脉沉,病位虽然在里,但也不能误认为是纯阴结。"纯阴结"是指少阴阳虚,阴寒凝结,纯属里虚寒证,一般不会见到头汗出。阳微结证属于"半在里半在外"病证,即此时可以用小柴胡汤和解表里,通阳热之郁结,使阳气外达,津液得下,胃气得和,汗出而解。如服用小柴胡汤后,表邪解而里气未和,可微通大便,泻热实而利气机,使之"得屎而解"。

229 阳明病,发潮热,大便溏,小便自可,胸胁满不去者,与小柴胡汤。☆

【释义】 论少阳阳明并病,治取少阳之法。

阳明病见潮热,如里实已成,当大便硬、小便频数。若大便溏泄,小便自调,提示虽然已经出现阳明病变,但尚未形成里热实证;如胸胁满持续存在,则属于少阳病证未罢。因为治疗少阳病不可攻下,且阳明里实并未形成,所以从少阳论治,用小柴胡汤和解少阳枢机。

230 阳明病,胁下硬满,不大便而呕,舌上白胎者,可与小柴胡汤,上焦得通,津液得下,胃气因和,身濈然汗出而解。☆

【释义】 论阳明少阳合病,治取少阳得解的机理。

上条论阳明病大便溏,虽有潮热也不能攻下。本条指出大便不通、舌苔白者,仍然不可从阳明论治而使用攻下之法。这是因为舌上白苔,是里无燥热之象。如是里实已成,当兼见腹满、潮热谵语等症。"胁下"是少阳经脉循行之处。"胁下硬满"提示少阳经脉不利;"呕"则提示胃气上逆,病位偏上。脉症合参,知病属阳明里实未成,邪在少阳枢机不利,津液不布,胃肠失润则不大便。病虽涉阳明,但没有阳明燥热之象，而以少阳为主，其治不可攻下，宜从少阳论治，方用小柴胡汤。三焦是水谷之道路，小柴胡汤可和解枢机而畅通三焦，宣通上焦气机，津液自能输布全身，胃气因而调和，濈然汗出而邪随汗解；邪去正安，则大便自调，胁下硬满可除，呕恶得解。

101 伤寒中风，有柴胡证，但见一证便是，不必悉具。凡柴胡汤病证而下之，若柴胡证不罢者，复与柴胡汤，必蒸蒸而振，却复发热汗出而解。☆☆

【释义】论小柴胡汤的运用原则及误下后的证治与转归。

柴胡证，即小柴胡汤证，指往来寒热、胸胁苦满、默默不欲饮食、心烦喜呕及口苦、咽干、目眩、脉弦等诸症，这些脉症也是临床辨证属于小柴胡汤证的重要依据。"但见一证便是"，意思是不论伤寒或中风，只要见到几个足以反映小柴胡汤证的脉症，就可明确诊断，继而据症使用小柴胡汤进行治疗。"不必悉具"，是说不要等到小柴胡汤证的所有脉症都要见到后，才投以小柴胡汤治疗。"有柴胡证，但见一证便是，不必悉具"，指出了应用小柴胡汤的执简驭繁之法，旨在提示临床辨证时要善于通过抓主症、判断病机而处方用药的原则，这一原则不仅适用于小柴胡汤证，也同样适用于其他汤证。小柴胡汤证，治宜和解。若误用攻下，小柴胡汤证仍在，仍然继续应用小柴胡汤治疗。但因为经过误下，正气抗邪乏力，服药之后，机体正气借药力奋起抗邪，欲驱邪外出，正邪交争激烈，所以出现恶寒而周身振栗颤抖，如正气战胜了邪气，则恶寒将消除，继而发热汗出而病解。这其实就是正邪交争、战汗作解的表现。

2. 小柴胡汤禁例

098 得病六七日，脉迟浮弱，恶风寒，手足温。医二三下之，不能食，而胁下满痛，面目及身黄，颈项强，小便难者，与柴胡汤，后必下重。本渴饮水而呕者，柴胡汤不中与也，食谷者哕。

【释义】论小柴胡汤禁例。

病至六七日，多有表里兼变之证。脉浮弱、恶风寒，示病在太阳之表；脉迟、手足温，系在太阴，所以证属太阴与太阳同病，其治疗应当温中解表，方如桂枝人参汤、小建中汤之类。如多次攻下，更伤脾阳，受纳无权，所以不能食；脾虚失运，水湿停聚，阻滞经脉则胁下满痛、颈项强。寒湿瘀阻，肝胆疏泄失司，胆汁泛溢周身则面目及身悉黄。脾阳虚衰，运化不利，水湿不行则小便难。此时治疗应当采用温中散寒除湿之法。但因不欲饮食、胸胁满痛等症，类似少阳枢机不利的小柴胡汤证。小柴胡汤中，柴、芩合用，偏于苦寒，容易导致脾阳虚衰，中气下陷，所以增泻利下重。脾阳不足，转输失职，水饮内停，气不化津则口渴；饮水而不得气化，则停水愈多，饮逆于胃，则发呕逆。治宜健脾利水，切不可误作少阳病证之喜呕，而妄投小柴胡汤，致使中焦脾胃更加虚弱，因而导致食谷即呃逆等变证。

第三节　少阳病兼变证

1. 变证治则

267 若已吐下发汗温针，谵语，柴胡汤证罢，此为坏病，知犯何逆，以法治之。

【释义】论少阳病误治后变证的救治原则。

本条承接第266条（第132页）太阳病不解，转入少阳"尚未吐下，脉沉紧者，与小柴胡汤"而来。少阳病，治当和解，禁用涌吐、攻下、发汗、温针等治法。如误用上述疗法，导致病情发生改变，小柴胡汤证不复存在，出现谵语等变证，谓之坏病。坏病复杂多样，不能固定一种治法，所以提出应当全面了解其病证表现，综合分析，明确病机，辨证施治。本条提出，对于坏病的治疗，应本着"知犯何逆，以法治之"的原则，根据不同的变证，处以不同的方药，这与第16条（第20页）太阳病变证治则"观其脉证，知犯何逆，随证治之"前后呼应，进一步突出了中医学强调辨证论治的精神实质。

2. 柴胡桂枝汤证

146 伤寒六七日，发热微恶寒，支节[1]烦疼，微呕，心下支结[2]，外证未去者，柴胡桂枝汤主之。☆☆

柴胡桂枝汤方

桂枝一两半，去皮　　黄芩一两半　　人参一两半　　甘草一两，炙　　半夏二合半，洗　　芍药一两半

大枣六枚，擘　　生姜一两半，切　　柴胡四两

上九味，以水七升，煮取三升，去滓，温服一升。

【词解】

[1]支节：支，通"肢"。支节，指四肢关节。

[2]心下支结：感觉心下如有物支撑闷结。

【释义】论太阳少阳并病的证治。

伤寒六七日，症见发热、微恶寒、四肢关节疼痛而烦，说明邪在表而"外证未去"，属太阳中风桂枝汤证。又见恶心欲呕、心下或连及两胁满胀堵闷，反映邪已向里发展而入少阳。本证是先病太阳未解，又病少阳，所以属太阳少阳并病。

文中用两个"微"字，反映出太阳、少阳病变均比较轻微，用小柴胡汤与桂枝汤各取其半剂，两解太阳、少阳之病邪。

【临床应用】现代临床常用本方辨证治疗虚人感冒、反复呼吸道感染等外感病；原因不明的胸胁、脘腹与头面、肢体并见型的疼痛；以及外感兼情志等夹杂性因素导致的肝气窜、呃逆、精神紧张、汗出过多等病证。刘渡舟《伤寒论诠解》载本方去大枣酌加鳖甲、牡蛎、红花、茜草等软坚化瘀药，治疗慢性肝炎、肝脾肿大及早期肝硬化等病证，如能久服，多能获效。

3. 大柴胡汤证

103 太阳病，过经[1]十余日，反二三下之，后四五日，柴胡证仍在者，先与小柴胡汤。呕不止，心下急[2]，郁郁微烦者，为未解也，与大柴胡汤，下之则愈。★★

大柴胡汤方

柴胡半斤　黄芩三两　芍药三两　半夏半升,洗　生姜五两,切　枳实四枚,炙　大枣十二枚,擘

上七味，以水一斗二升，煮取六升，去滓，再煎，温服一升，日三服。一方加大黄二两。若不加，恐不为大柴胡汤。

165 伤寒发热，汗出不解，心中痞硬，呕吐而下利者，大柴胡汤主之。☆

【词解】

[1]过经：指邪气已离太阳经而传入他经。

[2]心下急：心下，指胃上脘部。急，有拘急、窘迫之意。心下急，指胃脘部有拘急不舒或急迫疼痛的感觉。

【释义】论大柴胡汤证的证治。

第103条论太阳病传入少阳，病邪已离太阳经，所以称为"过经"。病在少阳，理应和解为主，而不能妄用攻下。医生不明这个道理，竟三番两次应用攻下的方法治疗，攻下之后，若柴胡证仍在，还应先与小柴胡汤和解。服小柴胡汤，如呕仍不止，更见心下胃脘部疼痛紧张而拒按，烦躁郁闷也特别厉害，这说明少阳之邪不仅没有解除，而且因屡用攻下，邪热深入阳明，化燥成实。证属少阳兼阳明里实热结，所以用大柴胡汤两解少阳、阳明的邪结。大柴胡汤由小柴胡汤加减而成，因里气壅实而不虚，所以去人参、炙甘草，加枳实、芍药、大黄以泻热破滞；因呕不止，更加生姜二两，兼能上行和胃，牵制大黄峻猛速下力量，从而达到调和胃气的目的。

第165条论表证汗后，转属少阳兼阳明里实的证治。伤寒表证发热，汗出当解，当前"发热，汗出不解"，并见"心中痞硬，呕吐而下利"等症，说明邪已离太阳而有传经入里之变。从治用大柴胡汤可知，这是太阳表证已罢，邪热已入少阳、阳明二

经。少阳气郁，枢机不利，所以心胸痞闷窒塞；肝胆郁热迫于肠胃，致使胃气不和而上逆，则呕吐频作；迫于大肠，则下利黏秽而不爽。证属少阳郁火炽盛，见阳明里实，用大柴胡汤和解少阳、疏泄肝胆郁热，兼通下阳明。本条"心中痞硬""呕吐"的机理可与第103条的"呕不止""心下急"互参，症虽见下利，仍然治用大柴胡汤，这与大、小承气汤治热结旁流的自利清水及热利等证，都属通因通用之法。

【临床应用】 大柴胡汤与小柴胡汤都属于和解少阳方剂，但有是否兼用下法的区别。大柴胡汤有芍药、枳实、大黄，而无人参、炙甘草，所以它清热泻火、疏解破滞力量远胜于小柴胡汤。后世医家以本方加减化裁，常用于肝炎、胆囊炎、胆石症、胰腺炎、腹膜炎、胆汁反流性胃炎等消化系统疾病，流行性感冒、肺炎、流行性出血热等外感发热病证，病机属少阳兼阳明里实者，其中尤以胰腺炎、胆囊炎效果最佳，体现了"六腑以通为用""通则不痛"的治疗特色。

如热证明显，身热不退，甚至面红目赤、口苦口干，可酌加芦根、白茅根、金银花、连翘等清热解毒；痛甚者，可加郁金、香附、延胡索；胆囊炎兼结石者，可酌加金钱草、海金沙、鸡内金、郁金等；如阑尾炎未化脓者，可酌加冬瓜子、桃仁、牡丹皮、薏苡仁等。服用大柴胡汤的疗效如何，可观察发热、呕不止、心下痛、大便秘结等症状进行分析，尤其在应用大黄的时候，可根据病证灵活选用酒大黄或生大黄，并注意观察，如药后大便已通，方中大黄可减量或停用。

4. 柴胡加芒硝汤证

104 伤寒十三日不解，胸胁满而呕，日晡所发潮热，已而微利，此本柴胡证，下之以不得利，今反利者，知医以丸药下之，此非其治也。潮热者，实也，先宜服小柴胡汤以解外，后以柴胡加芒硝汤主之。☆

柴胡加芒硝汤方

柴胡二两十六铢　黄芩一两　人参一两　甘草一两，炙　生姜一两，切　半夏二十铢，本云五枚，洗

大枣四枚，擘　芒硝二两

上八味，以水四升，煮取二升，去滓，内芒硝，更煮微沸，分温再服，不解更作。

【释义】 论少阳兼阳明里实，误用攻下，病仍未解的证治。

"伤寒十三日不解"至"已而微利"，论伤寒病久不解，内陷少阳、阳明，所以症见胸胁满而呕、日晡所发潮热。关于其治疗，本应该应用大柴胡汤证两解少阳与阳明。而症见"已而微利"，当究其原因。"此本柴胡证"至"此非其治也"，论出现下利的原因。本属于大柴胡汤证，因医生误用丸药攻下所致。"潮热者，实也"，说明虽然下利，但见潮热，可诊断为阳明燥热里实仍在。因少阳病证未除，所以先服用小柴胡汤和解，再用柴胡加芒硝汤，于和解中兼有通下阳明里实。

柴胡加芒硝汤即取小柴胡汤原方 1/3，加芒硝二两而成。以小柴胡汤和解少阳，加咸寒之芒硝，泻热软坚润燥。

【临床应用】本方与大柴胡汤均是和解少阳、通下阳明的方剂。但大柴胡汤治邪实而正不虚，所以枳实、芍药、大黄并用，本方治邪实而正已伤，所以人参、甘草、芒硝攻补兼施，处方选药，极有分寸，充分体现了辨证论治精神。古今文献记载其临床应用较少，从方药分析，可用于小柴胡汤证而兼阳明里热不重者。

5. 柴胡桂枝干姜汤证

147 伤寒五六日，已发汗而复下之，胸胁满微结，小便不利，渴而不呕，但头汗出，往来寒热，心烦者，此为未解也，柴胡桂枝干姜汤主之。☆☆

柴胡桂枝干姜汤方

柴胡 半斤　桂枝 三两,去皮　干姜 二两　栝楼根 四两　黄芩 三两　牡蛎 二两,熬　甘草 二两,炙

上七味，以水一斗二升，煮取六升，去滓，再煎取三升，温服一升，日三服，初服微烦，复服汗出便愈。

【释义】论少阳病兼气化不利、水饮内停的证治。

伤寒五六日，已发汗不愈，而又用攻下，以致邪陷少阳，气郁不舒，所以胸胁满微结；胆火上炎而灼津，可出现心烦、口渴；热郁不得宣泄而上蒸，导致但头汗出；正邪分争，所以往来寒热；无关于胃，因此不呕。汗下之后，少阳气机郁结，三焦气机不畅，津液气化不利，所以小便不利。"渴而不呕"突出了水饮内停的病理特点。诸症合参，可以判断此病证属于邪在少阳，枢机不利，气化失司，津液不化，水饮内停。治用柴胡桂枝干姜汤和解少阳，兼通阳化气行水。

柴胡桂枝干姜汤由小柴胡汤加减化裁而来。第 96 条（第 130 页）小柴胡汤方后注有加减法："若胸中烦而不呕者，去半夏、人参，加栝楼实一枚；若渴，去半夏，加人参合前成四两半、栝楼根四两。"本证见心烦、口渴而不呕，所以减去人参、半夏，加瓜蒌根（天花粉）以滋津液而胜热。因胁下满微结，即为痞硬之征，去大枣加牡蛎软坚散结。因心下悸、小便不利者，说明是津少而有热，留黄芩清热；无水邪，所以不加茯苓。以干姜易生姜，并加桂枝，取其辛温散结，温中散寒以行气津，初服药可见微烦，再服则表里和、阳气通、津液行，因而"汗出便愈"。

【临床应用】从药物组成和临床实践来看，本方多用于治疗少阳病而兼太阴脾家虚寒者，与大柴胡汤治疗少阳病而兼阳明胃家实热证相对比，需注意寒热虚实的鉴别诊断。柴胡桂枝干姜汤既清肝胆之热，又温脾胃虚寒，寒热并用，肝脾同治，用于治疗慢性或迁延性肝炎、慢性胃炎、消化性溃疡、肠易激综合征、神经官能症、肾盂肾炎、乳腺增生、糖尿病等证属胆热脾寒者，疗效卓著，临证以口苦、自下利为辨证眼目。

6. 柴胡加龙骨牡蛎汤证

107 伤寒八九日，下之，胸满烦惊，小便不利，谵语，一身尽重，不可转侧者，柴胡加龙骨牡蛎汤主之。☆

柴胡加龙骨牡蛎汤方

柴胡四两　龙骨　黄芩　生姜切　铅丹　人参　桂枝去皮　茯苓各一两半　半夏二合半,洗　大黄二两　牡蛎一两半,熬　大枣六枚,擘

上十二味，以水八升，煮取四升，内大黄，切如棋子，更煮一两沸，去滓，温服一升。

【释义】论伤寒误下，邪入少阳，兼表里三焦俱病的证治。

伤寒八九日，表邪未除而误用攻下，正气受损而邪气内陷，而出现少阳枢机不利、表里三焦俱病的变证。邪陷少阳，经脉不利，可见胸胁胀满；少阳胆热上扰，加之阳明胃热上蒸，心神被扰，故而心烦，甚者谵语；三焦枢机不利，决渎失职，导致小便不利。阳气内郁，气机窒塞不达，因此一身尽重，不可转侧。治用柴胡加龙骨牡蛎汤，和解少阳兼宣泄三焦之邪。

以小柴胡汤和解少阳，清泻肝胆之热；去腻滞的炙甘草，以防留邪；加龙骨、牡蛎、铅丹镇肝胆以止烦惊；加桂枝、茯苓行太阳之气而利小便；加大黄以泻阳明热实而治谵语。三阳热邪得解，气血流通，其身重等症也随之而愈。

【临床应用】古今历代医案记载柴胡加龙骨牡蛎汤证，多以胸胁满闷、口苦、烦惊、谵语等为辨证要领，应用本方治疗癫狂、癫痫、心悸、失眠等，或西医学的神经衰弱、神经官能症、精神分裂症、更年期综合征、甲状腺功能亢进症、高血压病、梅尼埃病、血管神经性头痛、戒断综合征、脑外伤后综合征、经前期紧张综合征等。方中铅丹有毒，现代医家多用生铁落或灵磁石替代。

第四节　少阳病传变与预后

271 伤寒三日，少阳脉小者，欲已也。

【释义】论少阳病欲愈的脉象。

伤寒三日，如病传入少阳，应当出现弦脉。若见脉小，提示少阳的邪气渐衰而欲愈。对此，《素问·离合真邪论》说："大则邪至，小则平。"但临床上应当脉症合参，才不会致误。如脉虽小而病证加剧，则是邪盛正衰，也不少见。

少阳病篇小结

少阳病篇讲述了少阳病本证、少阳病兼变证、少阳病传变与预后，并附热入血室证治。重点讨论了小柴胡汤证的辨治规律，对临床具有重要的指导意义。

本篇首论少阳病的提纲，阐发少阳病的特点及其治疗禁忌。少阳居半表半里，内寓相火，主司枢机。邪入少阳，少阳胆火内郁、枢机不利是其主要病理特点，以口苦、咽干、目眩为其辨证要点。但是全面掌握少阳病主症，须与第96条、第97条合参。其次讲述了少阳病本证的因、机、证、治和小柴胡汤证的临床应用及治禁。少阳病的治疗禁汗、禁吐、禁下，当以和解之法，主方是小柴胡汤。但小柴胡汤的临证应用，既要掌握其主治证候，又要懂得灵活使用方法。"伤寒中风，有柴胡证，但见一证便是，不必悉具"，即是突出体现抓主症、辨方证这一经方现代临床应用原则的经典范例。

少阳病本证之外，又有兼变证。治法虽以和解为主，而兼治之法，又有不同。如少阳兼太阳证，宜柴胡桂枝汤和解与发表并用；如少阳兼阳明里实，宜大柴胡汤和解兼泻里实；对于里实未甚、正气较虚者，又主以柴胡加芒硝汤。其他如柴胡桂枝干姜汤、柴胡加龙骨牡蛎汤等，皆是定法中有活法、活法不离定法之范例，皆充分体现了"知犯何逆，以法治之"的辨证论治精神。

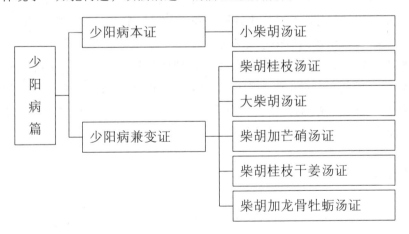

附：少阳病篇其他原文

268 三阳合病，脉浮大，上关上，但欲眠睡，目合则汗。

辨太阴病脉证并治

第四章

导 读

太阴的生理

太阴，包括手太阴肺和足太阴脾，与手阳明大肠、足阳明胃互为表里。本篇主要论述足太阴经与脾脏及其所主四肢部位的病证。脾主运化，主升清，主大腹，主四肢和肌肉。脾和胃同居中焦，以膜相连，互为表里，生理上相互配合，病理上相互影响。胃主受纳，腐熟水谷，而水谷精微的转输，则有赖于脾气的运化和肺气的输布；脾主湿而胃主燥，脾以升为健，胃以降为顺；脾主运化而升清，可为胃行津液。总之，脾胃之间纳化相依，燥湿相济，升降相调，共同完成消化、吸收、敷布精微的功能。

太阴的病理

太阴病是三阴病的开始阶段。太阴病的成因主要有以下两方面：一是脾阳本虚，寒湿之邪直中太阴，以致脾失健运；二是三阳病失治误治，或苦寒攻下或大汗伤阳等，导致脾阳受损，邪陷太阴。病至太阴，疾病由阳转阴，由实转虚，以脾阳虚衰、寒湿内停、升降失司为病理变化，属里、虚、寒证，以"腹满而吐，食不下，自利益甚，时腹自痛"为辨证提纲，以温中散寒、健脾燥湿为治疗大法。太阴病证一般多局限于中焦脾胃，较少阴、厥阴全身性病变为轻，但如果治疗不当，也可以传至少阴、厥阴，所以其治疗可根据病证灵活选用理中丸、四逆汤等方剂。

除太阴脾脏虚寒外，太阴病篇还有太阴病兼表证、太阴腹痛证以及太阴发黄证等。太阴经表感受风寒邪气，症见脉浮、四肢烦疼，治以桂枝汤解肌祛风、调和营卫。太阴脾的经脉受邪或误用攻下，导致脾的经脉气血不和，症见腹满时痛，甚至是大实痛者的太阴腹痛证，治用桂枝加芍药汤或桂枝加大黄汤。太阴阳虚，寒湿内停，可引发寒湿发黄，则应温阳散寒、除湿退黄。

太阴病的预后一般较好，主要有以下几种：一是阳复向愈，即脾阳恢复，寒湿得除，其病痊愈，因脾复健运，蕴集在体内的寒湿积滞可排出体外，出现"腐秽当去"的反映。二是阳复太过，病转阳明，多因过用温燥，由太阴而转出阳明。三是病邪内传，即太阴病失治误治，由脾阳虚衰渐至少阴肾阳虚衰或阴阳俱虚竭，变成少阴病或厥阴病等。

第一节　太阴病纲要

273 太阴之为病，腹满而吐，食不下，自利益甚，时腹自痛。若下之，必胸下结硬。★★

【释义】论太阴病提纲及误下变证。

太阴为病，无论传经而成，还是因外邪直中，都以脾胃虚寒、寒湿内盛为主要病变特点。脾虚不运，寒湿内阻，气机痞塞，导致腹胀满；寒凝中州，所以在腹满的同时，还常兼见腹痛，因属虚寒，所以疼痛喜温喜按。脾与胃相为表里，寒湿困脾，清阳不升，水谷不化，可见下利；升降失常，胃气上逆则呕吐。脾运不健，胃气呆滞，所以饮食不下。下利本属虚寒，越下利则虚寒越重，因而上述症状也就越重。病属虚寒，治宜温补，如误用苦寒攻下，则阳虚更重、寒湿更加凝结，痞塞于胸膈，因而出现胃脘部痞结胀硬。"太阴之为病，腹满而吐，食不下，自利益甚，时腹自痛"，反映了脾阳虚衰、健运失司、气机痞塞、寒湿内停的病理特点，是诊断太阴脾脏虚寒的关键，所以作为太阴病的辨证提纲。

第二节　太阴病本证

277 自利不渴者，属太阴，以其藏有寒故也，当温之，宜服四逆辈。★★

【释义】 论太阴脾阳虚衰、寒湿凝滞的治则。

太阴脏病，即脾虚寒证，其主要临床表现已经如第273条所述。三阴病都可见下利，但由于太阴病是脾虚寒，中阳不运，寒湿内聚，清气不升，浊气不降，水谷混杂，偏渗肠道，所以病虽见下利而口却不渴，所以说"自利不渴者，属太阴，以其藏有寒故也"。寒者温之，虚者补之。太阴虚寒，治当温补。"四逆辈"是指理中汤、四逆汤一类的温阳祛寒方剂。具体地说，可服理中汤以温中散寒、健脾运湿。如下利虚寒太过，属脾肾阳虚的，可再加附子，名为附子理中汤，兼温少阴肾阳。如病至少阴，也可根据病证特点，选择少阴病篇寒化证相关方证论治。

第三节　太阴病兼变证

1. 太阴病兼表证（桂枝汤证）

276 太阴病，脉浮者，可发汗，宜桂枝汤。

【释义】 论太阴病兼表证的证治。

四肢为太阴之表，内与太阴脾相合，即"脾主四肢"。风邪外袭四末为病，症见脉浮、四肢烦疼，这是太阴病兼表证。脉浮主表，是太阴经表受邪，所以仍可以桂枝汤发汗。桂枝汤既能解肌发表，又能调和脾胃，寓有建中之意，所以用于太阴脾虚而患中风表虚证者最适宜。当然如属太阴里虚寒较重，则虽有表证，也不可先治表，而宜先温里后和表，如先用小建中汤或理中汤，后用桂枝汤；或温里为主，兼以和表，如第163条（第63页）桂枝人参汤证。

2. 太阴腹痛证（桂枝加芍药汤证、桂枝加大黄汤证）

279 本太阳病，医反下之，因尔腹满时痛者，属太阴也，桂枝加芍药汤主之；大实痛者，桂枝加大黄汤主之。☆

桂枝加芍药汤方

桂枝 三两，去皮　　芍药 六两　　甘草 二两，炙　　大枣 十二枚，擘　　生姜 三两，切

上五味，以水七升，煮取三升，去滓，温分三服。本云，桂枝汤，今加芍药。

桂枝加大黄汤方

桂枝 三两，去皮　　大黄 二两　　芍药 六两　　生姜 三两，切　　甘草 二两，炙　　大枣 十二枚，擘

上六味，以水七升，煮取三升，去滓，温服一升，日三服。

【释义】论太阳病误下，邪陷太阴经脉的证治。

足太阴之脉，起于足大趾内侧端，上行过内踝，沿下肢内侧前缘上行，入腹，属脾络胃。太阳病误下，邪气乘虚内陷太阴。如属太阴脾脏虚寒、寒湿内阻、升降失常，应当见到吐、利等症状。如腹满时痛，说明这不是阳虚寒盛，而是太阴经脉血脉不和，气血壅滞。治用桂枝加芍药汤，调和气血阴阳，缓急止痛。

桂枝加芍药汤，即桂枝汤倍用芍药。方中桂枝、甘草、生姜相配，辛甘合化，通阳散寒。《神农本草经》载芍药："主邪气腹痛，除血痹，破坚积寒热疝瘕，止痛，利小便，益气。"本方重用芍药，一是与甘草相伍，酸甘化阴，缓急止痛；二是可和营通络，解太阴脾络气血不通。甘草、大枣补中益气。全方可通经脉、利血气、消满止痛，以治脾经气血不和所致的腹满时痛。

"大实痛"，是针对"腹满时痛"而言，形容病势较重，即腹满疼痛都重，提示此时脾络气血凝滞更重，所以在桂枝汤倍芍药的基础上，更加大黄。《神农本草经》载大黄主"下瘀血，血闭寒热，破癥瘕积聚，留饮宿食，荡涤肠胃，推陈致新，通利水谷，调中化食，安和五脏"。本证之所以加大黄，并不是取其通腑泻下之力，而是与桂枝、芍药配伍，增强活血化瘀、通经活络功效。

【临床应用】桂枝加芍药汤主要用于治疗慢性胃炎、胃溃疡、胃肠术后疼痛不休、慢性结肠炎、溃疡性结肠炎、肠易激综合征、慢性肝炎、慢性胰腺炎、慢性胆囊炎、消化道肿瘤疼痛等消化系统疾病；桂枝加大黄汤可治疗痛经、顽固性便秘、粘连性肠梗阻等，只要符合脾虚络脉瘀阻（或兼实滞）的病机，多可取得较好疗效。如素有脾气不足，可加炒白术、陈皮、防风、炒薏苡仁等健脾运脾；如疼痛剧烈，可酌加延胡索、小茴香、胡芦巴等散寒理气、活血止痛。

280 太阴为病，脉弱，其人续自便利，设当行大黄芍药者，宜减之，以其人胃气弱，易动故也。

【释义】论脾胃气弱当慎用寒凉克伐。

太阴病，脉弱，自下利，提示脾阳虚弱，运化不及。即使邪陷太阴经脉壅滞较重，见腹满时痛或大实痛等症，需要用桂枝加芍药汤或桂枝加大黄汤治疗，方中大黄、芍药等性寒阴柔药物，因不利于脾阳，应当减其用量，当然如果同时配伍党参、白术等健脾益气药物，则更加妥当。本条承上条，举例说明太阴病以虚寒证为主，治当温补。即便有邪实，攻伐也应慎重，意在重申太阴病的治疗禁苦寒攻下之法；推而言之，凡脾胃虚弱者，一切攻伐伤正之剂，都应慎用。

3. 太阴发黄证

259 伤寒发汗已，身目为黄，所以然者，以寒湿在里不解故也。以为不可下也，于寒湿中求之。

【释义】论寒湿发黄证治。

伤寒发汗，邪从汗解，为何还出现发黄呢？究其原因，是素有"寒湿在里"。汗出而湿不除，且如虚人发汗，容易导致中阳更虚，气化不利，寒湿更重。寒湿郁阻，肝胆疏泄失常，胆汁外溢则身黄、目黄。因寒湿为阴邪，所以黄色晦暗，与湿热发黄的阳黄不同，治疗不能苦寒清泄，而应温中散寒、利湿退黄，所以说"于寒湿中求之"。文中没提及具体方药，可考虑选用茵陈五苓散，如阳虚较重，可酌用理中汤加茵陈，或四逆汤加茵陈。

第四节　太阴病预后

1. 太阴中风欲愈候

274 太阴中风，四肢烦疼，阳微阴涩而长者，为欲愈。

【释义】论太阴中风欲愈的脉症。

"太阴中风"，指脾虚的人感受风寒之邪。太阴脾主四肢，风邪侵袭四末，导致四肢烦疼。"阳微阴涩"，指脉浮取而微、沉取而涩，属于邪气不盛而正气也不充裕。微、涩之脉，都是阴脉。如由微涩脉转为长脉，则说明正气来复，湿邪将去，气血和调，阴病见阳脉，所以说"为欲愈"。

2. 太阴病阳复自愈证

278 伤寒脉浮而缓，手足自温者，系在太阴；太阴当发身黄，若小便自利者，不能发黄；至七八日，虽暴烦下利日十余行，必自止，以脾家实[1]，腐秽[2]当去故也。

【词解】

[1]脾家实：即脾阳恢复之意。

[2]腐秽：指肠中腐败秽浊之物。

【释义】论太阴病阳复向愈的临床表现与机理。

本条所论脉浮缓与太阳中风的脉象相同。但太阳中风症见一身发热，太阴病则仅手足自温。"四肢烦疼"与"手足自温"是太阴经病变的客观依据，这是因为病至太阴，一方面因为阳气不足，温煦失职，所以不见全身发热；另一方面，因脾主四肢，所以手足温。太阴为湿土，脾虚湿蕴，则容易导致发黄，所以原文说"太阴当发身黄"。如小便自利，湿邪得以下泄，就不易发黄。病至七八日，病人突然烦扰不宁，是正气振作，正邪交争的反映。接着出现下利日十余次，这是因为脾阳恢复，运化正常，清阳得升、浊阴得降，肠中原有的腐秽之物被逐而外出的表现，也就是说下利一方面是排除邪气的一种表现形式，另一方面也是脾的健运功能得以恢复的征象。一旦邪气去而腐秽尽，下利也必然会自行停止。临床应结合病人脉症以及排泄物等进行综合分析判断，邪正进退，避免误诊误治。

3. 太阴病转属阳明证

187 伤寒脉浮而缓，手足自温者，是为系在太阴。太阴者，身当发黄，若小便自利者，不能发黄。至七八日大便硬者，为阳明病也。

【释义】论太阴病转属阳明病的机理和临床特征。

本条与上条的内容大致相同，只是结局不同。太阴脾与阳明胃同属中土，太阴主湿而阳明主燥，一定条件下，虚实寒热可以发生转换。此条论太阴虚寒证，病至七八日，如服温燥药太过或郁久化热，则太阴寒湿可从阳明燥热而化，大便则硬，是转为阳明病。但这种阳明病，与阳明燥屎内结的腑实证，在邪正盛衰方面存在不同。阳明腑实证，是邪热内盛，治疗可以用泻热攻下法；脾阳来复转属的阳明病，考虑到病证本虚的前提，治疗时以润下法更加合适，方用麻子仁丸等。

太阴病篇小结

本篇主要论述了太阴病本证及其兼变证的辨证论治、预后转归，重点讨论了太阴病的主证、兼证、寒湿发黄的辨治方法；太阴病阳复邪却的自愈证、太阴病阳复太过转属阳明证的机理及主要临床表现等。

太阴病以"腹满而吐，食不下，自利益甚，时腹自痛"为提纲，病机为脾阳不足，寒湿阻滞，即"脏有寒"，以"自利不渴"为辨证要点，治宜温中健脾、散寒除湿。太阴病属里虚寒证，若兼表者以桂枝汤外则解肌祛风、内可调和脾胃；若因误下导致脾伤邪陷、脾络瘀滞而腹满疼痛者，治宜温阳通瘀和络，可根据病情轻重选用桂枝加芍药汤和桂枝加大黄汤。

太阴病的预后，每以太阴阳气强弱为转移。若太阴中风，脾阳渐旺，正复邪微，则病可向愈。若脾阳不足，寒湿郁滞，影响肝胆的疏泄，可致太阴寒湿发黄；若脾阳恢复，祛邪外出则为自愈之机；若太阴阳复太过，太阴病转出阳明，则可演变为阳明病。

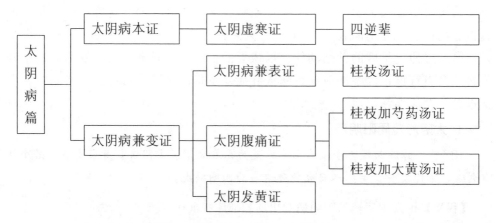

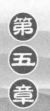

辨少阴病脉证并治

导　读

少阴的生理

少阴包括手少阴心和足少阴肾两经及其所属的心、肾两脏，并分别与手太阳小肠、足太阳膀胱互为表里。心属火，主血脉，又主神明，是一身之主；肾属水，主藏精，主水液，内寄元阴元阳，是先天之本。在生理状态下，心火下藏于肾以暖肾水，肾水上济于心，如此心肾相交，水火既济，彼此制约，使心火不亢、肾水不寒，以维持人体正常生命活动。

少阴的病理

少阴病是疾病发展过程中较为危重的阶段，以心肾虚衰为主要病机，机体抗病机能显著衰减，呈现脉微细、但欲寐等脉症。少阴病的成因有二：一是外邪直中，多发于年老体弱或肾气衰惫之人，外邪直入少阴而发病；二是他经传变，多由失治误治，损伤心肾阴阳，从而转属少阴病。因太阳与少阴互为表里，所以太阳病最易转入少阴，即所谓"实则太阳，虚则少阴"。又因太阴为三阴屏障，所以太阴虚寒也易传入少阴，成为脾肾阳虚证。

由于致病因素、感邪轻重及体质的不同，少阴病本证包括寒化证、热化证、阳郁证三大类型，以寒化证为主。如心肾阳虚，病从寒化，以致阳气虚衰，阴寒内盛，形成少阴寒证，以无热恶寒、下利清谷、四肢厥逆、精神萎靡、小便清长、脉沉微细、舌淡苔白等为辨证要点，治宜温经回阳，代表方为四逆汤；如阴寒太盛，虚阳被格于外，也可出现真寒假热证，症见面赤、汗出、躁扰不宁、反不恶寒等，治宜通脉四逆汤等。

热化证多由心肾阴虚，病从热化，以致火亢于上，以心烦不得眠、舌红少苔、脉细数等为辨证要点，治宜育阴清热，代表方是黄连阿胶汤；阳郁证为少阴心肾阳气郁遏，不能外达于四肢所致，治宜宣通阳气，方用四逆散。

此外，也可出现阴阳两虚证及阳亡阴竭证。如少阴阳虚复感外邪，可形成少阴病兼表证，治当温经发表，代表方是麻黄细辛附子汤。如里虚甚而见下利清谷，当用四逆汤先温其里。少阴阴虚热炽，水竭土燥，可形成少阴阴虚兼阳明里实的证候，当用大承气汤急下存阴。

手、足少阴经脉皆达于咽喉，当阴寒或热邪循经扰及咽部时，可出现咽痛，根据寒热虚实的不同，分别治以猪肤汤、甘草汤、桔梗汤、苦酒汤、半夏散及汤。

少阴病是全身性虚弱证，非心肾阳虚即阴虚火亢，所以治当禁发汗、攻下、吐法及火法治疗。

由于少阴病涉及人体阴阳根本，与他经相比，危重证较多。少阴寒化证，以阳气的存亡作为判断预后的依据，如见恶寒、身蜷、手足厥冷不温，是病情进一步加重；如见下利不止、脉微欲绝甚者无脉，则是危候。如手足转温、欲去衣被、下利渐止，则提示阳气来复，为邪退病愈的佳兆。总之，少阴病常以"阳回则生，阳亡则死"作为预后的标志。少阴病危重且急，常有阴阳离决的死证，临证当谨慎，争取治疗的机会。

第一节　少阴病纲要

一、少阴病提纲

281 少阴之为病，脉微细，但欲寐也。★★

【释义】论少阴病的辨证提纲。

少阴统心肾，是水火之脏，阴阳之根。心主神明，肾主藏精，内寓真阴真阳。病至少阴，心肾功能衰弱，阴阳气血不足，而出现脉微细、但欲寐。《脉经》说："微脉，极细而软，或欲绝，若有若无。"脉微主阳虚，脉细主阴亏。脉微细则主少阴心肾阴阳气血俱虚。"微"在前而"细"在后，含有阳虚为主的含义。《素问·生气通天论》说："阳气者，精则养神，柔则养筋。""但欲寐"，形容病人似睡非睡、精神萎靡不振的状态，与现代医学中的嗜睡、意识淡漠等精神衰竭之象相似，此是少阴为病，阴阳两虚，精气不足，复被寒邪所困而致。

少阴病的临床表现是全身性的，而提纲症仅仅提及"脉微细，但欲寐"，看起来似乎不够全面，但这一脉症，揭示了少阴病心肾阴阳俱虚而以阳虚为主的病变特点，指出了少阴病的根本，高度概括了少阴病的特点，作为提纲症虽然简单，但提示少阴已经到达危重阶段。只提一脉一症，旨在将其作为辨证提纲，抓住主症，及早防治，不必等待四肢厥逆、呕逆、畏寒蜷卧、下利清谷等症状具备时才诊断少阴病，这其中寓有治未病的思维，被后世作为少阴病的辨证提纲。

二、少阴病治禁

284 少阴病，咳而下利谵语者，被火气劫[1]故也，小便必难，以强责少阴汗也。

【词解】

[1]被火气劫：劫，作逼迫解。被火气劫，指被火法所迫劫而发汗。

【释义】论少阴病火劫伤阴的变证。

少阴病，以心肾阴阳气血亏虚为本，其治疗禁用发汗、攻下。如误用火法，强发少阴汗，因火热内迫，阴液更伤，火热上扰心神，出现谵语。火邪灼伤阴津，化源不足，所以小便难。以上诸症，都是因少阴被火劫汗之过，所以说"以强责少阴汗也"。

285 少阴病，脉细沉数，病为在里，不可发汗。

【释义】论少阴病禁汗。

少阴病，脉细沉数，病证有寒热的区别。如阳虚阴盛，阳为阴格，其证或外有热，切不可发汗，因阴寒在里，虚阳外越，这并非是表证营卫不和的发热；如阴虚火旺，而见发热，也不可发汗解表，因其人阴血已亏。无论阳虚或阴虚，强发少阴之汗，恐生亡阳竭阴之变，所以治疗少阴病，禁用汗法。

286 少阴病，脉微，不可发汗，亡阳故也；阳已虚，尺脉弱涩者，复不可下之。

【释义】论少阴阴阳两虚，禁用汗下。

微脉是极细极弱、似有似无的脉，主阳气大虚。"少阴病，脉微"，说明少阴心肾阳气虚衰，误汗则虚阳随汗外越，恐有亡阳之变，所以不可发汗。尺脉候里、候下焦肝肾。"尺脉弱涩"，即尺脉涩而无力，主阴血亏虚，不能充盈脉道。"阳已虚"，是承本条上半句而言，即病人不仅阳虚，阴津也亏，下之既竭其阴，又伤其阳，所以汗、下都应禁忌。

需要指出的是，以上两条论少阴病禁例，临床也应灵活看待，如少阴病水竭土燥，兼阳明腑实不通者，可用大承气汤急下存阴；少阴病兼表证，也可以温经散寒、扶阳解表，用麻黄细辛附子汤或麻黄附子甘草汤。以上都是常中之变，临证应谨守病机，灵活掌握。

第二节　少阴病本证

一、少阴寒化证

1. 寒化证辨证要点

282 少阴病，欲吐不吐，心烦，但欲寐。五六日自利而渴者，属少阴也，虚故引水自救，若小便色白者，少阴病形悉具，小便白者，以下焦虚有寒，不能制水，故令色白也。★★

【释义】论少阴病虚寒证的辨证要点及病机。

"脉微细，但欲寐"作为少阴病的辨证纲要，是对少阴病脉症的总概括。但如果少阴病初受邪扰，正邪交争而少阴气馁，欲受不甘，欲拒而又不能，其证可见"欲吐不吐"；阴盛于下，虚阳上扰，则心烦；心肾阳气衰微，神疲不支，则但欲寐。此时，少阴主症已见，法当急温。如不能及时治疗，拖延至五六日，则必导致邪入更深，心肾阳虚更甚，火不生土，水谷不化，则下利；阳气虚衰，加之下利耗津，出现口渴。水津得不到阳气的蒸化上承，势必口渴欲饮水自救。心烦，口渴引饮，很像阳热之证；如真是阳热证候，应当大便干结、小便黄赤，而今却见下利、小便清长，说明并非实热，而是属于少阴虚寒，这就是"下焦虚有寒，不能制水"的病变。至此，少阴阳虚寒盛之象已确诊无疑，即"少阴病形悉具"。

283 病人脉阴阳俱紧，反汗出者，亡阳也。此属少阴，法当咽痛而复吐利。

【释义】论少阴寒盛亡阳的脉症。

脉阴阳俱紧，类似太阳伤寒，太阳伤寒证当兼见脉浮、头项强痛、发热、无汗。现病人脉沉而阴阳俱紧，汗出，无头项强痛、发热，这就不是太阳伤寒。脉沉主病在里，紧主寒盛。阳虚寒盛证反见汗出，是阳虚阴盛、虚阳外亡的征象，伴见肤冷肢厥。脾肾阳衰，阴寒内盛，升降反作而见吐利。虚阳循经上扰而致咽痛。

2. 四逆汤证

323 少阴病，脉沉者，急温之，宜四逆汤。 ☆☆

四逆汤方

甘草_{二两,炙}　　干姜_{一两半}　　附子_{一枚,生用,去皮,破八片}

上三味，以水三升，煮取一升二合，去滓，分温再服。强人可大附子一枚、干姜三两。

【释义】论少阴病急温之的证治。

少阴病仅见脉沉，较之"脉微""脉微欲绝"，是少阴阳虚，但阳虚不重。在此提出"急温之"，寓有"既病防变"的"治未病"思想。这是因为少阴病涉及心肾，一是君主之官，一是先天之本，宜见微知著，防微杜渐。如待四肢厥逆、下利清谷、脉微欲绝等症俱现，则病情危笃，预后不佳。

四逆汤主治少阴虚寒、四肢厥逆诸症。附子生用，温肾回阳、破阴寒，是治疗少阴虚寒证的主药；干姜辛温守中，助附子回阳破阴，正所谓"附子无干姜不热"；炙甘草甘温，健运中阳之气，助姜、附回阳，降低附子的毒性。

【临床应用】《三因极一病证方论》载用四逆汤治少阴伤寒、自利不渴、呕哕不止或吐利俱发、小便或涩或利或汗出过多、脉微欲绝、腹痛胀满、手足逆冷及一切虚寒厥冷；现今临床可用于多种危重病证，如休克、心力衰竭、高血压、低血压、梅尼埃病、急慢性胃肠炎、慢性肾炎、胃下垂等，辨证属于阳虚阴寒内盛者。

324 少阴病，饮食入口则吐，心中温温欲吐，复不能吐。始得之，手足寒，脉弦迟者，此胸中实，不可下也，当吐之。若膈上有寒饮，干呕者，不可吐也，当温之，宜四逆汤。

【释义】论少阴病膈上有寒饮与胸中痰实的辨证。

少阴阳气总司一身阳气。阳气有腐熟水谷、蒸化输布水液的作用。少阴阳虚，不能腐熟水谷，不能气化水液，因而或见下利清谷，或致寒饮停聚膈上，使人干呕欲吐而又无物吐出；阳虚不达四末，导致手足发凉，甚则四肢厥逆。膈上有寒饮也当分辨虚实，若因少阴阳虚而不能敷布，则脉必沉而微细；若脉弦迟有力或关、尺皆沉，寸脉微浮，则属胸中寒实之证。因弦脉主饮，迟脉主寒，寸脉以候胸中。胸中寒痰实邪，闭阻胸阳不达于四末，可见手足厥寒；由于胸膈痰饮实邪的格拒，所以"饮食入口则吐"，但又不能吐；痰饮实邪填塞胸中，阻滞气机，可见"胸中痞硬，气上冲咽喉不得息"等证候，反映了邪有上越之机。以上虚实病证不同，治法也不同。如病属少阴阳虚，虚寒从下而上，致使寒饮停于胸膈的，治以四逆汤温少阴化寒饮；若属于寒痰阻滞胸中的实证，根据"病在上者，因而越之"的法则，治以吐法，用瓜蒂散。

3. 通脉四逆汤证

317 少阴病，下利清谷，里寒外热，手足厥逆，脉微欲绝，身反不恶寒，其人面色赤，或腹痛，或干呕，或咽痛，或利止脉不出者，通脉四逆汤主之。☆

通脉四逆汤方

甘草 二两,炙　　附子 大者一枚,生用,去皮,破八片　　干姜 三两,强人可四两

上三味，以水三升，煮取一升二合，去滓，分温再服，其脉即出者愈。面色赤者，加葱九茎；腹中痛者，去葱，加芍药二两；呕者，加生姜二两；咽痛者，去芍药，加桔梗一两；利止脉不出者，去桔梗，加人参二两。病皆与方相应者，乃服之。

【释义】论少阴病阴盛格阳的证治。

少阴阳虚证，脾肾阳衰，腐熟无权，则下利清谷；阳虚失于温煦，则手足厥逆；脉微欲绝，与少阴病提纲症相比更加严重；以上脉症反映出少阴阳气大虚、阴寒内盛之重。此时见到"身反不恶寒，其人面色赤"，自然不是热实证，而是阴寒盛于内、虚阳被格于外的表现。这种"面色赤"，是虚阳上浮，红而娇嫩，游移不定，与阳明热盛之满面通红者大异。证属真寒假热，病情危重，有阴阳离决之势。从病变机制及临床表现看，本证较四逆汤证为重，若不抓紧救治，恐会导致亡阳。治以通脉四逆汤，破阴回阳，通达内外。阴盛格阳，病情危笃，变化众多，可见多种或然症：阴寒凝滞则腹痛；寒饮上逆犯胃则干呕；虚阳上浮，扰于少阴经脉则咽痛；泻利过重，阳虚阴竭，无物可下，则利止脉不出。

通脉四逆汤的药物组成与四逆汤相同，只是加大了干姜和附子的用量，因而回阳救逆的作用比四逆汤更为显著。

如在通脉四逆汤证的基础上更见面色赤，是阴盛于下格阳于上的"戴阳"证，于本方中加葱白以宣通上下阳气，破除阴阳格拒；如腹中痛，减去辛滑走阳而不利于血的葱白，加芍药缓急止痛；如胃气夹饮邪上逆而作呕，加生姜温胃散寒、降逆止呕；如邪气循少阴经脉上犯而为喉痹咽痛，去酸敛的芍药，加桔梗利咽止痛；如利止脉不出，是阴阳衰竭、气血大虚，当加人参以补气养阴复脉，去桔梗以防耗气伤正。"病皆与方相应者，乃服之"，意在强调处方选药应随症加减，契合病机。

4. 白通汤证

314 少阴病，下利，白通汤主之。☆

白通汤方

葱白 四茎　　干姜 一两　　附子 一枚,生,去皮,破八片

上三味，以水三升，煮取一升，去滓，分温再服。

【释义】论少阴阳虚下陷而下利的证治。

"少阴病，下利"，是少阴阳虚，阴寒内盛，火不暖土，虚寒下利。从治疗所用的方药分析，白通汤即四逆汤去甘草加葱白而成。据第317条（第154页）通脉四逆汤证方后加减法"面色赤者，加葱九茎"，可知白通汤证用葱白，取其宣通上下阳气之力，所以取名"白通汤"。由此可知，白通汤证是阳虚阴盛，寒邪困阻虚阳，导致弱阳既不能固其内，又不能通于外，因而比一般虚寒证更为严重。

5. 白通加猪胆汁汤证

315 少阴病，下利脉微者，与白通汤。利不止，厥逆无脉，干呕烦者，白通加猪胆汁汤主之。服汤脉暴出[1]者死，微续[2]者生。☆

白通加猪胆汁汤方

葱白_{四茎}　干姜_{一两}　附子_{一枚,生,去皮,破八片}　人尿_{五合}　猪胆汁_{一合}

上五味，以水三升，煮取一升，去滓，内胆汁、人尿，和令相得，分温再服。若无胆，亦可用。

【词解】

[1]脉暴出：脉搏陡然浮出。

[2]微续：脉搏慢慢浮起，逐渐跳动有力。

【释义】论白通汤证服药后发生格拒的证治及预后。

本条首先补充了白通汤证"脉微"的特点，突出了阳虚阴盛、弱阳被盛阴所抑遏的病机。少阴阳虚下陷之下利，服白通汤后，下利仍不止，较第314条"下利"更加严重，提示真阳衰微，不能固摄，不仅亡阳，而且有竭阴的可能。"厥逆无脉"比"厥逆脉微"更重，脉象由"微"到"无"，提示阳亡阴竭、心肾俱衰，血脉既不能充盈，也无力鼓动。无脉、干呕、心烦则表明阳气被阴寒所逼，出现了虚阳上浮、阴盛格阳。以上诸脉症，一方面说明下利之后，不仅阳气受伤，而且阴液也耗损，白通汤只能扶阳不能育阴，阴不复则脉不出，阴不敛阳，虚热浮于上；另一方面也提示阴寒太盛，对大热之药拒而不受。

基于以上两点认识，本证的治疗就不宜单纯使用辛温大热的回阳剂，所以在白通汤中加入人尿和猪胆汁。人尿（一般用童便）咸寒益阴，猪胆汁苦寒滋液且兼清虚热，两药取自人、畜，都属有情之品，既能续已竭的阴液，又能借它性寒反佐，引阳药直入阴分，使阴阳不发生格拒，这就是"甚者从之"治法的具体运用。

服白通加猪胆汁汤后，如脉从无到有、从弱到强，说明正气逐渐恢复，阴邪逐渐消退，疾病在向好的方向发展，所以说脉"微续者生"；如脉暴然而出，或见浮散而大，或见急促无根，则是无根之阳暴脱的征象，预后多不良，因而说"脉暴出者死"。

【临床应用】《肘后备急方》载白通汤治伤寒泄利不止，口渴不得下食，虚而烦躁。临床报道有用白通汤或白通加猪胆汁汤治戴阳证、寒厥证、阳虚头痛、高血压、过敏性休克、雷诺病、咽峡炎、皮肤结节性红斑等，症见下利清谷、四肢厥冷甚或面红如妆、微烦躁扰、冷汗自出、脉沉微或脉沉微欲绝等，证属阳虚阴盛或阴盛格阳者。

6. 附子汤证

304 少阴病，得之一二日，口中和[1]，其背恶寒者，当灸之，附子汤主之。☆

305 少阴病，身体痛，手足寒，骨节痛，脉沉者，附子汤主之。☆☆

附子汤方

附子二枚,炮,去皮,破八片　　茯苓三两　　人参二两　　白术四两　　芍药三两

上五味，以水八升，煮取三升，去滓，温服一升，日三服。

【词解】

[1]口中和：指口中不苦、不燥、不渴。

【提要】论少阴阳虚，寒湿身痛的证治。

第 303 条（第 159 页）论"少阴病，得之二三日以上，心中烦，不得卧，黄连阿胶汤主之，"证属少阴阴虚火旺，应见到口干、口渴等症。本条承"得之一二日，口中和"，以"口中和"说明不属于阴虚火旺之证，又以"其背恶寒"强调阳气虚衰的特征。因背是阳之府，背部恶寒是阳气衰、阴气盛的征象。阳虚而阴盛，所以口不渴、不燥。四肢是诸阳之本，阳虚不达四末，所以手足冷。阳虚阴盛，寒湿凝滞，可见脉沉、身疼、骨节疼痛。证属少阴阳虚，寒湿痹阻。治当温经散寒、除湿止痛，可先用灸法，如灸关元穴以助元阳而消阴，然后以附子汤温阳化湿、散寒止痛。药用炮附子温肾以扶阳，散寒除湿；人参温补元阳；茯苓、白术配附子可温补脾肾、化湿行滞；芍药敛阴和血，既可缓身痛，又可制附子、白术等药的温燥之性。诸药配伍，脾肾双补，温阳散寒，除湿止痛。

【临床应用】《备急千金要方》用附子汤加桂心、甘草，治湿痹，身体疼痛如锥刺刀割。现今临床多应用本方化裁治疗寒湿凝滞的风湿性、类风湿关节炎，肾阳虚的尿闭、多尿、遗尿，心阳不振的心悸，心功能不全的怔忡，冠心病的背恶寒，脾肾阳虚的水肿、胃下垂、内耳眩晕症、血管神经性水肿，阳虚寒盛的子宫下垂、妊娠腹部冷痛、滑精等。风寒湿重者加麻黄、细辛、羌活、独活等，气虚者加黄芪，水肿严重者加泽泻、牛膝、猪苓等。

7. 真武汤证

316 少阴病，二三日不已，至四五日，腹痛，小便不利，四肢沉重疼痛，自下利者，此为有水气。其人或咳，或小便利，或下利，或呕者，真武汤主之。☆☆

真武汤方

茯苓_{三两}　芍药_{三两}　白术_{二两}　生姜_{三两,切}　附子_{一枚,炮,去皮,破八片}

上五味，以水八升，煮取三升，去滓，温服七合，日三服。若咳者，加五味子半升、细辛一两、干姜一两；若小便利者，去茯苓；若下利者，去芍药，加干姜二两；若呕者，去附子，加生姜，足前为半斤。

【释义】论少阴病阳虚水泛的证治。

如寒邪中于少阴，二三日不愈，至四五日邪气入深，则脏受其病。少阴肾阳被寒邪所伤，阳虚不能制水，水邪随之泛滥而为病。水寒凝于内，则腹痛；阳虚气化不利，所以小便不利；水寒之气浸淫四肢，经气运行不畅则四肢沉重疼痛；水寒下注于肠，则见下利。水邪变动不居，到处泛溢而侵犯其他脏腑，因而出现多个或然症。如水寒上凌心肺，可见心悸而咳；冲逆于胃，则气逆而呕；泛滥肌肤则身肿；上蒙清阳，则头目眩晕。究其病源，却均因于水，即文中所说"此为有水气"，指出了病变的重点与核心。由于肾阳衰微，阴寒内盛，气化失职，水寒泛溢，所以治以真武汤，温阳化气利水。

真武汤用炮附子辛热以壮肾阳，补命门之火，恢复肾阳气化以行水；白术苦温健脾燥湿，脾气健运则水湿消散；术、附同用，温煦经脉以除寒湿；茯苓淡渗利水，佐白术健脾，在制水中兼有利水之效；生姜辛温宣散，佐附子助阳，于主水中有散水之意；芍药酸寒，可顾护阴血、和营利水，又能监制附子、生姜等刚燥之性，使温经散寒而不伤阴。诸药合用，温肾阳以消阴翳，利水道以去水邪，共奏温肾散寒、健脾运湿、和营利水之效。若咳，是水寒犯肺，加干姜、细辛温肺散寒，五味子收敛肺气；小便利者不需淡渗，去茯苓；下利严重，是阴盛阳衰，去芍药之苦泄，加干姜以温中散寒；水寒犯胃而呕者，可加重生姜用量以和胃降逆。至于去附子，因附子为本方主药，以不去更加适合。

【按语】真武汤与附子汤皆用附、术、苓、芍，所不同处，附子汤附、术倍用，并配伍人参，重在温补元气、散寒除湿；真武汤附、术半量，更佐生姜，重在温阳利水。两方证的证治异同如表5-1所示。

表 5-1　真武汤证与附子汤证鉴别

方证名称	主要证候	病因病机	治则治法	方药组成
附子汤证	身体痛,骨节痛,手足寒,背恶寒,脉沉	脾肾阳虚,寒湿凝滞	温经散寒,除湿止痛(重在温散)	附子二枚、白术四两、人参二两、茯苓三两、芍药三两

方证名称	主要证候	病因病机	治则治法	方药组成
真武汤证	腹痛,小便不利或小便清长甚或遗尿,四肢肿重疼痛,下利,或呕	脾肾阳虚,水气泛溢	温阳利水(重在温化)	附子一枚、白术二两、茯苓三两、芍药三两、生姜三两

8. 吴茱萸汤证

309 少阴病,吐利,手足逆冷,烦躁欲死者,吴茱萸汤主之。☆

【释义】论寒浊犯胃,吐利烦躁的证治。

本条论少阴阳虚寒盛,呕吐而下利,手足逆冷,治用吴茱萸汤,其吐、利是寒邪伤及脾胃,脾胃升降失司,而吐、利并作。阳气被寒邪所郁遏,不能温养四末,导致手足厥冷。本条"烦躁欲死",是形容病人烦躁得很厉害,辗转反侧,痛苦不堪,提示人体的阳气虽然被阴寒所抑,但尚可与阴邪抗争,因而烦躁欲死。此证不是阴盛阳亡,而是寒邪犯胃,浊阴上逆,阳与阴争,所以用吴茱萸汤温中散寒、降逆止呕。

9. 桃花汤证

306 少阴病,下利便脓血者,桃花汤主之。☆☆

307 少阴病,二三日至四五日,腹痛,小便不利,下利不止,便脓血者,桃花汤主之。☆

桃花汤方

赤石脂一斤,一半全用,一半筛末　　干姜一两　　粳米一升

上三味,以水七升,煮米令熟,去滓,温服七合,内赤石脂末方寸匕,日三服。若一服愈,余勿服。

【释义】论少阴虚寒,下利便脓血的证治。

下利、便脓血,常见于热证,也可见于少阴虚寒证。虚寒久利,气不摄血,络脉不固,血溢脉外,大便滑脱不固而便脓血。因其证属虚寒,所以腹痛隐隐,喜温喜按;脾肾阳虚,水谷不别,导致大便泄利不止,小便却反少而不利。少阴虚寒下利便脓血,以血色晦暗或浅淡、无臭秽气味、大便滑脱不禁、无肛门灼热感为辨证特点,治以桃花汤,温中固脱以止利。方中以赤石脂性温,入下焦血分,涩肠止利;干姜温中散寒;粳米益脾胃而补虚。本方赤石脂一半用以煎汤,另一半则为末冲服,使药物留着肠中,加强药物的收敛作用。

【临床应用】本方现今临床上常辨证用于虚寒滑脱的久泻、久痢,虚寒性吐血、便血,伤寒肠出血,妇女崩漏、带下、功能性子宫出血等。腹痛严重者加白

芍、乌药、木香、槟榔等；阴寒重者加附子；有热象者加黄连；气虚者加黄芪、党参；滑脱不禁者加乌梅、豆蔻、党参等。

10. 正虚气陷证

325 少阴病，下利，脉微涩，呕而汗出，必数更衣，反少者[1]，当温其上，灸之。

【词解】

[1]数更衣，反少者：指大便次数多而量反少。

【释义】论少阴阳虚血少，气陷下利的证治。

少阴病下利，津液损失过多，阴血虚少，所以形成阴阳两虚。其脉微主阳虚，涩主血少。少阴下利，脉微涩，则不但阳微，而阴也竭，因此大便频数而量反少。阳虚阴寒上逆故呕，卫外不固则汗出。证属阳虚气陷，治宜温灸以升阳举陷，急救于顷刻，然后内服四逆辈等汤药以固阳摄阴。至于灸何穴更加适宜，后世注家认为可选用百会、关元等，可供临床参考。

二、少阴热化证

1. 黄连阿胶汤证

303 少阴病，得之二三日以上，心中烦，不得卧，黄连阿胶汤主之。☆☆

黄连阿胶汤方

黄连 四两　黄芩 二两　芍药 二两　鸡子黄 二枚　阿胶 三两

上五味，以水六升，先煮三物，取二升，去滓，内胶烊尽，小冷，内鸡子黄，搅令相得，温服七合，日三服。

【释义】论少阴病阴虚火旺，心肾不交的证治。

少阴统括心、肾，手少阴心是火脏，足少阴肾是水脏，生理情况下，心火下交于肾水，使肾水不寒；肾水上济心火，使心火不亢；如此实现心肾交通、水火既济的生理平衡。少阴为病，有寒化和热化两大类。如属阳虚阴盛的，应以"脉微细，但欲寐"为主症；本条论少阴病得之二三日以上，见心烦、不得卧寐，是少阴阴虚火旺证。少阴真阴亏虚，阴虚不能制阳，心火无制而上炎，阳不入阴而躁扰于外。根据临床，还应见到咽干口渴、舌红少苔或黑苔、小便短赤甚或淋沥涩痛、脉细数等症。治以黄连阿胶汤，泻火滋水，交通心肾。方中黄芩、黄连泻心火以治上实，芍药、阿胶、鸡子黄滋阴养血以补下虚，共成泻心火、滋肾水、扶正祛邪之剂。用本方当注意：阿胶应烊化兑入汤剂中，待汤稍冷再加入鸡子黄，这两味药都不得入汤药中同煎。

【临床应用】运用黄连阿胶汤，应把握阴虚火旺、上实下虚、心肾不交的关键病机，现今临床主要用其治疗阴虚火旺型失眠，宜加太子参、炒酸枣仁、远志、合欢花、百合、生地黄等；兼心悸者与生脉散合方，酌加龙骨、牡蛎、浮小麦等；兼头晕耳鸣者加菊花、白蒺藜等。用于肝郁火旺、肾水不足的抑郁症，加柴胡、百合、生地黄、白梅花等。治温病后期，余热未清，阴津亏虚者，如胸中烦闷不适，宜与栀子豉汤合方；咽干、咽痛者，与桔梗汤合方，加麦冬、沙参等。

【按语】黄芩、黄连均属苦寒泻火药，黄芩归肺、胆、脾、大肠、小肠经，黄连归心、肝、胆、脾、胃、大肠经，《伤寒论》中两药常相须为用，发挥清热解毒凉血、燥湿止利的功效，可配伍解表药、养阴药、扶阳药等治疗多种病证。

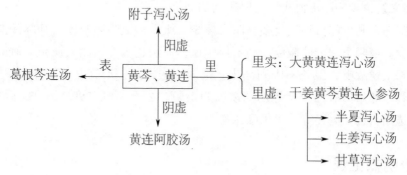

2. 猪苓汤证

319 少阴病，下利六七日，咳而呕渴，心烦不得眠者，猪苓汤主之。★★

【释义】论少阴阴虚水热互结的证治。

少阴病下利，如属阳虚阴盛，当有脉微细、但欲寐。本条少阴病下利六七日，出现心烦不得眠，则是阴虚内热，火扰心神。少阴肾为水脏，肾脏在水液代谢中发挥着重要作用。肾阳虚衰，气化不利可以造成水停；肾阴亏虚，也可导致水停。水邪偏渗大肠则下利，上犯于肺则咳，上逆于胃则呕，津不上承则渴。此外，本证还应见到小便不利、舌红少苔等阴虚火旺症状。证属少阴阴虚，虚热与水邪互结于下焦。肾阴不足是正虚，水热内停是邪实，所以治以猪苓汤清热育阴利水。方中猪苓、茯苓、泽泻利小便以行水气，滑石清热通淋以利水道，阿胶滋阴润燥以益少阴。

【临床应用】猪苓汤所治之证属肾阴亏虚而水热互结于下焦，现代临床多用于治疗泌尿系统疾病，如慢性肾炎、慢性肾盂肾炎、肾积水、泌尿系结石、膀胱炎、前列腺炎、尿道炎、乳糜尿等，临床辨证要点有小便不利，伴有尿频、尿道灼痛，甚至血尿，以及五心烦热、心烦少寐、舌红少苔、脉细数等阴虚火旺的脉症。若伴有尿血或尿检有红细胞者，可加大蓟、小蓟、藕节炭、生地黄炭、白茅根等；小便灼热，可加竹叶、金银花、连翘、地锦草等；泌尿系结石者可配伍金钱草、海金沙、石见穿等；阴虚火旺较重者，可配伍生地黄、玉竹、麦冬、天花粉等。

三、少阴阳郁证（四逆散证）

318 少阴病，四逆，其人或咳，或悸，或小便不利，或腹中痛，或泄利下重[1]者，四逆散主之。★★

四逆散方

甘草炙　枳实破,水渍,炙干　柴胡　芍药

上四味，各十分，捣筛，白饮和服方寸匕，日三服。咳者，加五味子、干姜各五分，并主下利；悸者，加桂枝五分；小便不利者，加茯苓五分；腹中痛者，加附子一枚，炮令坼；泄利下重者，先以水五升，煮薤白三升，煮取三升，去滓，以散三方寸匕内汤中，煮取一升半，分温再服。

【词解】

[1]泄利下重：指泄泻或痢疾兼有后重。

【释义】论少阴阳郁致厥的证治。

少阴主水火，内寓真阴真阳。水火交通，阴阳既济，是人体生命活动正常的必要条件之一。要维持水火、阴阳的交通既济，又赖于少阴的枢机作用，也就是说少阴不仅是"三阴之枢"，而且也是调节水火、阴阳的重要枢纽。少阴阳虚不能达于四末，则阴寒必盛，而见四肢逆冷、恶寒、下利等症；如少阴枢机不利，阳气被郁，不能疏达于四末，则也可见四肢逆冷。少阴阳气被郁，并非阳虚，所以不见四逆厥逆、畏寒蜷卧、下利清谷、脉微细等虚寒证，治疗也就不能用四逆汤，应以四逆散疏畅阳郁、调达气血。

方中用柴胡、枳实解郁开结以疏达阳气，芍药配甘草和血脉以利阴，即"治其阳者，必调其阴，理其气者，必调其血"之义。如兼有肺寒气逆作咳，可加干姜、五味子以散肺寒；兼心阳不振而心悸，则加桂枝以温通心阳；水停于下而小便不利者，加茯苓淡渗以利水；寒盛于里而腹中痛者，加附子温阳散寒以止痛；寒滞气阻而泄利下重者，加薤白以散寒通阳。

【临床应用】四逆散多用于治疗肝气犯胃、肝脾不调等证以及现代医学的肝胆脾胃等消化系疾病，如各种肝炎、胆囊炎、胰腺炎、胃炎、胃溃疡等。另外，肝藏血，其经脉走少腹、绕阴器，肝经又与冲脉相连，因此许多妇科疾病与肝郁气滞有关。所以本方也常用于治疗妇科疾病，如月经不调、痛经、经前乳房胀痛、输卵管阻塞、慢性附件炎、慢性盆腔炎等。本方具有良好的疏肝理气、缓急止痛作用，还治疗血精证、不射精证、阳痿、阳缩、膈肌痉挛、冠心病、癔症性失语、血管神经性头痛等。以上病证凡属肝郁气滞或阳气郁闭所致，以本方为主加减化裁，多可获较好疗效。

第三节　少阴病兼变证

一、少阴病兼表证

1. 麻黄细辛附子汤证

301 少阴病，始得之，反发热，脉沉者，麻黄细辛附子汤主之。☆☆

麻黄细辛附子汤

麻黄_{二两,去节}　细辛_{二两}　附子_{一枚,炮,去皮,破八片}

上三味，以水一斗，先煮麻黄，减二升，去上沫，内诸药，煮取三升，去滓，温服一升，日三服。

【释义】论少阴病兼表，病情较重的证治。

少阴病多是里虚寒证，本不应当有发热，所以称反发热。病始得之而见发热，则是外邪束表，卫阳郁遏。然而病在表，脉必见浮，今见脉沉，可知兼有少阴里虚，当属少阴病兼表证。治宜温经解表，方用麻黄细辛附子汤。

药用麻黄辛温解表散寒；炮附子辛温大热，温少阴阳虚而散寒；细辛气味辛温雄烈，既能走表助麻黄以解表，又能入里助附子以温经；三药相伍，散寒解表以退热，温经助阳以祛寒，温阳更助解表，表散不伤阳气。三药配合，补散兼施，扶正祛邪，虽发微汗，但无损于阳气，是温经散寒的良方。

【临床应用】古代医籍载用本方治肾咳，咳时腰背相引而痛，甚则咳吐清涎；暴哑，声不出，咽痛异常，清痰上溢，脉紧弦者。现代临床多用于阳虚外感、哮喘、过敏性鼻炎、心阳不振的嗜睡、病态窦房结综合征、窦性心动过缓、肺心病心衰、肾病综合征、慢性肾炎急性发作等属少阴阳虚、风寒外袭者。兼心气不足者与生脉散合方；气虚者与玉屏风散合方；血亏者加阿胶、白芍等；血瘀者加丹参、川芎等；三叉神经痛、坐骨神经痛、阴缩等见拘挛疼痛者，可与芍药甘草汤合方，并酌加吴茱萸、生姜、乌药、小茴香等温阳散寒止痛。

2. 麻黄附子甘草汤证

302 少阴病，得之二三日，麻黄附子甘草汤微发汗。以二三日无证[1]，故微发汗也。☆

麻黄附子甘草汤方

麻黄_{二两,去节}　甘草_{二两,炙}　附子_{一枚,炮,去皮,破八片}

上三味，以水七升，先煮麻黄一两沸，去上沫，内诸药，煮取三升，去滓，温服一升，日三服。

【词解】

[1]无证：《金匮玉函经》作"无里证"，即无少阴虚寒所见的恶寒蜷卧、四肢逆冷、下利清谷、脉微欲绝等脉症。

【释义】 论少阴病兼表证，病情较轻的证治。

与第301条"始得之"相比较，本证"得之二三日"，病情相对较久，但病势已经缓和。病至二三日，仍无恶寒蜷卧、四肢逆冷、下利清谷、脉微欲绝等里证出现，表明寒邪仍在肤表，少阴之阳虚也未再发展，邪减症轻，所以治疗以微发汗为法。麻黄附子甘草汤即麻黄细辛附子汤去细辛加炙甘草而成。因病情较久，病势较缓，所以去掉辛温走窜的细辛，以平和甘缓的甘草替代，温里解表而发微汗。

【临床应用】《金匮要略》中的麻黄附子汤就是本方，治疗水气病、脉沉小，属少阴阳虚者。现代临床用法与麻黄细辛附子汤相类似，可用于阳虚外感、冠心病、急慢性肾炎等。如冠心病心律失常，症见心慌、气短、胸闷、汗出等，宜加人参、黄芪、桂枝、薤白等；心律不齐，见脉结代、心动悸者，可与炙甘草汤合方，疗效显著。

二、少阴急下证（大承气汤证）

320 少阴病，得之二三日，口燥咽干者，急下之，宜大承气汤。☆

321 少阴病，自利清水，色纯青，心下必痛，口干燥者，可下之，宜大承气汤。☆

322 少阴病六七日，腹胀，不大便者，急下之，宜大承气汤。☆

【释义】 论少阴急下证的证治。

阳明病篇论述了用大承气汤治疗的三急下证，其主要精神是：凡阳明腑实证遇到病势急、发展快、见有劫灼少阴真阴的征象时，当投以大承气汤急下以存阴。由此可以看出阳明燥热与少阴阴伤两种病变的内在联系。如因阳明燥热伤阴而并于少阴者，属阳明急下证；如因少阴水亏，燥热内盛而并于阳明者，则属少阴急下证。

第320条论少阴阴虚火旺，病程仅二三日，即见口燥、咽干，说明阳热气盛而肾阴衰少，病证危急，所以用大承气汤急下阳明燥热，以保存少阴阴津。

第321条论少阴热并阳明，与糟粕相结，以致胃肠燥结不下，逼迫津液下注旁流，症见"自利清水，色纯青"而不夹杂粪便；燥热结实于阳明，所以"心下必痛"而拒按；少阴阴液耗伤，不能上承，所以口舌干燥。燥结不去，则旁流不止，津液进一步涸竭，将有亡阴脱液的危险，因此应当用大承气汤急下。

第322条论少阴病六七日不愈，不见下利清谷，反见"腹胀，不大便"，说明其证并不是少阴虚寒，而是燥屎内结，壅滞不通，此时也应用大承气汤泻下存阴。

三、热移膀胱证

293 少阴病，八九日，一身手足尽热者，以热在膀胱，必便血也。

【释义】论少阴病移热膀胱便血证。

少阴与太阳为表里，有经脉相通，病变可相互影响。如少阴病八九日，症见一身及手足都发热，说明少阴邪热还出于太阳。一般来说，邪气由里出表，标志着机体正气恢复，可驱邪外出，特别是本是少阴虚寒证，而见一身手足转温热，是阳气恢复、疾病向愈的好现象。但如果阳复太过，热在膀胱不解，也会灼伤阴络迫血下行，发生尿血的病变。本证论中未提出具体治法，如猪苓汤、黄连阿胶汤、桃核承气汤等方，都可辨证选用。

294 少阴病，但厥无汗，而强发之，必动其血，未知从何道出，或从口鼻，或从目出者，是名下厥上竭，为难治。

【释义】论强发少阴之汗而致动血之证。

少阴病出现手足厥冷，多属阳虚阴盛；无汗则提示阴津亏虚。气血阴阳俱虚，本不可发汗。如果强发其汗，不但伤其阳，也能伤其阴，扰动营血，血动妄行，或从口鼻而出，或从眼目而出。这是因阳气衰于下，阴血竭于上，所以说"下厥上竭"。下厥当温之，但血动妄行又不可温，顾此失彼，所以说"难治"。

四、热利便脓血证

308 少阴病，下利，便脓血者，可刺。

【解析】论少阴病下利脓血可用刺法治疗。

刺灸法，自古以来用以祛邪疗病。然而一般认为，针与灸各有侧重，刺法多用于泄实热，如论中第24条"先刺风池、风府"、第142条"当刺大椎第一间、肺俞、肝俞"、第143条"当刺期门"等，灸法则可温虚寒。本证云少阴病，下利便脓血，用刺而不用灸，推断其证是少阴热利。少阴病，阴虚阳亢，热伤血络而便脓血，当伴有里急后重、下利臭秽、舌红少苔等阴虚有热之象，这自然不能用桃花汤，所以提出针刺法，随其实而泄之。原文说"可刺"，没有说明穴位，宋·常器之指出可取幽门、交信等穴，可供参考。

第四节　咽痛证

1. 猪肤汤证

310 少阴病，下利咽痛，胸满心烦，猪肤汤主之。

猪肤汤方

猪肤一斤

上一味，以水一斗，煮取五升，去滓，加白蜜一升，白粉五合，熬香，和令相得，温分六服。

【释义】论少阴阴虚咽痛证治。

足少阴之脉上循喉咙，手少阴之脉上夹于咽。少阴病，下利伤阴，津亏液耗，以致阴虚而生热。阴伤于下则必致阳浮于上，虚热循经上扰咽喉，因而咽痛。足少阴之脉，其支者从肺出络心，注入胸中。少阴虚热，循经上扰，经气不利则胸闷、心烦。证属少阴阴虚，客热上扰。治用猪肤汤润肺肾、益肠胃而敛虚热。猪肤是刮去内脂及外垢的猪皮，可滋肺肾，清少阴浮游之火，它虽润但没有滑肠的弊端。白蜜甘寒生津，润燥以除烦。白粉，即白米粉。白粉炒香能醒脾和胃，缓中补虚。三药相伍，清虚热而不伤阴，润燥而不滋腻，是治疗少阴客热、虚火上炎的药食两用良方。

【临床应用】猪肤汤中诸药都是药食同源之品，按原方要求煎煮，堪称是一首滋肾润肺、补脾益胃的食疗方。后人按照这个方法，选黑驴皮，用阿井水煎膏以治咳嗽、咯血，或用龟甲，性同猪肤，刮净煎膏，补肾水、润肺燥，取补北方制南方之意。咽炎、喉炎、热性病恢复期等属肺肾阴虚火旺者，可酌加麦冬、太子参、石斛、山药、桔梗等。也有报道借鉴软膏剂制备工艺，将猪肤汤加工成外用药，用于老年性皮肤瘙痒，促进了中医经典药膳方的开发和利用。

2. 甘草汤证、桔梗汤证

311 少阴病，二三日，咽痛者，可与甘草汤。不差，与桔梗汤。☆

甘草汤方

甘草二两

上一味，以水三升，煮取一升半，去滓，温服七合，日二服。

桔梗汤方

桔梗一两　甘草二两

上二味，以水三升，煮取一升，去滓，温分再服。

【释义】论少阴客热咽痛的证治。

少阴病二三日，因于邪热上攻而咽喉肿痛，但尚未溃破生疮的，则治以甘草汤，解毒消肿止痛。甘草汤，仅生甘草一味药。甘草生用，凉而泻火，清热解毒，能消痈肿而利咽痛。如服甘草汤后，病仍不愈，即咽喉肿痛不解的，可与桔梗汤散热结、开喉痹。桔梗汤，即甘草汤再加桔梗，用桔梗开痹散结以利咽喉。

【临床应用】桔梗汤后世又称甘桔汤，现代临床以其配清热解毒药或养阴清热药，治疗上呼吸道感染、咽炎、扁桃体炎、喉炎、咽痛、支气管炎等呼吸系统疾病。如加半夏治失音；加诃子，三味药均生熟各半，名铁叫子如圣汤，主治风热犯肺所致失音等；加白梅花、紫苏子、香附等疏肝理气药物，治梅核气（慢性咽炎）；加射干、升麻、金银花、锦灯笼等，治急性扁桃体炎；加夏枯草、海浮石、贝母等治慢性扁桃体肿大；加贝母、前胡、蝉蜕治咽赤呛咳而少痰。

3. 苦酒汤证

312 少阴病，咽中伤，生疮，不能语言，声不出者，苦酒汤主之。

苦酒汤方

半夏洗,破如枣核,十四枚　　鸡子一枚,去黄,内上苦酒,着鸡子壳中

上二味，内半夏着苦酒中，以鸡子壳置刀环中，安火上，令三沸，去滓，少少含咽之，不差，更作三剂。

【释义】论少阴病咽中生疮的证治。

少阴病，见咽部破溃，语言难出，是热邪循经上冲，灼伤咽喉而生疮；邪热痰浊，壅结咽部，阻塞气道，所以言语不利、声音难出。治以苦酒汤，清热解毒，消肿散结，敛疮止痛。药用半夏涤痰开结以消肿，因半夏辛燥，故配甘寒之鸡子白清热润燥、利咽止痛；以苦酒散瘀止痛，消疮肿，敛伤口。为使药效持续作用于咽喉患处，而用少少含咽之法，以利于溃烂疮面的愈合，开后世口含剂的先河。

【临床应用】据临床报道，苦酒汤可用于治疗急性放射性食管炎、放射性口腔黏膜炎、慢性扁桃体炎、口腔溃疡、失音、喉源性咳嗽、慢性咽炎、声带息肉等病证，对咽喉部炎症、溃烂、咽痛均有良效，以痰热郁闭导致口腔、咽喉部溃疡为使用指征。另据报道，对早期疖肿、外伤性肿胀，局部敷蛋清，也有止痛、消炎、防止化脓的作用。

4. 半夏散及汤证

313 少阴病，咽中痛，半夏散及汤主之。

半夏散方

半夏洗　桂枝去皮　甘草炙

上三味，等分。各别捣筛已，合治之，白饮和服方寸匕，日三服。若不能散服者，以水一升，煎七沸，内散两方寸匕，更煮三沸，下火令小冷，少少咽之。

半夏有毒，不当散服。

【释义】论寒凝少阴咽痛的证治。

本条叙证简单，仅提"咽痛"一症，以方测证知本咽痛因寒邪痰浊客阻咽喉所致。咽虽痛，但不红肿，苔白而滑润，同时伴有恶寒、气逆、痰涎多等症。半夏散（或汤）用半夏涤痰开结，桂枝通阳祛寒，甘草缓急止痛。方名半夏散（或汤），指既可为散，也可作汤服用。如咽部疼痛较重，难以下咽，可将散剂加水煎煮后，稍放一会儿，少少含咽之，使药物能持续作用于咽部，以增强药效。

【临床应用】临床报道用半夏散或汤剂，治疗口腔溃疡、慢性咽喉炎、失音、扁桃体炎等，属寒邪痹阻、痰凝气滞者，以气逆、欲呕、痰涎多、舌淡胖、苔白腻等为辨证要点。

第五节　少阴病预后

一、正复欲愈证

287 少阴病，脉紧，至七八日，自下利，脉暴微，手足反温，脉紧反去者，为欲解也，虽烦下利，必自愈。

【释义】论少阴病阳回自愈的辨证。

少阴病脉紧，证属阳虚里寒。病至七八日以后，又增自下利症，看似属病势增重，阳虚阴盛，但理应伴有四肢厥逆、畏寒蜷卧、躁扰不宁等症。详细诊察，发现脉象由紧变缓、手足反温，提示这属于阴寒消退、阳气来复。由此可知，之所以出现下利，是来复之阳与邪抗争，逐阴邪下出的反映，这与第278条（第146页）所论太阴病暴烦下利"脾家实，腐秽当去"的机制相同。

290 少阴中风，脉阳微阴浮者，为欲愈。

【释义】论少阴中风欲愈之脉。

寸脉为阳，尺脉为阴。少阴中风，脉象寸浮而尺沉。寸脉微者，推测知阴邪不盛；尺脉浮者，提示阳气得复；脉阳微而阴浮，反映了正胜而邪衰、邪有外出之机，所以说"为欲愈"。

二、阳回可治证

288 少阴病，下利，若利自止，恶寒而蜷卧，手足温者，可治。

289 少阴病，恶寒而蜷，时自烦，欲去衣被者，可治。

292 少阴病，吐利，手足不逆冷，反发热者，不死。脉不至者，灸少阴七壮。

【释义】论少阴病阳回可治的辨证。

第288条论根据利自止、手足温推测阳气来复。少阴病虚寒下利，多见畏寒而蜷卧，属于阳虚而阴寒盛。阳虚下利，如利自止，手足逐渐转温，是阳气得复的佳兆。四肢是诸阳之本，最能反映阳气的盛衰。手足温，说明阳气已复，虽畏寒而蜷卧，犹有可治的机转，如此，可根据情况灵活选用四逆汤等方剂温阳散寒。本条提示，少阴虚寒证的转归和预后，以阳复阴消为要。

第289条论少阴病，烦热欲去衣被者可治。少阴阳虚阴盛者，多恶寒蜷卧、喜近衣被。假如患者时时心烦，欲揭去衣被，是阳气来复与阴邪抗争之征象，所以说"可治"。据临床观察，虚阳暴脱的病证，也可以见到躁烦而不欲近衣，临证应结合其他脉症，综合判断。

第292条论少阴病阳复可治证及吐利后脉不至的治法。少阴阳虚阴寒吐利，阳虚不能温煦四肢，本应手足逆冷。如手足非但不逆冷，反而发热，提示阳气来复，阴寒退却，所以说"不死"。少阴病，阳气不足，脉应见微弱。吐利后，脉不至，如伴见肢厥、畏寒、身蜷等阴寒之象，则是阳气大虚、真气难续、阴阳之气将要离绝的危候。如手足不逆冷，而反发热，是吐利后正气暴虚，脉搏一时难以接续所致，可艾灸少阴经穴位七壮，急温其阳。

三、正衰危重证

295 少阴病，恶寒身蜷而利，手足逆冷者，不治。

296 少阴病，吐利躁烦，四逆者死。

297 少阴病，下利止而头眩，时时自冒者死。

298 少阴病，四逆，恶寒而身蜷，脉不至，不烦而躁者死。

299 少阴病，六七日，息高者死。

300 少阴病，脉微细沉，但欲卧，汗出不烦，自欲吐，至五六日自利，复烦躁不得卧寐者死。

【提要】第295～300条共六条，论少阴病正衰危重证的辨证。

【释义】第295条论纯阴无阳的危候。少阴病，畏寒蜷卧，是肾阳虚衰，失于温煦；下利为脾肾阳虚；如见到手足逆冷，是阳气将要败亡的征兆，证属纯阴无阳，所以称"不治"。

第296条论少阴病阳气脱绝的危候。少阴病，吐、利是阴盛阳衰，脾肾阳虚，胃气上逆所致。如病者沉静嗜卧，属弱阳为阴寒所困。如患者神志模糊，躁动不安，是阴寒内盛、格阳外出、神不守舍之征。如同时还见到四肢逆冷等一派虚寒之象，提示阳气将绝，所以是死候。

第297条论阴竭于下、阳脱于上的危候。本条与第288条同是下利止，但病机转归截然不同。第288条的下利止的辨证关键在于伴有"手足温"，所以下利止是阳气来复，所以称可治。而本证的下利止，因阴竭而无物可下。阴竭于下，阳无所依附而外越。所以见头眩，时时自冒者。

第298条论阳绝神亡的危候。少阴病，四逆（四肢厥冷），畏寒而身蜷，是少阴阳衰阴盛；脉不至较脉微欲绝更加严重，提示真阳虚极，无力推动血脉运行。如见"不烦而躁"，不仅无阳复的希望，而且神气将亡，此是阳绝神亡，所以推测是死候。

第299条论肾气绝于下、肺气脱于上的危候。肺为气之主，肾为气之根。少阴病六七日而见呼吸表浅，呼多吸少，是肾气绝于下、肺气脱于上的危候。

第300条论阴阳离决的危候。脉微细沉，但欲卧，是少阴虚寒证的主要脉症。汗出，是阳气随汗外脱；不烦，为虚阳无力与邪抗争；自欲吐，为阳虚阴寒之邪上逆。病至五六日又见下利、烦躁不得卧寐，下利是阴竭于下，烦躁不得卧寐为阳气脱于上，这是阴阳离决之候，所以称"死"。

以上六条从不同的角度论述了阳气败亡之证。少阴病寒化证的病机为阳衰阴盛，预后重在阳气的存亡，阳存则生，阳亡则死。

少阴病篇小结

本篇主要论述了少阴病及其兼变证的辨证论治。少阴病以心肾虚衰、水火不交为主要病理变化，以"脉微细，但欲寐"为辨证提纲，多由其他经病失治误治转化而来，或素体少阴阳虚阴虚，邪气直中少阴。

少阴病本证包括寒化证、热化证、阳郁证，其中尤以阳虚寒化证为主，包括四逆汤证、通脉四逆汤证、白通汤证、白通加猪胆汁汤证、附子汤证、真武汤证、桃花汤证、吴茱萸汤证等。热化证主要有黄连阿胶汤证和猪苓汤证两个汤证。而少阴阳郁证为少阴心肾阳气郁遏，不能外达于四肢所致，治以四逆散开达疏散。

少阴病兼表证，证情较重者，用麻黄细辛附子汤治之；较轻者，用麻黄附子甘草汤治之。少阴急下证，意在急下存阴，方用大承气汤。还有热移膀胱证、热利便脓血证等。

少阴病的预后，取决于阳气与阴液的存亡，阳回则欲愈，阳亡则不治，阴竭亦预后不良。

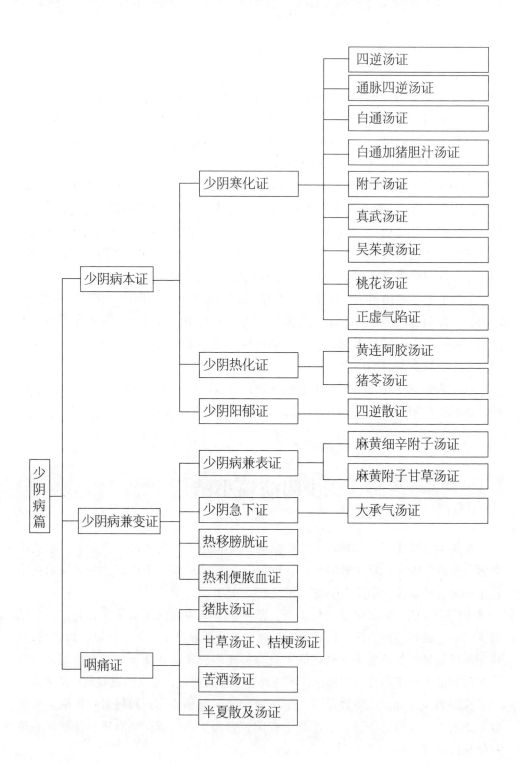

少阴病篇
- 少阴病本证
  - 少阴寒化证
    - 四逆汤证
    - 通脉四逆汤证
    - 白通汤证
    - 白通加猪胆汁汤证
    - 附子汤证
    - 真武汤证
    - 吴茱萸汤证
    - 桃花汤证
    - 正虚气陷证
  - 少阴热化证
    - 黄连阿胶汤证
    - 猪苓汤证
  - 少阴阳郁证
    - 四逆散证
- 少阴病兼变证
  - 少阴病兼表证
    - 麻黄细辛附子汤证
    - 麻黄附子甘草汤证
  - 少阴急下证
    - 大承气汤证
  - 热移膀胱证
  - 热利便脓血证
- 咽痛证
  - 猪肤汤证
  - 甘草汤证、桔梗汤证
  - 苦酒汤证
  - 半夏散及汤证

辨厥阴病脉证并治

导 读

厥阴的生理

厥阴，包括手厥阴心包、足厥阴肝二经及其所属心包和肝脏，与手少阳三焦、足少阳胆互为表里。

肝是风木之脏，主藏血，体阴而用阳，性喜条达而主疏泄，调畅一身之气机，易对脾胃及胆腑的功能产生影响。心包经之火以三焦为通路而达于下焦，温暖肾水以涵养肝木。肝疏泄功能正常，则气机条达，上焦清和，下焦温暖，脏腑功能活动正常。邪犯厥阴，木郁克土，则出现上热下寒、寒热错杂证，症见消渴、气上撞心、心中疼热、饥而不欲食、食则吐蛔、下利等。

厥阴的病理

厥阴病是正邪交争，阴阳消长的后期阶段。《素问·至真要大论》说："厥阴何也？岐伯曰：两阴交尽也。"所以"厥"含有"尽""极"以及阴极阳衰、阴尽阳生的意义。病至厥阴，表明阴寒至极。《素问·阴阳应象大论》说"寒极生热""热极生寒"，出现寒热错杂、厥热胜复，物极则反：一是阴极阳衰，出现阴阳离决的死证；二是阴极阳复，即阴寒极盛，阴尽而阳生。

厥阴病的形成，其因有二：一是传经之邪，如三阳病失治误治或太阴病、少阴病延续，邪气内传厥阴；二是本经发病，主要由于脏气虚衰，邪气直中厥阴而发病。厥阴病主要有以下几种类型：第一，厥阴寒证，病在厥阴之经、厥阴肝脏，或经、脏同病，治宜温经养血散寒，方用当归四逆汤、吴茱萸汤及当归四逆加吴茱萸生姜汤；第二，厥阴热证，下迫大肠而下利便脓血，治用白头翁汤，清热燥湿，凉血疏肝；第三，寒热错杂证，如肝热脾寒，宜清上温下、寒温并投，代表方是乌梅丸；第四，厥热胜复证，因正邪相争，阴阳消长，以发热和手足厥逆交互出现为特征，厥逆与发热时间的长短、程度的轻重，是判断阴阳消长、病势进退和预后的重要指征。

厥阴病篇还记述了厥、呕吐、哕、下利等病证，其证候有寒热虚实的差别，这些内容在《金匮要略》中单独成篇，一般认为不属于厥阴病范畴，但从辨证的角度讲，其主要临床表现如四肢厥逆、下利、呕哕等与厥阴病证有相似之处，列于本篇有鉴别诊断的意义。

第一节　厥阴病纲要

326 厥阴之为病，消渴，气上撞心[1]，心中疼热[2]，饥而不欲食，食则吐蛔，下之利不止。★★

【词解】

[1]气上撞心：心，泛指心胸及胃脘部。气上撞心，病人自觉有气上逆，撞击心胸部位。

[2]心中疼热：心胸或胃脘部有疼痛灼热的感觉。

【释义】 论厥阴病的辨证提纲。

厥阴是风木之脏，内寄少阳相火，喜调达而主疏泄。病至厥阴，风火相煽，消灼津液，所以可见消渴。这里的"消渴"是指渴而能饮、饮而又渴的一种证候，并不是多饮多尿的消渴病。厥阴、少阳木火之气上冲，则见"气上撞心、心中疼热"。木郁土虚，寒性趋下，脾虚运化失常，所以虽饥而不欲食；脾虚肠寒，谷入难消，致胃气上逆而呕吐；如肠中素有蛔虫寄生，则因其喜温避寒，又闻食臭则蛔不安而上窜，所以食则吐蛔；既然属于寒热错杂、上（肝胃）热下（脾肠）寒证，治疗就应当寒温并用、清上温下。如只见其热而不见其寒，纯用苦寒之药以泻下，则必更伤脾胃，使下寒更重，而见下利不止；当然，如只见其寒而不及于热，误用辛热去寒之剂，也会更助上热以灼津，从而使人烦渴更重。本条作为厥阴病篇的第一条，反映了厥阴病寒热错杂的病理特点，被认为是厥阴病的辨证提纲。

第二节　厥阴病本证

一、厥阴寒热错杂证

1. 乌梅丸证

338　伤寒脉微而厥，至七八日肤冷，其人躁无暂安时者，此为藏厥[1]，非蛔厥[2]也。蛔厥者，其人当吐蛔。今病者静，而复时烦者，此为藏寒[3]。蛔上入其膈，故烦，须臾复止，得食而呕，又烦者，蛔闻食臭[4]出，其人常自吐蛔。蛔厥者，乌梅丸主之。又主久利。☆☆

乌梅丸方

乌梅三百枚　细辛六两　干姜十两　黄连十六两　当归四两　附子六两,炮,去皮　蜀椒四两,出汗　桂枝去皮,六两　人参六两　黄柏六两

上十味，异捣筛，合治之，以苦酒渍乌梅一宿，去核，蒸之五斗米下，饭熟捣成泥，和药令相得，内白中，与蜜杵二千下，丸如梧桐子大，先食饮服十丸，日三服，稍加至二十丸。禁生冷、滑物、臭食等。

【词解】

[1]藏厥：即脏厥，因肾脏真阳极虚而致的四肢厥冷。

[2]蛔厥：因蛔虫窜扰，气机逆乱而致的四肢厥冷。

[3]藏寒：即脏寒，指脾与肠中虚寒。

[4]食臭（xiù，音嗅）：指食物的气味。

【释义】论脏厥与蛔厥的鉴别及蛔厥的证治。

脉微而四逆厥冷属于真阳衰微征象，称为脏厥证。病经七八日，周身肌肤皆冷，加上病人躁扰无片刻安宁，可见病情已达到十分危险的程度。脏厥属阳衰阴盛、脏气衰败的寒证，与蛔厥的病机及证候都有所不同，所以说"非蛔厥也"。蛔厥证因蛔虫内扰，气机逆乱所导致，病者应当素有蛔虫寄生，可以依据"其人常自吐蛔"的表现来判定。吐蛔而见厥者，称之为蛔厥，也就是说吐蛔是蛔厥证的一个必见之症，这与前面讲的由于阳虚阴盛、阳虚不达四末而致的厥逆证不同。

蛔厥的吐蛔，是因为脏寒。脏寒是指胃肠有寒，肠有寒而不利于蛔虫的寄生，蛔虫本能地避寒就温而上下躁动不安，这就是"蛔上入其膈"，则其人心烦不宁；而膈上又不是蛔虫久留之地，少顷蛔虫又下行，所以其烦复止。如在进食以后，出现心烦、呕恶的，则是"蛔闻食臭出"，因而"其人常自吐蛔"。蛔厥与脏厥都有手足厥冷，但蛔厥无周身肌肤冷，且有时静时烦、时作时止、与进食有关的特点。蛔厥治用乌梅丸，分治寒热，和胃安蛔。

乌梅丸方中，乌梅醋浸益其酸，以和肝安胃、敛阴止渴，并可安蛔；附子、干姜、桂枝温经扶阳以胜寒；蜀（川）椒、细辛辛辣性热，能通阳破阴，且能杀伏蛔虫；黄连、黄柏苦寒以泻热，并能驱蛔下行以止吐、烦；人参补气以健脾，当归补血以养肝。用米与蜜甘甜之品为辅料做丸，不但能养胃气之虚，且可投蛔所好而作为驱虫的诱饵。诸药配合，使寒热邪去，阴阳协调，蛔安胃和，气血恢复，是制方的宗旨。乌梅丸不仅治蛔厥，还可和胃疏肝、调理脏腑阴阳，因此又可用治厥阴病寒热错杂的久利之证。

【临床应用】古代医籍记载乌梅丸治疗冷痢久下、睾丸肿痛、巅顶头痛、胃冷蛔虫上攻等。现今临床主要用于治疗胆道蛔虫症、蛔虫性肠梗阻、溃疡性结肠炎、慢性结肠炎、滴虫性结肠炎、痢疾、肠易激综合征等，还可治疗妇科疾病如慢性盆腔炎、崩漏、带下、宫寒不孕等。也有报道治疗雷诺病、复发性口腔溃疡、偏头痛、男性不育、荨麻疹、牙痛、盗汗、内耳性眩晕、高血压、顽固性呃逆、失眠等。著名伤寒学家刘渡舟教授指出："凡临床见到的肝热脾寒，或上热下寒，寒是真寒，热是真热，又迥非少阴至格阳、戴阳可比，皆应归属于厥阴病而求其治法……临床见到阳证阴脉，或阴阳之证杂见，而又有气上冲心证的，皆应抓住厥阴纲领以求辨治之理，则就起到提纲挈领之目的。"高度概括了乌梅丸的临床应用规律，具有重要指导意义。

2. 干姜黄芩黄连人参汤证

359 伤寒本自寒下，医复吐下之，寒格[1]更逆吐下，若食入口即吐，干姜黄芩黄连人参汤主之。☆

干姜黄芩黄连人参汤方

干姜　黄芩　黄连　人参 各三两

上四味，以水六升，煮取二升，去滓，分温再服。

【词解】

[1]寒格：指上热下寒相格拒。

【释义】论寒热格拒的证治。

"伤寒本自寒下"指平素有中阳不足脾胃虚寒的下利，但从"寒格更逆吐下"之"更"字推断，本证原先就有寒格之证，医者误用吐、下法，使里气更虚，气机不利，脾胃升降失常而寒热格拒。胃阳被格而逆于上，则"食入口即吐"；脾阳被抑而清气不升，则下利更重。治用干姜黄芩黄连人参汤，辛开苦降，清上温下。

本方重用黄芩、黄连苦寒清上热以除呕吐，干姜辛温以祛下寒，人参补气健脾扶正并防苦寒之药伤中。全方寒热并用、苦降辛开，寒热异气，分走上下，而清上温下，取气不取味，所以只煎一次，不必去滓再煎。

【临床应用】《张氏医通》用本方治胃虚客热痞满，现今临床用治胃脘痛伴有呕吐、下利者；呕逆重者加竹茹、陈皮，下利重者加茯苓、炒白术等。

3. 麻黄升麻汤证

357 伤寒六七日，大下后，寸脉沉而迟，手足厥逆，下部脉不至，喉咽不利，唾脓血，泄利不止者，为难治，麻黄升麻汤主之。

麻黄升麻汤方

麻黄_{二两半,去节}　升麻_{一两一分}　当归_{一两一分}　知母_{十八铢}　黄芩_{十八铢}　萎蕤_{十八铢,一作菖蒲}

芍药_{六铢}　天门冬_{六铢,去心}　桂枝_{六铢,去皮}　茯苓_{六铢}　甘草_{六铢,炙}　石膏_{六铢,碎,绵裹}　白术_{六铢}

干姜_{六铢}

上十四味，以水一斗，先煮麻黄一两沸，去上沫，内诸药，煮取三升，去滓，分温三服。相去如炊三斗米顷令尽，汗出愈。

【释义】论上热下寒，正虚阳郁的证治。

伤寒六七日，误用攻下，脾阳亏虚；外邪乘虚内陷，阳郁化火，成为上热下寒证。寸脉候上焦，沉而迟者，为阳热内郁，气滞不行。热郁于上，灼伤咽喉脉络，而见咽喉不利、吐脓血。下部脉，即与寸脉而言的尺脉，尺脉不至，主阳衰于下。阳虚寒盛，所以泄利不止。上热下寒，阴阳之气不相顺接，而见手足厥冷。证属邪陷阳郁，上热下寒。治用麻黄升麻汤，发越郁阳，清上温下。

麻黄升麻汤方中，麻黄、升麻剂量最大，用以宣发陷下阳郁之邪；黄芩、石膏以清肺胃之邪热；桂枝、干姜通阳温中以祛寒；当归、芍药养血和阴；知母、天冬、玉竹（萎蕤）滋阴降火；甘草、茯苓、白术可健脾益气而止泄利。本方药味虽多，但组方严谨，主次分明，可发越郁阳，清上、温下、补血和中，补泻并投，侧重清上热，轻其温脾。服药方法是"相去如炊三斗米顷令尽"，强调短时间内将药全部服完，意在药力集中，以达汗出而发越郁阳的目的。

【临床应用】麻黄升麻汤是清上温下、益阴解毒、发越郁阳的方剂，现今临床主要集中应用在呼吸、消化、口腔及自主神经功能的病变等。应用最多的是呼吸系统疾病，如上呼吸道感染、慢性支气管炎、支气管扩张、气胸等；其次是消化系统疾病，如慢性肠炎、痢疾、胃炎等；此外，还有喉痹、牙龈炎、扁桃体炎等，中医辨证属阳郁不伸、肺热脾寒者。如邢锡波教授用此方治疗猩红热垂危患者，热毒郁闭不能外达，上壅于咽喉，表现为咽喉糜烂肿痛、高热等症状，取得良好效果。

二、厥阴寒证

1. 吴茱萸汤证

378 干呕吐涎沫，头痛者，吴茱萸汤主之。☆☆

【释义】 论肝寒犯胃，浊阴上逆的证治。

厥阴肝脉，夹胃属肝，上贯膈，布胁肋，沿气管之后，上入喉头部，连目系，上出与督脉会于巅顶。寒伤厥阴，下焦寒浊之邪，循经上犯于胃，致胃寒气逆而干呕、吐出清涎冷沫；上犯于头部，引起巅顶作痛。治用吴茱萸汤，暖肝温胃，散寒降逆。

吴茱萸汤证在《伤寒论》中涉及阳明、少阴、厥阴三经病变。一是阳明病篇"食谷欲呕"（第 243 条，见第 123 页），论阳明中寒的"欲呕"；二是少阴病篇"吐利，手足逆冷，烦躁欲死"（第 309 条，见第 158 页），提出少阴寒化证的鉴别诊断，是少阴病的类似证，以资鉴别；三是厥阴病篇本条"干呕吐涎沫，头痛"，寒浊之邪循厥阴之经上扰，所以还见巅顶痛。此三条虽然见证不同，但病机同为肝寒犯胃，浊阴不得温化而上逆，所以三者均有呕吐，都用吴茱萸汤异病同治。

2. 当归四逆汤证与当归四逆加吴茱萸生姜汤证

351 手足厥寒，脉细欲绝者，当归四逆汤主之。☆☆

当归四逆汤方

当归三两　桂枝三两，去皮　芍药三两　细辛三两　甘草二两，炙　通草二两　大枣二十五枚，擘。一法，十二枚

上七味，以水八升，煮取三升，去滓，温服一升，日三服。

352 若其人内有久寒者，宜当归四逆加吴茱萸生姜汤。☆

当归四逆加吴茱萸生姜汤方

当归三两　芍药三两　甘草二两，炙　通草二两　桂枝三两，去皮　细辛三两　生姜半斤，切　吴茱萸二升　大枣二十五枚，擘

上九味，以水六升，清酒六升和，煮取五升，去滓，温分五服。

【释义】 论血虚寒凝致厥的证治。

本证以手足厥寒、脉细欲绝为辨证要点。厥阴肝主藏血，若肝血不足，血虚则脉道不充而见细脉，加之阴寒凝滞，脉道运行不畅，所以脉细欲绝。血虚而寒凝经脉，气血运行不利，四肢失于温养而见手足厥寒。厥阴血虚有寒，治宜补血通经散寒，用当归四逆汤。

当归四逆汤即桂枝汤去生姜，倍用大枣，加当归、细辛、通草而成。方中当

归补养肝血，又能行血，配芍药以养血和营；桂枝温经通阳，细辛温经散陈寒痼冷；甘草、大枣补益中气和营血；通草通利血脉。诸药合用，养血脉，通阳气，散寒邪，是治疗血虚寒凝的首选方剂。如内有久寒，表现为下焦积冷、少腹冷痛，或中焦寒饮呕吐、脘腹疼痛，可加吴茱萸、生姜以暖肝温胃、散寒饮。本方用清酒煎药，借以增强其温通散寒的力量。

【临床应用】当归四逆汤及当归四逆加吴茱萸生姜汤具有温经通络、活血散寒的功效，主治血虚寒凝的各种病证，如偏头痛、丛集性头痛、坐骨神经痛、末梢神经炎、尺神经麻痹等属于血虚肝寒、脉络痹阻者；治疗雷诺病、红斑性肢痛、血栓闭塞性脉管炎、冻疮、风湿性关节炎、老年性冬季皮肤瘙痒症属于寒湿凝滞、脉络不和者；治疗妇科疾病，如痛经、闭经、不孕症、妊娠腹痛、产后腰腿痛等属于寒凝胞宫、血虚受寒者。其方证特点，除四肢不温、脉微细欲绝、面色清冷、畏寒等症外，如寒凝经络，则四肢关节疼痛或身疼腰痛等；如寒阻胞宫，可见月经愆期、痛经、量少色暗而有血块等。

三、厥阴热证

371 热利下重者，白头翁汤主之。★★
373 下利欲饮水者，以有热故也，白头翁汤主之。★

白头翁汤方

白头翁_{二两}　黄柏_{三两}　黄连_{三两}　秦皮_{三两}

上四味，以水七升，煮取二升，去滓，温服一升，不愈，更服一升。

【释义】论厥阴热利的证治。

本条虽叙证简略，但"热利""下重"却将白头翁汤证下利的病性和特点作了明确概括。"热利下重"，指出此属热利，当有下利脓血、红多白少、肛门灼热、大便臭秽、发热口渴、尿赤、舌红苔黄、脉数等特点。"下重"，即里急后重，是湿热下利的一个重要特征，可见腹痛急迫欲下，而肛门重坠，欲便而不爽。其病因为厥阴肝经湿热，气滞壅塞，下迫大肠，湿热邪毒郁滞肠道，伤及肠道络脉。治宜凉肝燥湿、解毒止利，方用白头翁汤。

白头翁汤中，白头翁味苦性寒，擅清肠热而治毒痢，且能疏达厥阴肝木之气；黄连、黄柏清热燥湿、厚肠胃以止利；秦皮苦寒，能清肝胆及肠道湿热，凉血以坚阴。诸药合用则具有清热燥湿、疏肝凉血的作用，所以对下重、便脓血的热性痢疾有很好疗效。

【临床应用】现今临床用白头翁汤主要治疗细菌性痢疾、阿米巴痢疾、急性肠炎和慢性非特异性结肠炎等属于大肠湿热者。如细菌性痢疾伴身热恶寒者，加葛根、马齿苋等；如里急后重较重者，加木香、槟榔、白芍等；如下利脓血较重者，加炒槐花、炒地榆、马齿苋、紫花地丁等。本方具有凉肝解毒作用，而肝开窍于目，所以也可治疗急性结膜炎、病毒性结膜炎等，《类聚方广义》记载用本方治眼目郁热赤痛、阵痛、风泪不止者，外用熏洗也可取得满意疗效。

第三节　辨厥热胜复证

331 伤寒先厥，后发热而利者，必自止，见厥复利。

【提要】论下利与厥热胜复的关系。

厥热胜复是厥阴病的特点之一，阳气胜则发热，阴气胜则厥逆。"伤寒"是说病从伤寒而来。寒邪盛而阳气微，阳为阴抑，四肢失温，故而厥冷；阳虚不能腐熟运化水谷，所以下利。先厥后发热，为阳气来复，阴邪退舍，因此下利也随之自止。如阳气复而不及，阴寒再现，则四肢重见厥冷，寒从内生，导致下利复作。

334 伤寒先厥后发热，下利必自止，而反汗出，咽中痛者，其喉为痹。发热无汗，而利必自止，若不止，必便脓血。便脓血者，其喉不痹。

【释义】论阳复病愈及阳复太过的两种转归。

伤寒先厥后发热，是阳气来复，虚寒下利得阳复而自止。如阳复太过，邪热内生也可发生变证。热气上行，蒸迫津液外泄则汗出，上灼咽喉则咽痛喉痹；邪热下陷而不外蒸则无汗，伤及下焦血分则便脓血。以上两种变证有上下气血的不同，并不是一定同时出现，如阳热之邪下趋而不上扰，喉痹则不会发生，所以说"便脓血者，其喉不痹"。

336 伤寒，病厥五日，热亦五日，设六日当复厥，不厥者自愈。厥终不过五日，以热五日，故知自愈。

【释义】论厥热相当为向愈之候。

厥阴病厥热胜复是阴阳消长、邪正相争、病势进退的反映。伤寒厥五日，热亦五日，厥热相等，是阴阳调和的征兆。至六日，阴寒当胜而见厥冷，如反不厥，是阴退而邪解，所以知其病当自愈。

341 伤寒发热四日，厥反三日，复热四日，厥少热多者，其病当愈。四日至七日，热不除者，必便脓血。

【释义】论厥少热多当愈与阳复太过的变证。

据厥热胜复之理，厥阴病热多厥少，是阳复阴退，所以"其病当愈"。如发热从第四天至第七天仍不除，则是阳复太过。阳者，热也。阳热不除，灼伤阴络，则有便脓血的变证。

342 伤寒厥四日，热反三日，复厥五日，其病为进。寒多热少，阳气退，故为进也。

【释义】论厥多热少为病进。

伤寒先厥四日，发热三日，接着又厥冷五日，此厥多于热，是阴盛阳退，所以主病进。上条是厥少热多，这条是热少厥多，应加强辨证论治。

332 伤寒始发热六日，厥反九日而利。凡厥利者，当不能食，今反能食者，恐为除中[1]。食以索饼[2]，不发热者，知胃气尚在，必愈，恐暴热来出而复去也。后三日脉之，其热续在者，期之旦日夜半愈。所以然者，本发热六日，厥反九日，复发热三日，并前六日，亦为九日，与厥相应，故期之旦日夜半愈。后三日脉之，而脉数，其热不罢者，此为热气有余，必发痈脓也。

【词解】

[1]除中：指胃气垂绝，而反能食的反常之象。

[2]食以索饼：食（sì，音饲），把东西给他人吃。索饼，南阳地区的一种面食，是似面条而较面条为宽的一种长条状薄面片。

【释义】论除中疑似证及阳复太过的变证。本条可分三段理解。

"伤寒始发热六日……期之旦日夜半愈"，论厥利能食与疑似除中的辨证。病从伤寒而来，发热六日，厥九日，厥多热少，阴寒盛而阳气衰，所以出现下利。阴寒气盛，中阳虚弱，本不能食，今反能食，恐为除中，所以食以索饼试探。食后安然而不发热，则是胃气来复，病必自愈；若食后忽然暴热，则是胃气垂绝，如同回光返照，随即阳气外脱，热必复去，此为除中死证。

"所以然者……故期之旦日夜半愈"，补充说明自愈的机理。阴阳贵乎平衡，不可偏盛。病发热六日，厥反九日，但厥后又发热三日，并前六日，也是九日，如此则厥与热的时间相等，阴阳趋于平衡，所以知可愈。

"后三日脉之，而脉数……必发痈脓也"，论阳复太过的变证。厥与热的时间相等，是阴阳平衡而病愈的征兆。如后三日切其脉数，身热不已，则是阳复太过，阳热偏盛，伤及营血，所以其后必发痈脓。

333 伤寒脉迟六七日，而反与黄芩汤彻其热。脉迟为寒，今与黄芩汤，复除其热，腹中应冷，当不能食，今反能食，此名除中，必死。

【释义】论除中的成因、特征及预后。

伤寒脉迟六七日，证属里寒，误用黄芩汤苦寒清热，使阳气更伤，里寒加重。中阳不足，所以腹中应冷。中焦虚冷，腐熟无权，运化失司，所以"当不能食"。若反能食，是胃气将竭，借谷气自救而强食的一种反映，这是"除中"危候。本条提示，治疗三阴虚寒证，不但要注意固护先天肾阳之气，同时也要顾及后天脾胃阳气。因胃为水谷之海、气血生化之源，属后天之本。胃气的存亡，关系着生命的安危，所以保胃气，特别是保护脾胃阳气，也是治疗虚寒证的法则之一。

第四节　辨厥证

一、厥证的病机与证候特点

337 凡厥者，阴阳气不相顺接，便为厥。厥者，手足逆冷者是也。☆☆

【释义】论厥的病机与特征。

"厥"是厥阴病的常见症状之一，也是其他疾病发生发展过程中的一个症状，它的特征是手足逆冷，总的病机不外乎阴阳气不能互相贯通。手、足指（趾）伸侧为阳经，屈侧为阴经，阴经与阳经经脉在手足交接。生理情况下，人体阴阳之气互相顺接，如环无端，所以不厥冷。如果因寒、热、气、痰水等，致使阴阳二气不相顺接，手足得不到阳气的温煦则发生手足逆冷。

二、厥证辨治

（一）热厥

1. 热厥的特点与禁忌

335 伤寒一二日至四五日，厥者必发热，前热者后必厥，厥深者热亦深，厥微者热亦微。厥应下之，而反发汗者，必口伤烂赤。☆

【释义】论热厥的证候特点与治疗宜忌。

伤寒一二日至四五日，邪由表入里，阳气郁遏内陷则厥逆，邪随阳化热，所以阳升则发热，阳陷又厥。阳陷愈深而厥也重，微者邪浅而出表，所以热深厥重、厥微热减。热厥因邪热内伏，阳郁不能通达于四末，治宜清下，如白虎汤、承气汤等都可随证选用。如误用辛温发汗，则邪热更炽，伤津灼血，可致口舌红肿溃烂。

2. 热厥轻证

339 伤寒热少微厥，指头寒，嘿嘿不欲食，烦躁，数日小便利，色白者，此热除也，欲得食，其病为愈。若厥而呕，胸胁烦满者，其后必便血。

【释义】论热厥轻证的两种转归。

伤寒热少而厥微，仅指头寒，即第335条所说厥微热亦微，这是热厥轻证。阳热内郁，胃失和降，所以精神默默，不欲进食。阳郁求伸，热扰心神则烦躁不安。热郁在里，当小便不利而短赤。病经数日，如小便自利而色白，是里热已除；欲得食，表示胃气已和，其病为转愈。如阳郁更重，则热深厥也深，所以"指头寒"转为手足厥冷。厥阴之脉，夹胃贯膈，布胸胁，热郁不得透达，木火犯胃，则呕而胸胁烦满。久延不解，势必灼伤血络，所以推断其将大便下血。

3. 热厥重证（白虎汤证）

350 伤寒脉滑而厥者，里有热，白虎汤主之。★★

【释义】论无形热郁导致的热厥证治。

滑是阳脉，为热盛气壅征象。脉滑而外症见厥，是为热厥，病因为邪热深伏，阻遏阳气不达四肢，而使阴阳气不相顺接，所以手足逆冷。里热虽然盛，但内无腹满疼痛及不大便等症，是热虽盛而未成实，所以不可下。治以白虎汤者，清里热则阳气通而厥自愈。本条叙证简略，只提脉象，突出里有郁热的辨证要点，是举脉略症的省文笔法，其症当有身热、口渴、汗出、心烦、舌红苔黄、小便黄赤等里热证。

（二）寒厥

1. 阳虚阴盛厥（四逆汤证）

353 大汗出，热不去，内拘急[1]，四肢疼，又下利厥逆而恶寒者，四逆汤主之。

【词解】

[1]内拘急：腹中挛急不舒。

【释义】论阳虚厥利，真寒假热的证治。

大汗出而热不去，是治疗失当，邪气未从汗解，阳气反伤。阳气虚衰，阴寒凝滞，所以在外则四肢疼痛，在内则腹中拘急、下利、四肢厥逆而恶寒。这是属阳虚阴盛、阳欲外亡的危候，用四逆汤回阳救逆。

354 大汗，若大下利，而厥冷者，四逆汤主之。

【释义】论阳虚阴盛而厥冷的证治。

大汗出或大下利，出现厥冷，当是阳气大伤，阴寒内盛所致。此时虽没有虚阳外越的发热症状，也当急以四逆汤回阳救逆。等到阳气得复，则津液得固，气化行而阴液生。

2. 冷结膀胱关元厥

340 病者手足厥冷，言我不结胸，小腹满，按之痛者，此冷结在膀胱关元[1]也。

【词解】

[1]膀胱关元：泛指小腹部位。

【释义】 论冷结膀胱关元致厥。

症见手足厥冷，所以为厥证。提到不结胸，知邪结不在上焦；小腹满，按之痛，所以知邪结在下焦。邪结看似可攻下，这里明言"冷结"，推测其证属阳虚寒凝于下焦，理应见小腹畏寒、小便清长等症，应当用温法。

（三）痰厥（瓜蒂散证）

355 病人手足厥冷，脉乍紧[1]者，邪[2]结在胸中，心下满而烦，饥不能食者，病在胸中，当须吐之，宜瓜蒂散。

【词解】

[1]脉乍紧：脉来忽然而紧。

[2]邪：指停痰、食积等有形实邪。

【释义】 论痰食壅塞胸中致厥的证治。

《金匮要略·腹满寒疝宿食病脉证治》说"脉紧如转索无常者，有宿食也"，又说"脉紧，头痛风寒，腹中有宿食不化也"。若手足厥冷，脉乍紧者，是痰饮壅塞、食积停滞，胸阳被遏，不能外达四肢，所以手足厥冷；邪结胸中，影响中焦气机升降，则心下满闷不舒。胸中有实邪阻滞，所以虽知饥但又不能食。本证邪实结在胸中，病位偏高，所以用瓜蒂散，因势利导，`涌吐在上之实邪。实邪得去，胸阳畅达，气机通利，则手足厥冷、心下满而烦等症可除。本条当与太阳病下篇第166条（第94页）"病如桂枝证，头不痛，项不强……此为胸有寒也。当吐之，宜瓜蒂散"互参。

（四）水厥（茯苓甘草汤证）

356 伤寒厥而心下悸，宜先治水，当服茯苓甘草汤，却治其厥。不尔，水渍入胃，必作利也。☆

【释义】 论水停致厥的证治。

心下悸是水饮内停为患的主症。《金匮要略·痰饮咳嗽病脉证并治》："水停心下，甚者则悸。"因水停心下胃脘，胃阳被水寒所抑，阴来搏阳，所以心下悸动。阳气被水饮阻遏，不能通达四肢，阴阳气不相顺接，因而手足厥逆。厥因水停中焦，所以先用茯苓甘草汤温阳化气利水，水饮去则阳气得布而厥自除，这是治本的方法。如不治其水，却治其厥，则水渍下渗于肠而发生下利。

三、厥证治禁与寒厥灸法

330 诸四逆厥者，不可下之，虚家亦然。

【释义】论虚寒致厥，禁用下法。

"诸"是发语词。"四逆"即手足逆冷，《伤寒论》中又称其是"厥"。厥分寒热虚实，热实厥证并不禁下。所以本条所说"诸四逆厥者"，应和"虚家亦然"合看，指诸寒厥证。阳气已虚，自然禁用攻伐泻下之剂。然而不仅仅是厥逆不可下，即凡属虚家而不厥逆者，也不可下，所以说"虚家亦然"。

347 伤寒五六日，不结胸，腹濡，脉虚复厥者，不可下，此亡血，下之死。

【释义】论血虚致厥，禁用攻下。

伤寒五六日，如邪气传里与实邪相结，在上则是结胸，在下则腹满而实。若不结胸，腹部柔软，脉虚弱无力，知其内无实邪结聚，所以其厥不是实邪阻遏阳气，而是阴血亏虚不荣四末。血虚肠燥，虽不大便，也不可攻，否则是虚其虚，称之"死"。

349 伤寒脉促，手足厥逆，可灸之。

【释义】论阳虚阴盛，脉促而厥逆，可用灸法。

脉来数时一止，复来者，名曰促。伤寒见脉促，有虚实寒热的区别：促而有力，是阳气盛，主热；促而无力，是阳气虚，主寒。若脉促与手足厥逆并见，应是促而无力，所以主虚主寒。其治可用灸法，酌选关元、气海等穴灸之，扶阳固本以祛阴寒。

【按语】厥既既是厥阴病常见的症状之一，也可作为症状出现在不同疾病发展过程中。厥的特征是手足冷，导致手足冷的病因很多，但其总的病机不外乎阴阳气不能互相贯通。《伤寒论》中论述了寒厥、热厥、蛔厥、水厥等七种病证（表 6-1）。

表 6-1　《伤寒论》中七大厥证

病证名	主要证候	病因病机	治则治法	主治方剂
寒厥	手足厥冷,爪甲青紫,畏寒蜷卧,吐利,汗出,口不渴,舌淡苔白而润,脉沉细等	少阴阳虚,阴寒内盛	温阳散寒	四逆汤

病证名	主要证候	病因病机	治则治法	主治方剂
热厥	四肢虽冷,但胸腹灼热、口渴、烦躁不宁、小便赤涩,脉滑实有力,苔黄而燥	阳气郁结,不能通达	透达郁热或通腑泻下	白虎汤、承气辈
水厥	四肢冷,头眩,心悸或心下悸,背恶寒,舌胖嫩苔水滑,脉沉紧等	水饮内停,郁遏阳气	温化水饮	茯苓甘草汤
痰厥	手足冷,胸膈满闷,短气烦躁,饥不能食,苔腻,脉紧劲	痰聚胸膈,郁遏阳气	涌吐痰涎	瓜蒂散
气厥	虽四逆,但不甚冷,或指头微温,常因肝气不舒而加重,脉弦而数	阳郁不伸,气机不宣	舒畅气机,透达郁阳	四逆散
血厥	手足厥冷,脉细欲绝,常伴见气血两亏证候	血虚寒凝,经脉不畅	养血散寒,温经通脉	当归四逆汤或当归四逆加吴茱萸生姜汤
蛔厥	时静时烦,得食而呕(吐蛔),腹痛,时发时止,与进食有关,肢厥脉微	上热下寒,蛔虫内扰	清上温下,安蛔止痛	乌梅丸

第五节 辨呕哕下利证

一、辨呕证

(一)阳虚阴盛证(四逆汤证)

377 呕而脉弱,小便复利,身有微热,见厥者难治,四逆汤主之。

【释义】论阴盛阳虚呕逆的证治。

呕而脉弱,是中虚而胃气上逆;小便复利,是下虚肾气不固;身有微热而厥冷,是阴寒之邪迫微阳欲脱。此证属阴寒内盛、阳浮于外,所以用四逆汤温里散寒、回阳救逆。

（二）邪传少阳证（小柴胡汤证）

379 呕而发热者，小柴胡汤主之。☆☆

【释义】 论厥阴转出少阳的证治。

厥阴与少阳互为表里。呕而发热者，是厥阴脏邪外出少阳胆腑。此外，还可有口苦、心烦、脉弦等其他见症。既然厥阴病已转出少阳，则应当用小柴胡汤和解表里。本条与少阴病篇第293条（第164页）"少阴病，八九日，一身手足尽热者，以热在膀胱，必便血也"合参，体会六经脏腑经脉阴阳表里的关系，察脏邪还腑、里病达外、阴证出阳之机。

（三）痈脓致呕证

376 呕家有痈脓者，不可治呕，脓尽自愈。

【释义】 论痈脓致呕的治疗原则和禁忌。

"呕家"指素有呕吐的人。致呕的原因有外感、内伤、寒、热、蓄水、痰食、内痈蓄脓等，治疗应当分析病因，辨证论治。本条所论内有痈脓而呕吐者，脓尽则热随脓去而呕自止，不能强止其呕吐。如见呕止呕，反而阻断了邪气的出路，热邪内壅，无所外泄，必致他变。此条虽然没有给出治法，但"脓尽则愈"，已示人治病必求其本，所以治宜因势利导、消痈排脓。

二、辨哕证

（一）误治胃寒证

380 伤寒大吐大下之，极虚，复极汗者，其人外气怫郁[1]，复与之水，以发其汗，因得哕，所以然者，胃中寒冷故也。

【词解】

[1]外气怫郁：指表阳被郁遏，体表无汗而有郁热感。

【释义】 论胃中寒冷致哕。

伤寒而大吐大下，则胃中阳气已虚；纵有外气怫郁不解，也宜先固其里，后疏其表。如又饮水以发其汗，遂极汗出，胃气更虚，阳虚不化水饮，寒水内停，胃失和降，上逆则哕。"所以然者，胃中寒冷故也"是自注句，意在说明致哕的原因与机理。

（二）哕而腹满证

381 伤寒哕而腹满，视其前后，知何部不利，利之即愈。

【释义】论实证哕逆的治疗原则。

上条的哕属胃中虚冷，此条哕与腹满并见，哕为实。实哕治疗用通利的方法，视其前后二便，知何部不利，随证施治。大便不能者则通大便，小便不利者则利小便。二便得利，腑气得通，壅滞得除，气机畅通，胃气得降，则腹满哕逆自除。利之使气得通，气不逆则哕平。

三、辨下利证

（一）下利辨证

358 伤寒四五日，腹中痛，若转气下趣[1]少腹者，此欲自利也。

【词解】

[1] 下趣：趣，同趋。下趣，即向下移动。

【释义】论欲作自利的先兆。

伤寒四五日，多是外邪传里的时候，假如脾阳不足，外邪入里，阴寒凝滞，气机不通，则腹中痛。如腹中转气下趋少腹，这是水谷之气下泄、即将下利的先兆。然而下利的虚实寒热，应当和其他脉症合参详辨。

365 下利，脉沉弦者，下重也；脉大者，为未止；脉微弱数者，为欲自止，虽发热，不死。

【释义】论脉症合参，辨下利的不同转归。

沉主里，弦主痛，下利而后重，是湿热内蕴，大肠气机壅滞。《素问·脉要精微论》"大则病进"，所以脉大是邪气盛实，病将继续发展。脉微弱数，主邪气衰退，所以下利欲止。

（二）实热下利证

1. 小承气汤证

374 下利谵语者，有燥屎也，宜小承气汤。★

【释义】论实热下利的证治。

虚寒下利，多是便溏清谷、四肢逆冷。今下利而谵语，是有燥屎，利下的一定不是清谷，而是清水，而且气味臭秽难闻，这是热结旁流。治疗应当通因通用，方用小承气汤，微利以去燥屎，而谵语除。

2. 栀子豉汤证

375 下利后更烦，按之心下濡者，为虚烦也，宜栀子豉汤。

【释义】论下利后虚烦的证治。

上条论下利后燥实去，则烦可止。若利后其烦更重，按之心下柔软并无结痛，明确内无有形实邪，而是无形邪热内郁，所以称为"虚烦"，用栀子豉汤清宣郁热。

（三）虚寒下利证

1. 阳虚阴盛下利证（通脉四逆汤证）

370 下利清谷，里寒外热，汗出而厥者，通脉四逆汤主之。

【释义】论阴盛格阳的证治。

"下利清谷"，是脾肾阳虚，阴寒内盛，腐化无权。阳虚不温四末，所以四肢厥冷；虚阳被盛阴所格，欲从外脱，可见汗出、身热，这是真寒假热证，所以称"里寒外热"。急用辛温的通脉四逆汤，破阴回阳、通达内外。

2. 虚寒下利兼表证

364 下利清谷，不可攻表，汗出必胀满。

【释义】论虚寒下利，不可攻表。

下利清谷，是脾肾阳虚，阴寒内盛，水谷不得传化，治疗应回阳温里，即便有表证，也不能攻表使汗出。误汗则阳随汗泄而脱于外，阴寒聚于内，气机壅滞而腹中胀满。

372 下利腹胀满，身体疼痛者，先温其里，乃攻其表，温里宜四逆汤，攻表宜桂枝汤。

【释义】论虚寒下利兼表，治应先里后表。

脾肾阳虚，寒湿下注则下利；温运无力，气机壅滞则腹胀满。里虚风寒外袭，出现身体疼痛。表里同病，里虚者先治其里，所以用四逆汤；里和而表不解，可以用桂枝汤再治其表，和营卫而止身疼痛。

3. 虚寒下利转归

360 下利，有微热而渴，脉弱者，今自愈。

【释义】论下利阳复自愈的脉症。

虚寒下利，发热口渴，如何知道不是阴盛亡阳证？若大热而阳气有余，则必渴而脉不微；若虚阳外越，寒盛于里，则虽热不渴。今身有微热而渴，是阳气渐回、阴寒已退的征兆，所以称自愈。

361 下利，脉数，有微热汗出，今自愈，设复紧为未解。

【释义】论虚寒下利将愈之候及未解之脉。

本条承上条而论，虚寒下利、脉数、有微热汗出者，是阳复阴退，病欲愈。紧主寒邪，如下利而脉紧，是阳复不及，寒邪复聚，则是未解。

363 下利，寸脉反浮数，尺中自涩者，必清脓血[1]。

【词解】

[1]清脓血：清，同"圊"，指厕所。清脓血，便脓血。

【释义】论阳复太过成便脓血之证。

虚寒下利，脉当沉迟无力，今寸脉浮数，是阴证见阳脉，提示阳气来复，其病向愈。尺脉涩是阳热有余，阴血反受热伤的表现。阴不足则阳往乘之，邪热下陷阴中，血腐成脓，随利下泄，所以必便脓血。

366 下利，脉沉而迟，其人面少赤，身有微热，下利清谷者，必郁冒[1]汗出而解，病人必微厥。所以然者，其面戴阳[2]，下虚故也。

【词解】

[1]郁冒：头昏目眩如物覆蒙貌。

[2]戴阳：因阴寒内盛，虚阳上浮而出现两颧潮红。

【释义】论下利戴阳轻证自愈的机转。

下利清谷，脉沉而迟，证属下焦虚寒。阳虚阴盛，虚阳外越，则可发生格阳、戴阳。若面色少赤，身有微热，说明阴寒势减，而格阳不重。阴寒之邪由盛变衰，因而其厥亦微。既然真阳未尽浮越于外，仍能潜藏于里，阴寒之势又由盛转衰，所以阳气仍能抗邪，阳气与阴寒相争，所以出现郁冒表现。待阳气来复，祛邪外出，则汗出而病解。

"所以然者，其面戴阳，下虚故也"是自注句，说明面少赤、身有微热的戴阳证，是因为下虚而阳不潜敛所致；下利清谷、脉沉迟、手足厥逆，则是因为下焦虚寒之盛所致。正邪相争，争而未胜则郁冒，争而既胜则汗出而解。

367 下利，脉数而渴者，今自愈。设不差，必清脓血，以有热故也。

【释义】论虚寒下利，有阳复自愈和阳复太过便脓血两种转归。

虚寒下利，多脉沉微而不渴，若脉数而渴，是阳气已复，病当愈。若脉数不解，口渴加重，是阳复太过而化热，热伤下焦血络则便脓血。

368 下利后脉绝[1]，手足厥冷，晬时[2]脉还，手足温者生，脉不还者死。

【词解】

[1]脉绝：脉伏不见，不能摸到。

[2]晬（zuì，音最）时：即一昼夜，亦称周时。

【释义】论脉症合参辨下利的转归。

下利后脉伏不见，手足厥冷，这是阳气暴脱，病有生死之辨，关键在于阳气的存亡与脉是否能还。若一昼夜后，脉还而手足转温，是阳气来复，尚有生机。

如厥不回，脉不起，是阳气已绝，生机无望，所以是死候。

369 伤寒下利，日十余行，脉反实^[1]者死。

【词解】

[1]脉反实：实脉大而长，应指强劲有力，多见于大热大实之证。本条虚证而见实脉，故云反。

【释义】 论虚证见实脉者死。

伤寒下利，一日十余行，正气必虚，脉当微弱无力，才是脉症相应。如今大虚之证，反见坚实强劲有力之实脉，这是胃气衰败，真脏脉独见，邪盛而正脱，所以主死。

第六节　厥阴病预后

一、正复可愈证

327 厥阴中风，脉微浮为欲愈，不浮为未愈。

【释义】 论厥阴中风欲愈候。

《辨脉法》言："凡脉大、浮、数、动、滑，此名阳也；脉沉、涩、弱、弦、微，此名阴也。凡阴病见阳脉者生，阳病见阴脉者死。"厥阴中风，见脉微浮，是"阴病见阳脉"，脉浮主阴邪消退，阳气来复，正胜邪却，所以是欲愈。如不见脉浮，说明阳气未复，而阴寒之邪未衰，所以是未愈。

329 厥阴病，渴欲饮水者，少少与之愈。

【释义】 论厥阴病阳复口渴的调护之法。

厥阴病，本自消渴，是邪热灼津阴伤，出现虽得水而渴不解。本条说渴欲饮水，少少与之愈，是阳气来复而能消水，津液一时不及上承，因而口渴。然而因病方欲解，阳气尚未恢复，如恣饮不化，容易导致水饮停蓄，所以须少少与之，以滋助其津液，使阴阳自和，病自可痊愈。

二、正衰危重证

343 伤寒六七日，脉微，手足厥冷，烦躁，灸厥阴，厥不还者，死。

【释义】 论厥阴病阴盛阳亡的死证。

伤寒六七日，脉微而手足厥冷，是阳气衰微而阴寒独盛。虚阳勉强与盛阴相争而躁烦不安。阴寒重证见"烦躁"，往往是亡阳的危候。值此危急关头，应当立即采用急救措施，所以急灸厥阴经穴如太冲、大敦等，配合关元、气海等穴以回阳消阴。灸后如手足转温，是阳气来复，尚有生机。如手足仍厥冷，阳气可能将要衰绝，所以是死候。

344 伤寒发热，下利厥逆，躁不得卧者，死。

【释义】论阴盛阳亡神越的危候。

伤寒，见下利厥逆而发热，是阳虚阴盛格阳，脏腑精气将绝；阴寒盛极，阳气欲脱，心神浮越于外而躁不得卧。微阳不得留，所以是死候。

345 伤寒发热，下利至甚，厥不止者，死。

【释义】论阴竭阳绝的危候。

伤寒发热，如阳气回，厥利当自止。如今反下利加重，厥冷不止，是阴气盛极于内、虚阳浮越于外，阴竭阳绝，所以是危候。

346 伤寒六七日不利，便发热而利，其人汗出不止者，死。有阴无阳故也。

【释义】论有阴无阳之危候。

伤寒六七日，正邪相争，正胜则生，邪胜则危。本无下利，忽然发热而下利，汗出不止，这是邪气胜正，证属阴邪内盛、真阳外亡，所以称为有阴无阳，断为死候。

348 伤寒发热而厥，七日下利者，为难治。

【释义】论厥热并见，下利者难治。

发热与肢厥并见，这是厥热胜复。如七日发热而手足变温，则是阳复邪退。今反下利，是阴寒内盛，其病为进，所以称难治。

362 下利，手足厥冷，无脉者，灸之不温，若脉不还，反微喘者，死。少阴负趺阳者，为顺也。

【释义】论厥阴病厥逆无脉的危证。

厥阴虚寒下利，阳气虚衰不足以温煦四末，导致手足厥冷。气血难续，所以无脉。这是阴阳两虚，病势危笃，应当采取急救措施，可灸关元、气海、太冲等，回阳救急。灸之如手足当温而脉还，说明阳气尚未竭绝，所以生机仍在。如灸后手足不温、脉不还者，提示阳虚至极，此时如再见微喘，是肾阳不能纳气归根，多属死候。

"少阴"与"趺阳"，指脉位而言。少阴是肾脉，部位在太溪穴；趺阳为胃脉，部位在冲阳穴。少阴肾是先天之本，阳明胃是后天之本。"少阴负趺阳"，是太溪脉小于趺阳脉，提示脾胃之气不败，则能制水消阴。胃气不败，生化有源，有胃气则生，病虽重，仍可救治，所以称为"顺"。这条突出脉以胃气为本，具有临床指导意义。

厥阴病篇小结

本篇论述了厥阴病相关证治及辨厥、利、呕、哕证治。

厥阴病本证主要包括上热下寒的厥阴病提纲症、厥阴寒证（包括寒厥证与寒呕证）和厥阴热证（包括热厥证与热利证）。

① 寒热错杂证：除厥阴肝热脾寒的乌梅丸证外，还有胃热脾寒的干姜黄芩黄连人参汤证和肺热脾寒的麻黄升麻汤证。

② 厥阴寒证：包括血虚寒凝的当归四逆汤证、当归四逆加吴茱萸生姜汤证，以及肝寒犯胃、浊阴上逆的吴茱萸汤证。

③ 厥阴热证：主要讨论热利下重的白头翁汤证。

厥阴病疑似证最多，围绕厥阴病本证的上热下寒、厥、利、呕四大本证，分别对应列述了疑似证，以资鉴别。

厥是以手足逆冷为特征，其病机为阴阳气不相顺接。除蛔厥的乌梅丸证、血虚寒厥的当归四逆汤证外，还有肾阳虚衰的四逆汤证、热邪深伏致厥的白虎汤证、胸中痰食致厥的瓜蒂散证、水停致厥的茯苓甘草汤证和气郁致厥的四逆散证等。

呕证论述了阳虚阴盛呕吐的四逆汤证、邪传少阳呕吐的小柴胡汤证，以及痈脓致呕证。哕证论述了胃寒致哕、哕而腹满等证的治疗原则。下利证有寒热之分：实热下利证论述了热结旁流下利的小承气汤证及下利虚烦的栀子豉汤证；寒证下利证论述了阳虚阴盛的通脉四逆汤证，以及虚寒下利兼表证的治疗原则等内容。

厥热胜复证，是以厥热交替出现为特征，厥多于热为病进，热多于厥为病退，厥热相等为正复邪退。从厥与热的时间长短、程度的轻重来判断阴阳消长，推测病势的进退。

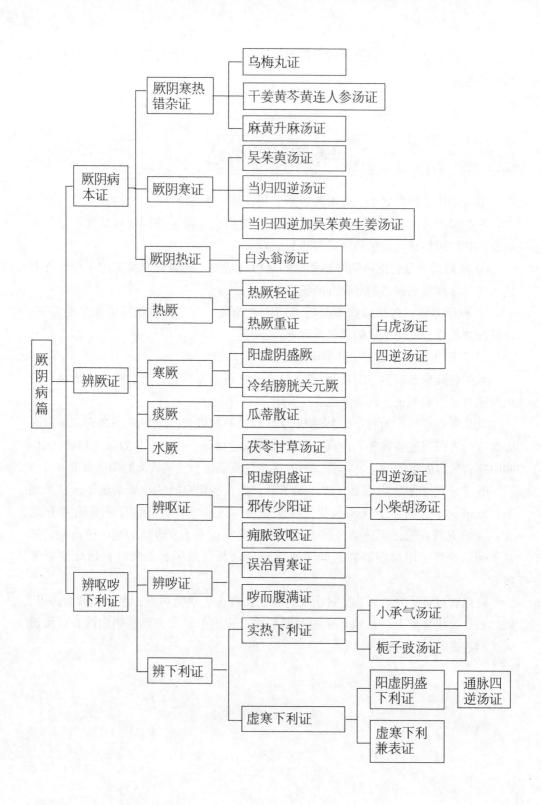

厥阴病篇

- 厥阴病本证
  - 厥阴寒热错杂证
    - 乌梅丸证
    - 干姜黄芩黄连人参汤证
    - 麻黄升麻汤证
  - 厥阴寒证
    - 吴茱萸汤证
    - 当归四逆汤证
    - 当归四逆加吴茱萸生姜汤证
  - 厥阴热证
    - 白头翁汤证
- 辨厥证
  - 热厥
    - 热厥轻证
    - 热厥重证 — 白虎汤证
  - 寒厥
    - 阳虚阴盛厥 — 四逆汤证
    - 冷结膀胱关元厥
  - 痰厥
    - 瓜蒂散证
  - 水厥
    - 茯苓甘草汤证
- 辨呕哕下利证
  - 辨呕证
    - 阳虚阴盛证 — 四逆汤证
    - 邪传少阳证 — 小柴胡汤证
    - 痈脓致呕证
  - 辨哕证
    - 误治胃寒证
    - 哕而腹满证
  - 辨下利证
    - 实热下利证
      - 小承气汤证
      - 栀子豉汤证
    - 虚寒下利证
      - 阳虚阴盛下利证 — 通脉四逆汤证
      - 虚寒下利兼表证

辨霍乱病脉证并治

导　读

　　霍乱，是以猝然发作上吐下泻为主要临床表现的病证。霍有迅速、急骤、挥霍等意；乱有缭乱、变乱之意。因其起病于顷刻之间，吐泻交作，挥霍缭乱，具起病急、变化快的特征，所以称为霍乱。

　　霍乱四季都能发生，但以夏秋季节多见，多因饮食不节、冷热不调或感受时邪，表里之邪相并，乱于中焦，胃肠功能紊乱，清阳不升，浊阴不降，以至于吐泻暴作。《素问·六元正纪大论》说："太阴所至为中满，霍乱吐下。"《灵枢·五乱》说："清气在阴，浊气在阳，营气顺脉，卫气逆行，清浊相干……乱于肠胃，则为霍乱。"都强调霍乱病发作始于中焦脾胃，虽可见发热恶寒、头身疼痛等表证，但和伤寒表证不同，所以有"类伤寒"之称，仲景将本证列在伤寒六经病证之后，有鉴别诊断之意。

　　根据临床表现不同，后世医家将其分为湿霍乱与干霍乱。即上吐下泻、吐泻无度者是湿霍乱；欲吐不吐，欲泻不泻，烦闷不安，腹中绞痛，短气汗出者，是干霍乱。从病因来讲，因寒湿所致者称"寒湿霍乱"，因湿热所致者称"湿热霍乱"。本篇所讲的霍乱，以吐、利为主，应属于湿霍乱，就病性而言，又属于寒湿霍乱。寒湿霍乱以耗伤阳气为主，病变过程中也可由阳及阴，导致阴阳俱伤。

　　本篇所论霍乱病与现代医学中因感染霍乱弧菌而引起的甲类传染病不同，而是与多种急性胃肠感染性病变相类似，对其辨证治疗具有参考价值。

第一节　霍乱病脉证

382 问曰：病有霍乱者何？答曰：呕吐而利，此名霍乱。☆

【释义】论霍乱病的临床特征。

本条以问答形式阐述霍乱病的症状特征。霍乱是以邪气乱于肠胃、清浊相干、升降失常为主要病变，所以该病以猝然间发作的上吐下泻为辨证依据。论中所谓"呕吐而利，此名霍乱""霍乱自吐下"都揭示了霍乱病的临床特征。

383 问曰：病发热头痛，身疼恶寒，吐利者，此属何病？答曰：此名霍乱。霍乱自吐下，又利止，复更发热也。

【释义】论霍乱的症状特征及其与伤寒的不同。

霍乱病在里有呕吐、下利，在表有发热、恶寒等，其病始于中焦，并可影响肌表，最容易与伤寒混淆，所以要和伤寒鉴别。霍乱虽也是表里同病，但以里证为主，"自吐下"，强调了霍乱初起病位在里，并非经攻下等而形成。病变从内而影响到外，导致表里不和，所以出现吐利与寒热并见；如下利止，只见发热，说明里气已和，而表证未解。

第二节　霍乱病证治

一、霍乱与伤寒夹杂时的病理转归

384 伤寒，其脉微涩者，本是霍乱，今是伤寒，却四五日，至阴经上，转入阴必利，本呕下利者，不可治也。欲似大便，而反失气，仍不利者，此属阳明也，便必硬，十三日愈，所以然者，经尽故也。下利后当便硬，硬则能食者愈，今反不能食，到后经中，颇[1]能食，复过一经能食，过之一日当愈，不愈者，不属阳明也。

【词解】

[1]颇：稍微、略微之意。《广雅》："颇，少也。"

【释义】论病霍乱而兼伤寒的脉症与转归。

霍乱多是六淫邪气与饮食所伤合并乱于肠胃，病自内发；伤寒则是外邪客表，由皮毛而入，其病自表向里传变。正因为这两种病在病因、病机、病变过程几个方面都有所不同，所以二者在脉症上就有明显的区别：霍乱起病即见上吐下泻，而且吐泻势重；伤寒则只有在邪气由表传里、由阳转阴的时候才见吐利，而且其病势也多较缓和。霍乱吐利交作，津气大伤，所以初起即见脉微涩；伤寒初起病在表，正气抗邪有力，出现浮紧脉。论中所说"霍乱自吐下""伤寒，其脉微涩者，本是霍乱，今是伤寒，却四五日，至阴经上，转入阴必利"，既指出了霍乱的证候特点，也阐明了它与伤寒的鉴别要点。

二、霍乱辨治

1. 四逆加人参汤证

385 恶寒脉微而复利，利止亡血[1]也，四逆加人参汤主之。☆

四逆加人参汤方

甘草_二两,炙_　附子_一枚,生,去皮,破八片_　干姜_一两半_　人参_一两

上四味，以水三升，煮取一升二合，去滓，分温再服。

【词解】

[1]亡血：亡者，失也。亡血，此处指亡失津液。

【释义】论霍乱因吐利导致阳虚液脱的证治。

霍乱吐利，气随津泄，导致阳虚。阳虚不能温化水谷、摄敛津液，又致泄利不止。越是下利，则阳越虚、阴益伤，如此则形成恶性循环。如利虽止，而恶寒、脉微不得缓解，是阳亡液脱，津液内竭，无物可下而出现下利停止，即所谓"利止亡血也"。其治疗应回阳救阴、益气生津，方用四逆加人参汤，以四逆汤回阳救逆，加人参大补元气、固脱生津。

【临床应用】《景岳全书》《太平圣惠方》等医籍载本方治元阳虚脱、危在顷刻者；或伤寒阴证，身凉而额上手背有冷汗者；或下利脱证，而恶寒脉微、手足逆冷者等。后世医家将本方用治于大出血、创伤性休克、心力衰竭，或妇科暴崩、外疡溃后及手术出血等危重病证而血脱亡阳者。应用本方，应注意观察舌象，如舌红少津而燥，为阴津亏虚之候，要防止附子、干姜辛温耗液，应酌加麦冬、五味子、酒萸肉等固护阴津。

2. 五苓散证、理中丸证

386 霍乱，头痛发热，身疼痛，热多欲饮水者，五苓散主之；寒多不用水者，理中丸主之。☆☆

五苓散方（见太阳病篇）

理中丸方

人参　干姜　甘草_炙_　白术_各三两_

上四味，捣筛，蜜和为丸，如鸡子黄许大。以沸汤数合，和一丸，研碎，温服之，日三四，夜二服。腹中未热，益至三四丸，然不及汤。汤法，以四物依两数切，用水八升，煮取三升，去滓，温服一升，日三服。若脐上筑[1]者，肾气动也，去术，加桂四两；吐多者，去术，加生姜三两；下多者，还用术；悸者，加茯苓二两；渴欲得水者，加术，足前成四两半；腹中痛者，加人参，足前成四两半；寒者，加干姜，足前成四两半；腹满者，去术，加附子一枚。服汤后如食顷[2]，饮热粥一升许，微自温，勿发揭衣被。

【词解】

[1]脐上筑：筑者，捣也。脐上筑，即脐上跳动不安如有物捶捣。

[2]食顷：即吃一顿饭的时间。

【释义】 论霍乱病表里寒热不同的辨治。

霍乱吐利交作，兼头痛、发热、身疼痛等症，是脾胃升降失司，斡旋失常，里乱而外不协，证属表里同病。表里同病时，有先治表后治里、表里同治、先治里后治表三种不同的治疗原则。就伤寒而言，一般是遵循先表后里之法，待表解后再议治里。但如里阳虚衰兼表时，因里气虚寒，机体不堪先发表，则又宜表里同治或先里后表，这是变法。

本条既言"霍乱"，则吐利、脉微涩等里证基本具备，由此可推测应脾胃中焦虚衰，此时虽兼表证，但吐泻不止，里证为急，所以应先治里。如中焦阳虚不甚，正气还可与邪相争，虽见吐利而兼见发热、身疼痛等"热多"症状，则治以五苓散，通阳化气兼以解表。如中焦阳虚较重，正气抗邪无力，则见吐利、腹中冷痛、恶寒等"寒多"之象，此时宜先治其里，所以用理中丸温化中焦寒湿。

理中丸用人参、炙甘草健脾益气，干姜温中散寒，白术健脾燥湿。脾阳恢复，寒湿得去，则升降调和而吐利自止。本方是治太阴脏寒证的主方，因其作用在于温运中阳、调理中焦，所以称"理中汤"。本方原是丸剂，也可作汤服。病势缓需久服，可用丸；病势急或服丸效差者，改用汤剂。药后如腹中转热，为有效，如腹中未热，可加量。为增强疗效，服药后可辅以热粥，并温覆取暖。

中焦脾胃气虚（或阳虚）、寒湿凝滞是中焦虚寒证发生发展过程中正、邪两方面的关键病理因素，因气虚阳衰的程度、感受寒邪的轻重常常因人而异，因此需要根据情况灵活加减（表7-1）。《伤寒论·平脉法》第32条说脾胃气虚，升降失常，中焦寒邪"肠鸣而转，转即气动"，如脐上跳动者，是肾虚水寒之气上冲，所以去白术之升，加桂枝以平冲降逆。吐多者，是胃寒气逆，仍去白术之升，加生姜以散水和胃、降逆止呕。下利多者，是脾虚失运，水湿下趋，所以仍用白术健脾运湿。心下悸者，是水气凌心，加茯苓淡渗利水、宁心安神。渴欲得水者，是脾失健运，水津不布，所以重用白术健脾化湿，以运布津液。腹中痛者，是中虚较甚，重用人参益气以止痛。脾虚寒甚，或腹中冷痛、手足不温者，加重干姜用量以温中散寒；腹中胀满者，为阳虚寒凝、气滞不行，所以去壅塞的白术，加附子以温阳散寒。

表7-1　理中丸证及其加减八法

理中丸方证	兼症	病机	治则治法	主治方剂
证候：腹中冷痛，喜得温按，腹满而吐、食不下，便溏下利，舌淡苔白滑，脉缓乏力 **病机**：脾阳亏虚，寒湿中阻 **治法**：温中散寒，健脾运湿 **方药**：人参、干姜、炙甘草、白术各三两	脐上筑	水气上冲	平冲降逆	去白术，加桂枝四两
	吐多	胃气上逆	和胃降逆	去白术，加生姜三两
	下多	脾虚下利	健脾运湿	还用白术
	悸	水气凌心	利水宁心	加茯苓二两
	渴欲饮水	水饮不化	健脾运水	加白术，足前成四两半
	腹中痛	气阴两亏	益气养阴	加人参，足前成四两半
	腹满	寒滞于里	温阳散寒	去白术，加附子一枚

【临床应用】理中丸是治疗中焦虚寒、脾阳不运、寒湿不化、升降不利的祖方，以腹痛泄泻益甚而腹胀不减、时腹自痛、不欲饮食、舌淡胖苔白润等为主症。常用于急、慢性胃炎，以及消化性溃疡、胃下垂、慢性结肠炎、慢性肠炎、溃疡病出血、功能性子宫出血等，证属脾胃虚寒，常见胃脘隐痛、泄泻反复、口淡乏味、面色萎黄等，用之多有效。本方加半夏、茯苓称为理中化痰丸，治脾胃阳虚、寒湿内停或呕吐清水；去甘草加蜀椒、乌梅、茯苓，称为理中安蛔汤，治脾胃虚寒兼有蛔虫腹痛；加黄连、茯苓称为连理汤，治内伤生冷、外感暑热，上热下寒，上有呕吐酸苦，下有自利清稀者，加附子称为附子理中丸，治脾肾阳虚，四肢逆冷、下利完谷不化者。应用本方时应注意阴虚津伤者不可用；因虚致实、腹胀气滞者，人参、白术不可重用，并宜加枳实、厚朴、木香行气导滞；服理中丸（汤）后，腹中转热，为药已见效，可减量服用或停药，以防阳热化燥；若腹中未热，为病重药轻，宜加量服用，或酌加附子、肉桂等。

3. 桂枝汤证

387 吐利止，而身痛不休者，当消息和解其外，宜桂枝汤小和之。

【释义】论霍乱里和表未解，治宜桂枝汤。

霍乱兼表，如以理中丸（汤）治疗后，吐利已止，霍乱已愈；身痛不休则提示表邪未解。吐下之后，定无完气，虽有表证也不能用麻黄汤峻下，应当用小剂量的桂枝汤，调和脾胃，鼓舞胃气，振奋中焦，以调营卫气血，微发其汗。"消息"，有斟酌之意，寓有灵活变通、随证选药的含义，即不可拘泥于桂枝汤一方，如兼脉沉迟、身体疼痛不休，这是阴血受耗，筋脉失养，当用桂枝新加汤；如阳虚卫外不固可用桂枝加附子汤，等等。

4. 四逆汤证

388 吐利汗出，发热恶寒，四肢拘急，手足厥冷者，四逆汤主之。

【释义】论霍乱吐利以致亡阳的证治。

霍乱既吐且利，吐利交作，必然大伤阳气。阳气虚不能温煦肢体，所以手足厥冷、四肢拘急而恶寒；不能固护肌表、敛摄津液，所以大汗出；无力鼓动血脉，所以脉微欲绝。阳虚阴盛而格阳于外，所以还可见内寒外热的真寒假热证。本证虽因吐泻也有津液耗损，但仍以阳气亡脱为急为重，所以用四逆汤急救回阳。

389 既吐且利，小便复利，而大汗出，下利清谷，内寒外热，脉微欲绝者，四逆汤主之。

【释义】论霍乱真寒假热亡阳的证治。

霍乱，呕吐下利，津液内耗，本应小便短少而不利，而今反清利，是少阴阳虚，失于固摄。阳虚不敛，肌表失固，则大汗淋漓；火不暖土，则下利清谷；阴寒盛于内，格阳外出，所以外见假热之象；阳衰阴损，血脉鼓动无力，所以脉微欲绝。这是阳虚阴盛的重证，可用四逆汤回阳救逆以摄阴；如病重不效，可用通脉四逆汤加减。

5. 通脉四逆加猪胆汁汤证

390 吐已下断，汗出而厥，四肢拘急不解，脉微欲绝者，通脉四逆加猪胆汁汤主之。☆

通脉四逆加猪胆汁汤方

甘草二两,炙　干姜三两,强人可四两　附子大者一枚,生,去皮,破八片　猪胆汁半合

上四味，以水三升，煮取一升二合，去滓，内猪胆汁，分温再服，其脉即来。无猪胆，以羊胆代之。

【释义】论霍乱吐利后阳亡阴竭的证治。

霍乱病吐利停止，可见于两种情况：一是脉复而四肢渐温者，属阳回阴消，这属于欲愈佳兆。二是如吐利停而手足厥逆，脉微欲绝，此时吐利虽止，但不是阳气来复之证，而是因液竭物尽而停止，属于吐利之后而使阳气虚脱、阴液竭绝

的危重证候。当前阳衰至极，阴液大伤，阴阳离决之势已现，如不是大辛大热之剂不足以回阳，然而又恐辛温燥动浮阳，有损耗阴液的弊端，所以用通脉四逆汤以回阳救逆为主，加猪胆汁，不仅可监制大队温燥药物辛散耗阳，更有养阴滋液的作用，治疗以回阳为主，俾阴得阳生，才有渐愈的转机。

【按语】四逆汤类方是以附子、干姜为主要药物组成，主治脾肾阳虚，以脉微细、但欲寐、手足厥冷等为主要临床表现的一类方剂，包括干姜附子汤、四逆汤、通脉四逆汤、四逆加人参汤、茯苓四逆汤、白通汤、白通加猪胆汁汤等，以上诸方的演变化裁关系如图 7-1 所示。

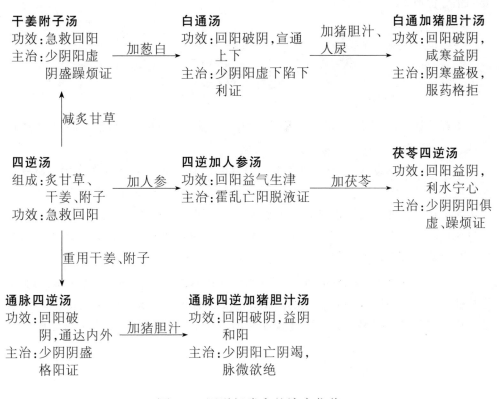

图 7-1　四逆汤类方的演变化裁

三、愈后调养

391 吐利发汗，脉平[1]，小烦[2]者，以新虚不胜谷气[3]故也。

【词解】

[1]脉平：脉见平和之象。

[2]小烦：微觉烦闷不适。

[3]谷气：指食物而言。

【释义】 论霍乱初愈须注意饮食调护。

霍乱吐泻之后，或虽吐泻未止，又经发汗，脉已转向平和，说明大邪已去，机体阴阳表里趋于平和，这是疾病欲愈的征象。此时如见微烦不适，多属于霍乱吐利之后，其人脾胃功能尚比较虚弱，运化饮食功能不足，食积所致。此时如能节制饮食，同时注意饮食调养，待胃气渐复，则疾病自可痊愈。当然，也可以据证选用香砂六君子汤、保和丸等健脾消食、清化积热之品。本条列于霍乱篇末，不仅提示应注意病后调养防治之法，更重申保胃气、存津液的防治法则，具有重要的指导价值。

小 结

本篇论述了霍乱病的概念、鉴别、病因、病机、病证、治法、方药及病后护理。

霍乱是以猝然发作上吐下泻为主症的急性胃肠疾病。多因内伤饮食、感受六淫或疫疠之邪，阻于中焦，出现清浊相干、阴阳逆乱、升降失常等病理表现。霍乱虽病位在里，却常出现在里之邪波及肌表而令肌表失和的表现，如发热、恶寒、头身疼痛等，与伤寒初起邪在太阳十分相似。因此，仲景在伤寒六经病篇之后独列霍乱一篇，意在加强鉴别。

本篇首先介绍了霍乱病的证候特点及其与伤寒的鉴别。其次依据霍乱动态变化特征，分述了病程中不同证候的辨治，包括脾阳亏虚证的轻、重证，阴盛阳衰证，亡阳证，阳亡阴竭证，亡阳液脱证等不同病证。最后指出了霍乱恢复阶段的表现特征及其调理方法。

辨阴阳易差后劳复病脉证并治

导　读

伤寒大病初愈，正气尚虚，气血未复，余邪未尽之时，宜慎起居、节饮食，静养调理，以帮助正气恢复，加速病体的康复。反之，如起居失常、饮食失节、妄动作劳、调理不当，不仅更损元气，余邪萌动，或又感受新邪，使旧病难除，甚至复发加重。因房事而诱发的疾患，称为阴阳易病；因过劳、饮食不节引起疾病复发者称为劳复或食复。因阴阳易、劳复、食复等病，均容易发生在外感热病后期，即大邪已去、余邪未尽、正气未复的阶段，所以在六经病证治之后，列"阴阳易差后劳复病脉证并治"篇，旨在强调病后须慎房事、适饮食、逸体劳、重视调养与护理，对于巩固疗效、防止疾病复发，均有重要意义。

阴阳易病，以气精两虚、热毒上攻为病理特点，应采取益气生津、清解热毒的治法，论中提出用烧裈散治疗，旨在提醒治当导邪外出，临证宜体会其蕴意而辨证施治。差后劳复发热，属郁热内扰胸膈脘腹者，治用枳实栀子豉汤；因外邪复感出现发热，凭脉辨证。脉浮者，病表者，治宜汗解；脉沉实者，邪结在里，治宜攻下；少阳枢机不利者，治用小柴胡汤。差后水湿凝聚于下，腰以下肿者，治用牡蛎泽泻散；差后喜唾、久不了了，属肺脾虚寒者，治用理中丸；差后余热未清、气阴两伤、胃气上逆者，治用竹叶石膏汤。至于病后调护，主要是慎起居、防复感、节饮食等。

第一节　辨阴阳易病

烧裈散证

392 伤寒阴阳易之为病，其人身体重，少气，少腹里急，或引阴中拘挛，热上冲胸，头重不欲举，眼中生花，膝胫拘急者，烧裈散主之。

烧裈散方

妇人中裈[1]近隐处[2]，取烧作灰

上一味，水服方寸匕，日三服，小便即利，阴头微肿，此为愈矣。妇人病取男子裈烧服。

【词解】

[1]裈：裈（kūn，音昆），即有裆之裤。

[2]近隐处：即近阴处。

【释义】论阴阳易的证治。

外感病初愈，男女交媾，邪毒乘虚传至对方而致病，称为阴阳易。精气不足，所以表现为身重、少气、头重不欲举、眼中生花；阴精不足，筋脉失养而见少腹急迫、牵及阴部，膝胫部拘挛痉急。因余热未尽，所以可伴有热上冲胸。证属房劳而耗伤精血，热毒乘虚相传。男女裈裆，烧灰冲服，取其同气相求，有导邪外出之意。方后注说"水服方寸匕，日三服，小便即利，阴头微肿，此为愈矣"，即是药后得效使得邪毒从下窍而出的表现。正如《医宗金鉴》所说："男女裈裆，浊败之物也。烧灰用者，取其通散，亦同气相求之义耳。服后或汗出，或小便利则愈。阴头微肿者，是所易之毒从阴窍而出也，故肿也。"但阴阳易究属何病、烧裈散有无疗效，尚待进一步研究。后世医家大多主张分寒热虚实辨证施治，如热者用白薇、天花粉、竹茹等送服烧裈散，寒者用四逆汤送服。

第二节　辨差后劳复病

1. 枳实栀子豉汤证

393 大病[1]差后，劳复[2]者，枳实栀子豉汤主之。☆

枳实栀子豉汤方

枳实三枚，炙　　栀子十四个，擘　　香豉一升，绵裹

上三味，以清浆水[3]七升，空煮取四升，纳枳实、栀子，煮取二升，下豉，更

煮五六沸，去滓，温分再服，覆令微似汗。若有宿食者，纳大黄如博棋子[4]五六枚，服之愈。

【词解】

[1]大病：指伤寒热病。

[2]劳复：即因过劳而复发。

[3]清浆水：即酸浆水，有生津止渴、解暑化滞的功效。

[4]博棋子：汉代六博棋的棋子，约为长4.6厘米、宽2.3厘米、高1.0厘米的长方体。

【释义】 论大病新差劳复，热扰胸膈脘腹的证治。

伤寒热病新差，气血未复，余热未尽，只宜静心休养，避免劳作，以待正气恢复，而使身体完全康复。如多言多虑劳其神，或早作早行劳其力，都可导致疾病复发，称之为劳复。本条原文仅说"劳复"，治用枳实栀子豉汤，是以方测证。

枳实栀子豉汤为栀子豉汤重用豆豉，加枳实、清浆水而成。栀子豉汤可清宣胸膈郁热，解郁除烦；重用豆豉，增强全方宣散作用，使郁热得以透发。枳实辛苦微寒，入脾、胃经，可宽中行气而除心下痞满；清浆水性凉善走，生津止渴，调中宣气，开胃化滞。全方具有清热除烦、行气消痞、调中开胃的功效，适用于热扰胸膈脘腹的病证，以身热心烦、心中懊憹、胸中窒塞、心下痞闷、纳呆口渴、舌红苔薄黄、脉数等为辨证要点。如兼有宿食积滞，伴见脘腹疼痛、大便不通者，可酌加大黄，以荡涤肠胃、导滞泻热。

【临床应用】《伤寒蕴要全书》载本方治内伤饮食停滞或停酒饮湿，热盛而痰黄，心下痞硬而闷者；或新差后食而热者，加茵陈二钱。《伤寒指掌》谓："凡治劳复，当以此方为主，如兼呕恶痞满，加半夏、竹茹；如见舌黄口渴，加黄芩、连翘；如兼饱闷挟食，加楂肉、麦芽；如兼头痛、恶寒，加苏叶、薄荷、葱白；如兼寒热，寒多加桂枝、紫苏，热多加柴、芩。一二剂后，必复汗出而解，此屡试屡验者，不可妄投补中，以致闭邪增病。"

2. 小柴胡汤证

394 伤寒差以后，更发热，小柴胡汤主之。脉浮者，以汗解之；脉沉实者，以下解之。☆

【释义】 论伤寒差后发热的辨治。

伤寒病经治疗大邪已去，正气未复，因劳复、食复或重感外邪，而又发热者，应辨证论治。如见脉弦细、往来寒热、胸胁苦满、默默不欲饮食、心烦喜呕、口苦、咽干、目眩等少阳病证，治宜小柴胡汤和解枢机、扶正达邪。因小柴胡汤具有和解表里、畅利枢机、扶正祛邪的功效，对伤寒病愈后、正气本虚的发热，都有治疗作用，所以说"小柴胡汤主之"。如见脉浮、发热恶寒、头痛身痛等太阳表证，治宜发汗解表；如见脉沉实、但热不寒或发潮热、腹满硬痛、不大便等阳明证，治宜攻下泻热。汗、下两法，无具体治疗方药，意在示人应当随证选方，灵活化裁，除选用桂枝汤、承气汤化裁外，还需辨证施治，如气阴两虚、余热未清者，可用下文的竹叶石膏汤；如气虚纳呆、便溏乏力、舌淡苔白者，可用补中益气汤等。

3. 牡蛎泽泻散证

395 大病差后，从腰以下有水气者，牡蛎泽泻散主之。☆

牡蛎泽泻散方

牡蛎_熬　泽泻　蜀漆_{暖水洗,去腥}　葶苈子_熬　商陆根_熬　海藻_{洗,去咸}　栝楼根_{各等分}

上七味，异捣，下筛为散，更于白中治之。白饮和服方寸匕，日三服。小便利，止后服。

【释义】 论差后腰以下有水气的证治。

"大病差后，从腰以下有水气"，提示本病见于伤寒热病之后，大邪虽去，仍有水湿壅滞于下。"水气"，概指水饮邪气。"腰以下有水气"，既说明了病位、病机，又提示症状，即腰以下水气壅积，推测可伴有腰膝、胫足浮肿，按之凹陷不起，甚或大腹肿满，小便不利，或胁下痞坚等。治用牡蛎泽泻散逐水泻热、软坚散结。方中牡蛎、海藻咸寒入肾，软坚散结，行水消痞；泽泻入肾与膀胱，利水渗湿泻热；葶苈子味辛苦性寒，泻肺降气平喘，利水消肿；蜀漆祛痰逐水，消癥瘕积聚；商陆根苦寒，泻下逐水，通利大小便；瓜蒌根（天花粉）甘寒，清热生津，与牡蛎相配而有软坚逐饮的作用。诸药共奏逐水泻热、软坚散结功效。

本方药性偏于苦寒，且攻逐利水的力量较猛，所以制以散剂，用米汤调下，意在峻药缓攻，利水而不伤正气。服本方后，尿量增多，浮肿减轻，就要及时停药，中病即止，不要使用太过，以防伤正。对于水气病的治疗大法，《金匮要略》提出"诸有水者，腰以下肿，当利小便；腰以上肿，当发汗乃愈"。本方用于治疗腰以下有水气，正是上述法则的具体运用。

【临床应用】 牡蛎泽泻散是攻逐水饮峻剂，利水消肿作用比十枣汤弱：十枣汤泻下逐水，二便俱出；牡蛎泽泻散泻下作用缓和，但比一般利水剂作用强，适用于水肿、臌胀等证属湿热壅滞、水气郁结者。现代临床将本方化裁用于治疗肝硬化腹水、慢性肾炎、肾病综合征、癌性胸腹水、肺心病水肿等，对脾肾气虚、气不化水而水湿内留者慎用。

4. 理中丸证

396 大病差后，喜唾[1]，久不了了，胸上有寒，当以丸药温之，宜理中丸。☆

【词解】

[1]喜唾：时时泛吐唾沫或清水痰涎。

【释义】 论大病差后，肺脾虚寒喜唾的证治。

伤寒大病愈后，肺脾阳气虚弱，不能温化输布津液，凝聚成饮而上泛，导致患者喜唾、久不了了的病证。因证属虚寒，所以多唾清水，并伴有口不渴、手足不温、舌淡苔白、脉弱无力等症。"胸上有寒"，是对本病证脾肺虚寒喜唾病机的概括。治用理中丸温脾暖肺，散寒化饮。因病久势缓，所以给予丸剂缓图；如病重，也可改丸为汤剂。肺脾得温，阳气健运，津液得化，多唾之症自愈。《金匮要略·肺痿肺痈咳嗽上气病脉证治》谓："肺中冷，必眩，多涎唾，甘草干姜汤以温之。"其证治和本条有相似之处，可相互参考。

5. 竹叶石膏汤证

397 伤寒解后，虚羸[1]少气，气逆欲吐，竹叶石膏汤主之。☆☆

竹叶石膏汤方

竹叶二把　石膏一斤　半夏半升,洗　麦门冬一升,去心　人参二两　甘草二两,炙　粳米半升

上七味，以水一斗，煮取六升，去滓，内粳米，煮米熟，汤成去米，温服一升，日三服。

【词解】

[1]虚羸：虚弱消瘦。

【释义】 论病后余热未尽，气阴两伤，胃虚气逆的证治。

伤寒热病解后，虽大邪已去，但尚有余热未除，加上正气耗损，而呈现气阴两伤、余热内扰的征象。"虚羸"说的是形体特征，因精血亏虚，形骸失养，所以虚弱而消瘦；"少气"，即气少不足以息，而声低息微、短气懒言、乏困无力。"气逆欲吐"，是余热内扰、胃失和降所致，常有食欲不振、温温欲吐，或噫气、呃逆频频等。结合临床，还能见到发热或低热不退、汗出、心烦口渴、少寐不眠、小便短赤、舌红少苔、脉虚细数等气阴两伤、余热未尽的脉症。治用竹叶石膏汤，清热和胃、益气生津。方中以竹叶清热除烦、降逆止呕，石膏清肺胃气分之热，麦冬滋阴生津，人参、甘草、粳米益气生津，半夏和胃降逆。

【临床应用】 竹叶石膏汤主要用于热病后期发热、低热不退、呕吐、呃逆、中暑、口舌生疮、牙痛、头痛、眩晕、肿瘤放化疗术后、消渴等，证属余热未尽、气阴两伤者。临证可酌加栀子、豆豉、莲子心、芦根、白茅根等清热除烦；天花粉、石斛、沙参、知母等清热养阴生津；桔梗、牛蒡子、锦灯笼、射干等利咽止痛；地骨皮、秦艽、银柴胡、百部等解骨蒸潮热；太子参、西洋参、生山药、黄精等益气养阴、扶正祛邪。

398病人脉已解[1]，而日暮微烦，以病新差，人强与谷，脾胃气尚弱，不能消谷，故令微烦，损谷[2]则愈。

【词解】

[1]脉已解：指凭脉辨证，病邪已去。

[2]损谷：即适当节制，减少饮食。

【释义】论病愈后，日暮微烦的机理及调治。

"病人脉已解"，提示凭脉辨证，病邪已去。在大病新差的时候，却出现了"日暮微烦"，通过询问得知，这是"人强与谷"所致。因为大病初愈，脾胃功能尚弱，如勉强多食，水谷难以消化，必积滞胃肠。人与天地相应，日中阳气盛，日西而阳气衰。日暮乃傍晚时分，此时脾胃气弱，消化无力，食滞胃肠，胃气不和，郁热内扰，所以日暮时刻微觉烦躁。此是病后饮食调护不当所致，轻者可不必服药，只需加强饮食调摄、适当节制饮食，待胃气健旺自可康复。若重者，可用健脾消食法，如健脾丸、保和丸等随证选用。本条与第391条（第196页）"新虚不胜谷气"所致"脉平，小烦"的病机相似，可互参。

【按语】白虎汤、白虎加人参汤与竹叶石膏汤（表8-1）是临床主治感染性疾病证属邪热炽盛的常用方剂。白虎加人参汤证是在白虎汤证基础上，兼有津气亏虚严重，除大热、大渴、大汗出、脉洪大外，又见时时恶风、背微恶寒等症；竹叶石膏汤证为热病后期，余热未尽，气阴两虚兼胃气上逆，本方专于清热生津、益气和胃，清补并行。三方中均有粳米，煎煮法中注明"煮米熟汤成"，既可和中护胃，又能增加石膏清热之功。

表 8-1 白虎汤证、白虎加人参汤证与竹叶石膏汤证鉴别

方证名称	主要证候	病因病机	治则治法	方药组成
白虎汤证	身热，汗自出，不恶寒反恶热，口渴喜饮，或手足厥冷，脉浮滑	阳明气分热盛	辛寒清热	知母六两、生石膏一斤、炙甘草二两、粳米六合
白虎加人参汤证	身热，汗自出，舌上干燥而烦，大烦渴不解，喜冷饮，伴时时恶风或背微恶寒	阳明热盛，津气两伤	辛寒清热，益气生津	知母六两、生石膏一斤、炙甘草二两、粳米六合、人参三两
竹叶石膏汤证	热病后期，身体虚弱消瘦，发热不退，汗出，心烦口渴，少气懒言，声低息微，气逆欲吐，小便短赤，舌红少苔，脉虚细数	余热未清，气阴两伤，胃虚气逆	清热和胃，益气养阴	竹叶二把、石膏一斤、半夏半升、麦冬一升、人参二两、炙甘草二两、粳米半升

小　结

本篇论述了伤寒大病后期调护失宜所致诸证的辨证论治。根据所论内容，将其分为辨阴阳易证和辨差后劳复证两节。

伤寒大病初愈，气血尚未恢复，或者仍有余邪未尽，若能慎起居、节饮食、静养调理，则有助于正气恢复，疾病痊愈。若起居失常、饮食失节、妄动作劳、调理不当，不仅更损元气，诱使余邪萌动，且可复感新邪，使旧病难除，甚至复发加重。因病后房事而导致男女之间互相染易的病证称为阴阳易；因过劳伤正，疾病复发者称为差后劳复；因强饮暴食，饮食失节而发病者，称为食复。

《伤寒论》在六经病证治之后，专列"辨阴阳易差后劳复病脉证并治"篇，不仅具体提出阴阳易，劳复，更发热，腰以下有水气，喜唾，虚羸少气、气逆欲吐，日暮微烦诸证的辨证论治，旨在强调病后初愈，仍需慎起居、忌房事、逸体劳、适饮食、避免外邪侵袭等，重视养慎调护，对于防止疾病复发、促使机体康复，具有重要的临床指导意义。

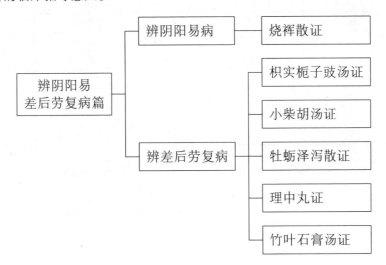

附录　古今剂量折算表[1]

附表1　汉代度量单位换算

重量	1斤＝16两
	1两＝24铢
容量	1斛＝10斗
	1斗＝10升
	1升＝10合

附表2　汉代与现代剂量折算

	汉代		现代
重量	1斤		240克
	1两		15克
	1铢		0.625克
容量	1斛		20000毫升
	1斗		2000毫升
	1升		200毫升
	1合		20毫升
一方寸匕	金石类		2~3克
	草木类		1~2克

附表3　《伤寒论》常用药物剂量核算

	《伤寒论》药物剂量		约合（克）
容量	半夏半升		60克
	五味子半升		40克
	芒硝半升		80克
	麦冬半升		50克
	麻仁半升		45克
	葶苈子半升		70克
	杏仁半升		60克
	赤小豆一升		170克
	吴茱萸一升		85克
	粳米六合		120克
	豆豉一升		120克
	胶饴一升		275克
个数	大枣十二枚		36克
	杏仁七十枚		28克
	附子一枚	小者	≤10克
		中等者	10~20克
		大者	20~30克
	栀子十四枚		12克
	瓜蒌实一枚		55克
	乌梅三百枚		600克
	水蛭三十个		45克
	虻虫三十个		4克
	竹叶二把		40克
	桃仁五十个		15克
	石膏如鸡子大		90克

---

[1] 以上折算依据为李宇航．《伤寒论》方药剂量与配伍比例研究［M］．北京：人民卫生出版社，2015．

参考文献

[1]　金·成无己．注解伤寒论．北京：人民卫生出版社，1962．

[2]　明·方有执．伤寒论条辨．北京：人民卫生出版社，1957．

[3]　清·张隐庵．伤寒论集注．锦章书局石印本，1954．

[4]　清·汪苓友．伤寒论辩证广注．上海：上海卫生出版社，1957．

[5]　清·钱天来．伤寒溯源集．上海：上海卫生出版社，1958．

[6]　清·柯韵伯．伤寒来苏集．上海：上海科学技术出版社，1959．

[7]　清·尤在泾．伤寒贯珠集．上海：上海科学技术出版社，1937．

[8]　清·吴谦．医宗金鉴．北京：人民卫生出版社，1982．

[9]　陆渊雷．伤寒论今释．北京：人民卫生出版社，1955．

[10]　刘渡舟．伤寒论校注．北京：人民卫生出版社，1991．

[11]　刘渡舟．伤寒论诠解．天津：天津科学技术出版社，1996．

[12]　刘渡舟．伤寒挈要．北京：人民卫生出版社，1983．

[13]　刘渡舟．伤寒论通俗讲话．上海：上海科学技术出版社，1980．

[14]　刘渡舟．伤寒论十四讲．天津：天津市科学技术出版社，1982．

[15]　李克绍．伤寒解惑论．济南：山东科学技术出版社，1978．

[16]　聂惠民．三订聂氏伤寒学．北京：学苑出版社，2010．

[17]　陈亦人．伤寒论译释．上海：上海科学技术出版社，1992．

[18]　李宇航．《伤寒论》方药剂量与配伍比例研究．北京：人民卫生出版社，2015．

[19]　李赛美，李宇航主编．伤寒论讲义．北京：人民卫生出版社，2021．

方剂索引